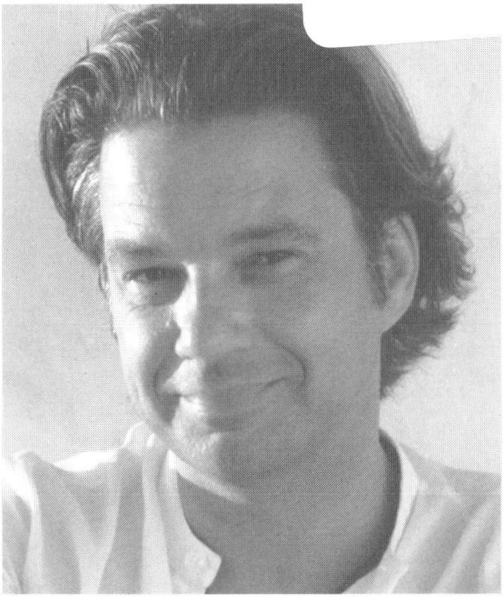

Martin Fraas, Jahrgang 1963, studierte Musik und Opernregie, absolvierte die renommierte Henri-Nannen-Journalistenschule und war Textchef u. a. bei *Gala, Cosmopolitan, InStyle* und *InTouch* sowie Chefredakteur von *Sugar* und *Chica*. Er lebt abwechselnd in München und, gut behütet von seinem Berner Sennenhund, auf einem Bergbauernhof in Österreich.

Martin Fraas

Die Diva Taktik

Warum starke Frauen bei Männern ein leichtes Spiel haben

BASTEI LÜBBE
TASCHENBUCH

BASTEI LÜBBE TASCHENBUCH
Band 66429

1. Auflage: Juni 2009
2. Auflage: Juni 2010

Bastei Lübbe Taschenbücher in der
Bastei Lübbe GmbH & Co. KG

Originalausgabe

Lektorat: Stefanie Heinen
Umschlaggestaltung: Nadine Littig
Autorenfoto: © Martin Fraas
Satz: Bosbach Kommunikation & Design GmbH, Köln
Gesetzt aus der Bembo
Druck und Verarbeitung: CPI-Ebner & Spiegel, Ulm
Printed in Germany
ISBN 978-3-404-66429-0

INHALT

1. EINLEITUNG

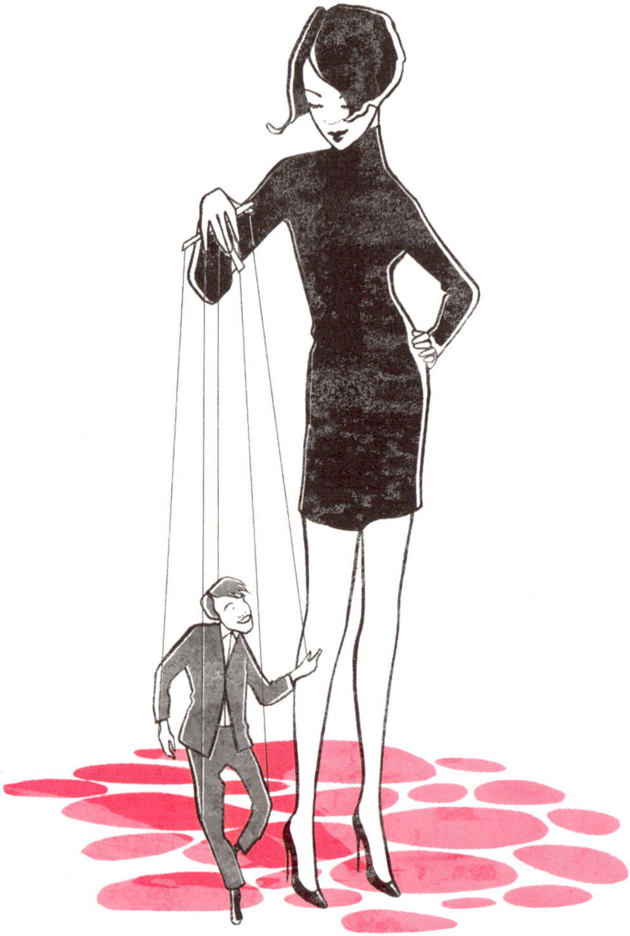

Das Leben des Menschen gleicht einem Würfelspiel.
Wenn der am meisten benötigte Wurf nicht fällt,
so korrigierst du, was der Zufall brachte, durch einen Kunstgriff.
TERENZ, RÖMISCHER KOMÖDIENAUTOR
(CA. 195-159 V. CHR.)

Auf der Suche nach dem idealen Partner sind viele Frauen zunehmend verunsichert. Denn die Männer präsentieren sich undurchschaubarer als jemals zuvor. Und oft verstörend zögerlich. Männer, die mit einem lockeren Spruch auf Frauen zugehen, besitzen heute Seltenheitswert. Und die wenigen zielstrebigen Exemplare gehören auch noch meist zur unausrottbaren Clique der professionellen Aufreißer. Und die brauchen Frauen auch nicht unbedingt.

Der Normalmann zu Beginn des dritten Jahrtausends? Er wartet ab. Mut zu zeigen und auf Frauen zuzugehen ist nicht sein Ding. **Bis Männer endlich von sich aus beim Flirten in die Gänge kommen, ist es oft zu spät.**

Frauen haben zwei Möglichkeiten, auf diese veränderte Ausgangslage zu reagieren:

- ☆ Sie warten weiter auf den Traumprinzen, der sich durch das Dornengebüsch zu ihnen vorkämpft. Sie hoffen auf ihren persönlichen James Bond, der sie auf einen Drink einlädt, sie unwiderstehlich anlächelt und dann ohne lange Umwege zur Sache kommt – und ertragen geduldig die lange Wartezeit, die dieses Verhalten nach sich zieht …
- ☆ Sie sagen sich: »Was hab ich schon zu verlieren?« Und ergreifen entgegen allen Rollenklischees die Offensive. Wenn sie einen Mann gut finden, gehen sie zielsicher auf ihn zu, sprechen ihn an. Eine Methode, der zum Beispiel auch Model und Sängerin Carla Bruni ihre eindrucksvolle Verführungskraft verdankt.

Um Männer erfolgreich genau dahin zu bringen, wo Frauen sie haben wollen, ist es von Vorteil, einiges über die Mechanismen des männlichen Denkens und Handelns zu wissen: Welche Erwartungen stellen sie an ihre Partnerin? Wie wünschen sie sich ihre Traumfrau?

Während in der Generation ihrer Väter noch viele unverbesserliche Machos zu finden sind, die das *Eva-Prinzip* nun mit in den Ruhestand nehmen, wuchsen die »neuen Männer« (also in etwa alle unter fünfundvierzig) umgeben von starken und berufstätigen Frauen auf. Ihre Mütter waren nicht selten 68er-Aktivistinnen oder zumindest Erbinnen emanzipatorischer Erfolge. Und bei einer mütterlichen Alleinerziehungsquote im Bereich von dreißig Prozent und Vätern, die oft zum großen Teil die Kindererziehung den Müttern überließen, war das Matriarchat für viele der neuen Männer kein hypothetisches Gesellschaftsmodell, sondern gelebte Realität. Ihre Mütter bildeten den Bezugspunkt. Sie trafen die Entscheidungen. Selbst dann, wenn theoretisch ein Mann im Haus war.

Von resoluten Frauen sind diese Männer also seit ihrer Kindheit umgeben. Doch nicht nur ihre Mütter, die Freundinnen der Mütter und ihre Tanten nahmen einen (mindestens) gleichberechtigten Geschlechterstatus ein. Auch die Altersgenossinnen der neuen Männer haben traditionelle rosa-hellblaue Rollenmuster erst gar nicht verinnerlicht. Sie zeigen seit Kindesbeinen ein Selbstbewusstsein wie Pippi Langstrumpf und waren den gleichaltrigen Jungs bereits in der Schule überlegen, dominierten in allen Fächern – mit Ausnahme des Sports. Der war die letzte männliche Bastion. Deshalb freuten sich die neuen Männer als heranwachsende Jungs auch so, als 1985 mit Boris Becker wieder ein männlicher Held auftauchte. Sie hatten ein neues Idol. Drei Mal gewann er das legendäre Tennisturnier in Wimbledon. Doch es dauerte nicht lange, da folgte Steffi Graf, die in Wimbledon gleich sieben Mal gewann und seine Erfolge nochmals übertraf.

Spätestens aber seit Boxerin Regina Halmich den Moderator Stefan Raab kräftig vermöbelte und die deutschen Frauen 2003 und 2007 im Gegensatz zu den Männern die Fußballweltmeisterschaft gewannen, ist auch der Sport keine Tankstelle für Macho-Treibstoff mehr.

Die Flucht ins Kino? Sie brachte den neuen Männern auch keinen Kick für ihr Selbstbewusstsein. Denn hier wurden sie Zeugen, wie Lara Croft die Männer reihenweise in den Boden rammte oder Uma Thurman sie in *Kill Bill* buchstäblich um den Kopf brachte.

Im Fernsehen kein anderes Bild: Die höchsten Einschaltquoten haben heute längst Kommissarinnen, und die wichtigsten Talkshows moderieren Frauen.

Die neuen Männer sind im Topbusiness, in der Zigarrenlounge und selbst im Weltraum mit dynamischen, erfolgreichen Frauen konfrontiert. Sie vertrauen ihr Leben einer Pilotin im Cockpit des Flugzeugs an. Sie lassen sich von Polizistinnen verjagen, wenn sie mal in der zweiten Reihe parken wollen. Die Leadsängerin ihrer Lieblingsrockband ist eine Frau. Die besten Pokerprofis Deutschlands werden von einer Spielerin abgezockt. Sogar in der Hiphop-Szene, die lange Zeit die letzte Oase für museumsreife Goldkettchen-Machos war, tauchen Frauen nicht nur als Brust-Beine-Po-Püppchen im Videoclip, sondern auch am Mikrofon auf.

Für eine ständig wachsende Zahl von Männern gehört es daneben heute zum Alltag, auch im Job einen weiblichen Boss zu haben. Einen Boss, der High Heels und Nadelstreifenkostüm trägt und einen großen TAG Heuer-Chronographen am schmalen Handgelenk. Die Männer folgen also auch hier den Entscheidungen einer Frau. Im Prinzip sogar die gesamte Nation, seit mit Angela Merkel 2005 erstmals eine Bundeskanzlerin die politische Führung des Landes übernahm.

Ob sie wollten oder nicht: Die neuen Männer gewöhnten sich an den Umgang mit selbstbewussten, souveränen und eigenständigen Frauen. Ein Beweis für das veränderte gesellschaftliche Verhältnis zwischen Mann und Frau ist die Fernsehwerbung. Gewürzt mit einer Prise Selbstironie stehen da inzwischen Männer ganz selbstverständlich am Herd und kümmern sich um die Sättigung und Zufriedenheit des Nachwuchses. Und sitzen im neuen Auto brav und artig neben ihrer Partnerin auf dem Beifahrersitz.

Frauen am Steuer: Die neuen Männer haben zu schätzen gelernt, dass sie damit ganz gut fahren, können sie doch einen Teil der Verantwortung abgeben und müssen sich nicht mehr verpflichtet fühlen, in Zeiten der Rezession die zunehmend schwierige und riskante Rolle des Alleinverdieners zu übernehmen.

Statt ständig Stärke zu demonstrieren, können Männer inzwischen öffentlich ihre soften Seiten pflegen. Dass sie femininer wirken dürfen, ist nicht zuletzt auch in der Mode zu sehen. Längst gilt es nicht mehr als unseriös, wenn Manager unterm dunkelgrauen Businessanzug ein rosafarbenes Hemd tragen oder ein Rechtsanwalt am Kragen seines Wintermantels einen Pelzbesatz aufblitzen lässt. Im extremen Trendbereich kommen sogar wieder Rüschen, Röcke, tiefe Dekolletés und transparente Materialien zum Einsatz – Stilelemente übrigens, die in der Männermode bis zum Ende des 19. Jahrhunderts nicht ungewöhnlich waren. Und in der Tierwelt ist Prunk bei der männlichen Gattung normal. Die Männchen sind überwiegend weit auffälliger geschmückt als die Weibchen.

Gepflegt zu sein, gut zu duften, perfekt manikürte Hände und pedikürte Füße zu haben sowie sorgfältig epi-

liert zu sein, das macht einen Mann heute nicht mehr zum Außenseiter. Ganz im Gegenteil: In Los Angeles und Tokio sind bereits immer mehr geschminkte Männer zu sehen. Und die Make-up-Linie *Le male* von Jean Paul Gaultier, die Kajal, Puder und Lippenpflege für Männer enthält, ist außerordentlich erfolgreich. Schauspieler Jude Law und Starfußballer David Beckham wurden nicht zuletzt dadurch zu Idolen, dass sie den Männern vorlebten, wie die perfekte Mischung aus femininen und urmännlichen Anteilen aussieht.

Nicht nur äußerlich schleifen Männer ihre Kanten. Sie sind in den Buchhandlungen auch in den Ecken zu finden, in denen Bücher für Sinnsuchende stehen. Sie breiten in Yogastudios ihre Matten aus. Sie engagieren sich gegen Kriege, Gewalt und Globalisierungsgefahren. Sie kämpfen für den Klimaschutz. Und sie vertrauen Probleme immer öfter Psychotherapeuten an, besuchen ohne Murren Geburtsvorbereitungskurse, nehmen Erziehungsurlaub, kauern sich bei Elternabenden der Schule stundenlang auf Kinderstühle, kümmern sich um den Blumenschmuck in der Wohnung und spazieren geduldig mit Einkaufskörben über den Wochenmarkt.

Diese schleichende Verweiblichung geht einigen Männern bereits zu weit, und sie fordern deshalb eine Wiederentdeckung des Machos in sich. Ein vergeblicher Appell, denn die Männer fühlen sich in ihrer neuen Rolle sichtlich wohl. Und es gibt für sie noch eine Reihe verlockender Themenfelder zu entdecken, die bisher überwiegend von Frauen besetzt waren. Achten Sie zum Beispiel doch einmal darauf, wie viele Floristen, Innendesigner und Kindergärtner es inzwischen gibt.

Durch diese Dynamik hat sich jedoch auch das Idealbild der Partnerin entscheidend verändert. Wir Männer halten heute verstärkt Ausschau nach Frauen auf Augenhöhe. Lieber mal

darüber als darunter! Für uns ist es weitaus reizvoller, sich den Respekt einer starken und im Job erfolgreichen Frau zu verdienen, als allzu widerstandslos und bedingungslos geliebt zu werden. Ein paar Diva-Allüren? Akzeptieren wir gerne. Und finden das sogar sexy. Denn **wir suchen in einer potenziellen Beziehung ein Stück weit das, was wir von Kindheit an gewohnt sind und inzwischen schätzen: Frauenpower!** Wir fügen uns gerne einer Partnerin, die klare Vorstellungen von ihrem Leben hat. Und wenn sie uns nebenbei gleich noch ein paar Entscheidungen für unser Leben abnimmt, ist das völlig in Ordnung. Denn dadurch haben wir ein bequemeres Leben, was wir Männer ja traditionell sehr schätzen. In speziellen Momenten darf die Frau aber gerne richtig weiblich sein, Schwächen zeigen, sich an unsere etwas breiteren Schultern lehnen. Aber im Idealfall nur dann.

Leider scheint diese Veränderung unseres Anforderungsprofils bei den Frauen aber noch nicht voll angekommen zu sein. Ich höre aus ihren Reaktionen oft jede Menge Skepsis heraus, die in veralteten Klischees wurzelt: »Männer finden es doch abturnend, wenn sie das Gefühl haben, von einer Frau bevormundet zu werden.« Oder: »Wirken Frauen, die zu viel Eigeninitiative zeigen, auf Männer nicht abschreckend?«

Keine Sorge! Männer fasziniert es mehr, wenn sie überfordert, als wenn sie unterfordert werden, wenn sie in Atem gehalten werden. Frauen mit einem gesunden Maß an Selbstbewusstsein und Eigenständigkeit wirken auf Männer magisch anziehend. **Lieber eine stolze Löwin mit Krallen als ein braves Schaf!**

Um nicht falsch verstanden zu werden: Es geht nicht darum, dass Frauen den Männern die allzeit souveräne Heldin *vorspielen* sollen. Es ist auf Dauer wenig sinnvoll, sich zu verstellen, zu verbiegen und einen Kilometer weit über seinen Schatten zu springen. Aber viel zu oft suchen Frauen nach wie vor die

Schuld für missglückte Beziehungsversuche allein bei sich selbst. Besonders am Anfang einer Beziehung stellen sie ihre berechtigten eigenen Ansprüche und Wünsche selbstlos zurück – mit der Folge, dass diese Rollenverteilung für alle Zeiten zementiert bleibt. Denn ein Zurück ist schwierig, meist sogar unmöglich. Wer kennt nicht den Spruch von der Zahnpasta, die nicht wieder in die Tube zurückzubefördern ist, wenn sie erst einmal rausgedrückt ist …

Es sollte also gar nicht erst so weit kommen, dass falsche Zeichen gesetzt werden. Muss es auch nicht, wenn eine Frau wie eine Marionettenspielerin die Fäden kennt, an denen sie bei Männern ziehen muss. Und wenn sie dieses Wissen auch konsequent einsetzt.

Frauen dieses Wissen zu vermitteln und ihnen zu zeigen, wie sie es gewinnbringend einsetzen können ist Anliegen und Ziel dieses Buchs. In den folgenden Kapiteln werde ich zeigen, wie sich Frauen mit offensivem Verhalten gegenüber Männern vom ersten Tag an Respekt und Bewunderung verschaffen – und damit die Basis für eine stabile und lebendige Partnerschaft legen können. Ich werde aus Männersicht schildern, was wir von der idealen Partnerin erwarten und wie sehr wir klare Ansagen schätzen. Und ich werde Anregungen geben, wie Frauen ihren Grundsätzen treu bleiben und dennoch uns Männer gleichzeitig immer wieder um den Finger wickeln können.

Falle ich den Männern in den Rücken, indem ich hier ihr Innenleben und ihre heimlichen Wünsche oute? Nicht doch! **Denn wir Männer profitieren ja letztlich auch von selbstbewussten Frauen.** Von Frauen, die den Mut haben, ihre Visionen in der Partnerschaft zu äußern und an unserer Seite weiterhin ihre Vorstellungen zu verwirklichen. Liebend gerne bilden wir die Hälfte eines echten Dreamteams auf gleichem Niveau.

Wenn diese Tipps also dazu beitragen, dass Frauen in einer Partnerschaft authentisch bleiben und ab und an sogar mit Erfolg etwas egoistischer handeln, ist für beide Seiten viel erreicht. Und eine Menge unnötiger Missverständnisse zwischen Frauen und Männern lassen sich künftig vermeiden.

2. ES LEBE DIE DIKTATUR

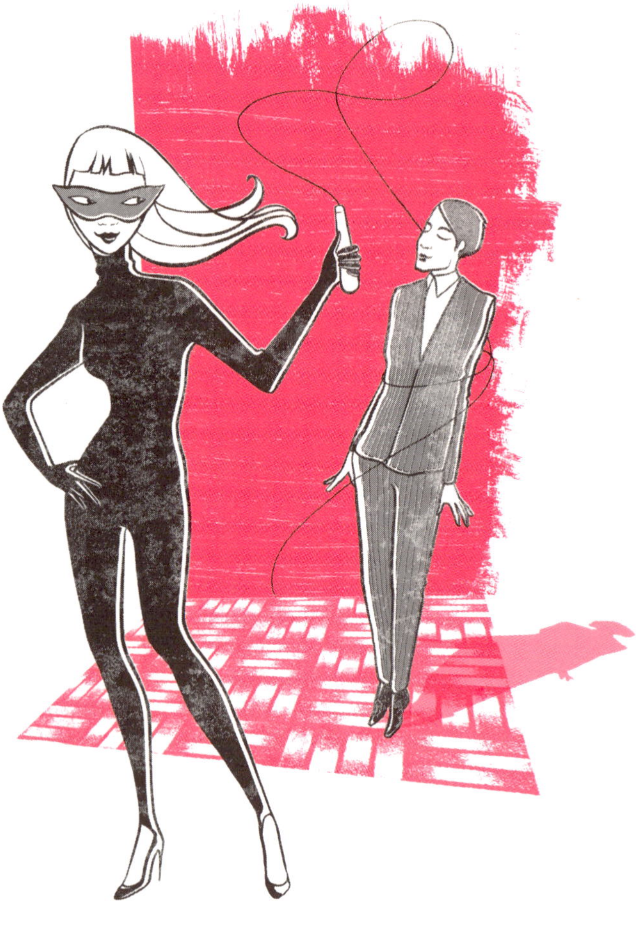

Wer sich nicht selbst befiehlt,
bleibt immer Knecht.
JOHANN WOLFGANG VON GOETHE
(1749–1832)

Es herrscht heute ein nahezu einmütiger Konsens darüber, dass die pädagogischen Ansätze der späten Sechzigerjahre gescheitert sind. Damals, zu Zeiten der Studentenbewegung, versuchten junge Eltern, ihre Kinder antiautoritär zu erziehen. Die Selbstentfaltung der Kinder koppelten sie an die Abschaffung von Autoritätspersonen und autoritären Systemen insgesamt.

Die Langzeitfolgen? Sind heute zu sehen und zu spüren: zum einen in Form einer Gesellschaft, in der Takt- und Rücksichtslosigkeit die Norm sind. Zum anderen zeigt sich ein verstärkter Hunger nach Autorität, nach Orientierung, nach klaren Ansagen. Mehr denn je schätzen wir es, wenn uns andere sagen, was wir zu tun oder zu lassen haben. Wenn sie uns vorgeben, was wir kaufen oder nicht kaufen sollen. Oder sogar, wenn sie uns vorkauen, was wir denken sollen. Deshalb boomen Talkshows mit sogenannten Experten, die eine zementierte Meinung mit ins Studio und damit in unsere Wohnzimmer bringen, von der sie keinen Millimeter abrücken.

Überhaupt ist das Fernsehen zum neuen Familienoberhaupt geworden, zum Zentralorgan der Autorität: TV-Nannys zügeln mit großem Erfolg aufmüpfige Kinder. Millionen sehen zu, wenn Schuldnerberater extrem autoritär die Finanzen von Familien regeln oder wenn Innendesigner radikal die Wohnung von ausgesuchten Opfern nach ihrem eigenen Geschmack umgestalten. Rekordeinschaltquoten erreichen auch Casting-Shows, in denen eine Mini-Jury stellvertretend für das ganze Land den Daumen nach völlig subjektiven Maßstäben hebt oder senkt.

Und am Ende des Tages sagt uns ein Starkoch, was wir auf den Tisch bringen sollen.

In Büchern und Zeitungen kein anderes Bild: Ratgeber aller Art führen die Bestsellerlisten an. Und jeden Morgen stürzen sich die Leser auf Kommentare und Leitartikel von *BILD* bis *FAZ*, in denen die tagespolitische Meinung portionsgerecht vorgedacht ist.

Aber Entwarnung: Es soll in diesem Buch nicht um Politik oder Kindererziehung gehen. Sehr wohl jedoch darum, dass wieder eine Sehnsucht nach Autorität zu spüren ist. Und da machen die Männer, die derzeit in den deutschsprachigen Ländern einer leichten Übermacht von Frauen gegenüberstehen, keine Ausnahme. Sie wollen gesagt bekommen, wo es langgeht. Und wenn jemand überzeugend und selbstsicher die Führung in die Hand nimmt, folgen sie ihm oder ihr bereitwillig.

Das kann politisch gelegentlich äußerst bedenklich sein. Privat sollten Frauen diese Bereitschaft jedoch zu ihren Gunsten nutzen. **Denn heute folgen Männer nicht mehr nur männlichen Alphatieren.** Nein, die Fixierung auf männliche Führungskräfte fiel spätestens, als sich Margaret Thatcher 1984 erfolgreich mit den als unbezwingbar geltenden englischen Bergarbeiter-Machos anlegte. Und seit 2005 bringt Angela Merkel den Männern im Kabinett das Kuschen bei.

Wir sehen also, dass Männer sich bereitwillig unterordnen, wenn eine Frau Entschlossenheit zeigt, die Führung zu übernehmen, wenn sie die Macht einfach an sich reißt. Das funktioniert im Beruf. Es ist aber auch im Liebesleben der magische Schlüssel, um Wünsche und Sehnsüchte Wirklichkeit werden zu lassen.

Auf dem Weg zur Machtübernahme sind jedoch bereits in den Anfängen einer Beziehung einige Mechanismen zu beachten und manche Hürden zu überwinden. So neigen Frauen zu einer Reihe von Eigenschaften, durch die sie ihre Autorität unnötig schwächen oder erst gar nicht aufscheinen lassen.

Hier ein Ranking der typischen Fehler:

- ☆ sich selbst und die eigene Meinung immer wieder in Frage stellen
- ☆ zu viel nachdenken
- ☆ die Harmonie in den Vordergrund rücken
- ☆ gefallen wollen
- ☆ eine zu große Offenheit
- ☆ Passivität
- ☆ zu starke Konzentration auf inhaltliche Komponenten
- ☆ nicht bereit zu sein, Spielchen zu spielen
- ☆ mangelnde strategische Zielorientierung
- ☆ zu wenig Mut
- ☆ ein emotionales Übergewicht bei Entscheidungen
- ☆ Ungeduld
- ☆ ein Mangel an Lockerheit
- ☆ Schwächen zeigen

Sollten Sie sich in einem oder mehreren dieser Punkte wiedererkannt haben, können Sie sich erst einmal freuen. Denn es handelt sich bei den gezeigten Fehlern meist um feminine Qualitäten, die per se sehr positiv und hilfreich für den Aufbau und Erhalt einer Partnerschaft sein können. Es sollte also auf keinen Fall das Ziel sein, diese Eigenschaften völlig zu verdrängen oder gar abzubauen. Aber es erleichtert den Umgang mit Männern doch sehr, einige dieser Qualitäten aus strategischen Gründen zumindest erst einmal mehr oder weniger bedeckt zu halten.

Entdecken Sie die Pokerspielerin in sich! Lassen Sie sich nicht sofort in die Karten schauen. Nichts ist für Männer langweiliger, als ein ganz offensichtliches Kräfteverhältnis.

Ich höre jetzt schon die Aufschreie: Warum soll ich mich verstellen? Warum muss ich auch noch in der Liebe Spielchen spielen? Wenn das nötig ist, verzichte ich lieber ganz darauf.

Diese Einwände sind nachvollziehbar, und ab einem gewissen Stadium der Liebe und Partnerschaft ist eine möglichst große Offenheit und Ehrlichkeit für beide Seiten Bedingung. **Aber die erste Phase der Annäherung hat für Männer einen spielerischen und sportlichen Charakter. Sie wollen den Kitzel der Unsicherheit spüren.** Erst das mobilisiert bei ihnen alle Kräfte.

Zum Ausdruck kommt das auch in den Spielarten der Kunst. Das Unerreichbare ist besonders sexy und faszinierend – in der Literatur, in der Oper – und am offensichtlichsten im Ballett. Stellen Sie sich vor: Die Primaballerina und ihr männlicher Solopartner treten auf die Bühne. Die beiden sehen sich, springen aufeinander zu, umarmen sich, lieben sich. Zack, aus, vorbei! Das ganze Ballett würde höchstenfalls zwei Minuten dauern. Nicht einmal wir Männer wollen es so einfach haben!

Zu flirten und sich zu verlieben ist sehr gut mit einem vor Erotik sprühenden Ballettstück vergleichbar. Es ist im Idealfall ein perfekter *Pas de deux*. Der Tänzer umgarnt die Primaballerina. Sie tanzt kurz mit ihm, folgt seinem Rhythmus, entfernt sich dann wieder, lässt ihn schmoren. Er verfolgt sie, umkreist sie erneut, setzt sich in Szene, zeigt sich von seiner besten Seite – sie zeigt wieder Interesse. Und so weiter. Bis sie sich ihm, wenn er nahezu am Ende seiner Kräfte und der Show ist, doch noch hingibt. Vorerst zumindest.

Zugegeben: Nicht in jedem Mann steckt ein begnadeter Tänzer. Manche tun sich schon schwer damit, einen simplen Foxtrott halbwegs elegant aufs Parkett zu legen. Aber die Prinzipien der Verführung haben auch völlig amusische Männer verinnerlicht – oft, ohne dass sie sich das selbst bewusst machen.

Wir können davon ausgehen: **Wenn Männer etwas ohne Widerstand und allzu leicht bekommen können, sinkt dessen Wert.** In jedem Mann stecken bekanntlich immer noch Rudimente des steinzeitlichen Jägers und Sammlers. Und eine scheue und schlaue Gämse, für deren Showdown der Jäger klettern und schwitzen muss, ist interessanter als ein gutmütiger Feldhase. Oder anders ausgedrückt: Die üppig vorhandenen Heidelbeeren zu pflücken ist lange nicht so aufregend, wie einen seltenen Steinpilz aufzuspüren.

Doch zurück in die Zivilisation: **Wenn Männer die Spielregeln gänzlich diktieren können, haben sie das schnell satt.** Umgekehrt fühlen sie sich seit Urzeiten zum Archetyp der *Femme fatale* hingezogen. In einem prickelnden Mix aus Verehrung und Furcht sind sie von Frauen hingerissen, die unberechenbar erscheinen. Sie verfallen zickigen Diven, die ihnen Widerstand entgegensetzen und Druck auf sie ausüben. Schließlich erhöht es den Genuss, wenn Liebe und Begehren etwas schmerzen.

Nicht zufällig gehören gerade erfolgreiche und mächtige Männer zu den Kunden von Dominas, wie gelegentliche Enthüllungen beweisen. Sich mehr oder weniger freiwillig der Diktatur einer Frau hinzugeben wird Männern nicht als Schwäche ausgelegt. Im Gegenteil: Sie beneiden sich gegenseitig um Frauen, die als besonders schwierig, radikal und explosiv gelten.

Aber einen kleinen Moment noch, bevor Sie sich jetzt im Pferdesportshop nach einer besonders harten Reitpeitsche erkundigen: Die physische Dominanz der Frau mag für viele Männer sexuell stimulierend sein. Um Männer aber auf Dauer an sich zu binden, ist generelle Autorität viel wirksamer. Eine gewachsene und nicht nur gespielte Autorität, die auf einem gesunden Selbstwertgefühl basiert.

Ich nenne sie hier in Anlehnung an eine aufschlussreiche Geschichte, die mir unlängst eine Kollegin erzählt hat, die »Autorität der älteren Schwester«. Die Hauptperson der Geschichte? Sie selbst:

Ich war zweiunddreißig Jahre alt, als ich mir eingestehen musste, dass in meinen Beziehungen grundsätzlich etwas falsch läuft. Was mir besonders Angst macht: Sie scheitern immer auf ähnliche Weise. Wie im Film *Und täglich grüßt das Murmeltier* folgen sie einem erkennbaren Schema: Ich verliebe mich unsterblich, bin mit dem Mann kurze Zeit sehr intensiv zusammen, tue wirklich alles für ihn. Aber irgendwann verflacht sein Interesse. Und auch ich wache auf und merke, dass ich mir etwas vorgemacht habe, dass es wieder mal kein Volltreffer ist.

Zum Beispiel Mario, mein letzter Kandidat. Wir lernten uns im Job kennen. Und Mario gab von Anfang an Vollgas. Er gestaltete jedes Wochenende nach seinen Plänen. Wir machten Kurztrips nach Barcelona, Kopenhagen und London. Oder er führte mich auf einsamen Wegen auf Berggipfel. Wenn schlechtes Wetter war, buchte er schon für den frühen Morgen einen Court in der Tennishalle. Und später überredete er mich dann noch zum Joggen im strömenden Regen. Wir machten lange Fahrradtouren, verbrachten ganze Tage auf dem Ruderboot, speisten in Dutzenden von angesagten Restaurants, die ich noch nicht kannte. Und an jedem dritten Wochenende waren wir zur Hochzeit irgendeines Freundes von ihm eingeladen.

Sie werden jetzt denken: Was hat sie nur? Das klingt doch traumhaft. War es auch. Ich lebte mit Mario extrem intensiv. Aber es war wie eine Autobahnfahrt ausschließlich auf der Überholspur. Ständig Vollgas. Mario ist ruhelos. Er kann nicht länger als dreißig Minuten still sitzen. Selbst im Restaurant ging er nach kurzer Zeit raus, um zu telefonieren oder irgendwelche Businessangelegenheiten in den USA oder Asien zu klären.

Dass Mario ein Sport-Maniac ist, habe ich schon angedeutet.

Es gibt wohl nicht viele Sportarten auf dieser Welt, die er nicht beherrscht. Und er erwartet von seiner Partnerin wie selbstverständlich, dass sie diese Leidenschaft teilt – und nebenbei auch all diese Sportarten halbwegs passabel meistert.

Nun geriet er bei mir zum Glück nicht gerade an einen Bewegungsmuffel. Auch wenn ich seinen Anforderungen nicht immer gerecht werden konnte und ihm zum Beispiel beim Tennis weit unterlegen war. Aber es war ja auch schön, dass er all das mit mir teilen wollte.

Was aber mehr und mehr zum Problem wurde: Mario bestimmte komplett, was wir taten oder nicht. Wenn ich einen Spaziergang machen wollte, war ihm das zu unspektakulär. Er machte dann so lange Gegenvorschläge, bis ich irgendwann resignierte und zustimmte. Wenn ich einen bestimmten Film sehen wollte, wusste er noch einen besseren – und ich fügte mich schließlich.

Meine Anpassung ging sogar noch weiter: Er gestand mir einmal, als er schon etwas alkoholisiert war, dass er meinen Kleidungsstil »ziemlich madamig« finden würde. Ich bliebe da unter meinen Möglichkeiten, sei ihm zu wenig sexy gestylt. Was tat ich? Ging mit ihm shoppen und ließ mich von ihm beraten. Bald wagte ich es nicht mehr, auch nur einen Slip oder Gürtel zu kaufen, wenn er nicht dabei war.

Mein Freundeskreis schien Mario nicht sonderlich zu interessieren. Ich glaube, er fand meine Freundinnen eher langweilig. Also konzentrierten wir uns auf seine Freunde, unternahmen viel mit ihnen.

Na ja, es gab noch zahlreiche weitere Beispiele, wie sehr ich mich durch Mario veränderte. Ich kochte nun fast immer Fleisch, obwohl ich Vegetarierin bin. »Weil die Proteine darin mein Benzin sind«, wie er sagte. Ich trank mit ihm jeden Tag Wein, während ich vorher vielleicht einmal im Monat ein Glas getrunken hatte. Und selbst beim Sex billigte ich seine speziellen Wünsche.

Aber: Ich tat es ja alles freiwillig. Es war durchaus angenehm, mich von Mario tragen und führen zu lassen, mich an seine Sportlerschultern zu lehnen. Er hatte für jedes Problem eine Lösung.

Meine Unzufriedenheit kam wie immer schleichend. Ich merkte, dass neben Marios XXL-Ego meines mehr und mehr schrumpfte. Ich war eigentlich der Meinung, einen guten Geschmack zu haben und zu wissen, was ich will. Aber ich wurde unsicher. Ich vernachlässigte meine Freundinnen, kam nicht mehr zur Ruhe. Manchmal war mir nicht mehr klar, ob Mario mich wirklich liebte oder ob ich nur so eine Art lebendiges Accessoire für ihn war – solange ich nach seinen Wünschen funktionierte. Mein Selbstwertgefühl wurde kleiner und kleiner.

In Krisensituationen suche ich meist Rat bei meinem Bruder. Er ist zwar um einiges jünger als ich, aber wir hatten schon immer ein sehr enges Verhältnis. Und natürlich interessiert es mich, wie er meine Probleme aus Männersicht sieht. Also flüchtete ich in Mario-Krisen häufig zu ihm. Er lebt in einer WG mit seinem Studienkollegen Tom, der wie er sechsundzwanzig Jahre alt ist.

Eines Abends, an dem ich mich wieder mal bei meinem Bruder wegen Mario ausheulen wollte, öffnete mir Tom die Tür. Er war allein zu Hause. Mein Bruder hatte wohl vergessen, dass er mit mir verabredet war.

Tom bat mich rein, um zu warten. Wir setzten uns in die Küche und plauderten ganz nett. Später wollte Tom sich Ravioli aus der Dose machen, ich zauberte ihm aber stattdessen aus den vorhandenen Kühlschrankresten eine leckere Quiche. Obwohl mein Bruder nicht mehr auftauchte und ich mit Tom bis weit nach Mitternacht zusammensaß und über alles Mögliche sprach, wurde es ein lustiger Abend.

Zwei Tage später rief mich mein Bruder an: »Was hast du mit Tom gemacht?«

»Wieso?«, fragte ich wirklich völlig ahnungslos.

»Ich darf es dir eigentlich nicht sagen, aber er ist total verknallt in dich.«

»Wie bitte?«, meinte ich. »Für ihn bin ich doch eine alte Tante.«

»Das schließt ja nicht aus, dass er dich sexy findet.«

»Du machst Spaß«, sagte ich. Ich kenne die Scherze meines Bruders.

»Ich kann's ja auch nicht verstehen, aber das ist ein Originalzitat von ihm«, sagte mein Bruder und lachte. »Außerdem findet er dich wahnsinnig lässig und authentisch.«

So weit die Erzählung meiner Kollegin, die übrigens Toms wohltuende Komplimente nicht zum Anlass nahm, mit ihm auszugehen. Aber seine Schwärmerei tat ihr gut und hatte zur Folge, dass ihr dadurch plötzlich auch einiges über ihr Verhalten und ihre Wirkung klar wurde: Tom gegenüber fühlte sie sich ganz locker. Sie zeigte ein natürliches Selbstbewusstsein und sogar etwas Dominanz, als sie ihm spontan ein Essen ganz nach ihren Vorstellungen kochte. Durch diese Lässigkeit und Natürlichkeit wirkte sie auf ihn attraktiv und begehrenswert.

Ganz anders ihr Verhalten Mario und auch früheren Partnern gegenüber. Da stellte sie ihr Ego zurück. Sie passte sich an, ordnete sich unter, um zu gefallen. Genau der falsche Weg! Denn nichts langweilt Männer mehr als Frauen, die angestrengt versuchen, immer alles richtig zu machen, die sich zu devot geben. **Männer bewundern souveräne Frauen, die ausschließlich sich selbst gefallen wollen** und ganz klar die Botschaft ausstrahlen: Okay, mein Freund. Du darfst in meinem Leben probeweise einen Platz auf dem Beifahrersitz einnehmen. Vielleicht lasse ich dich sogar gelegentlich ans Steuer, wenn ich mal

Lust dazu habe. Aber der Wagen gehört mir. Und ich bestimme, wohin die Reise geht. Wenn du also ein Problem damit hast: Steig besser aus!

Das Wort »Diktatur« stammt aus dem Lateinischen. Es bezeichnet einen im Notstand ernannten, übergangsmäßigen und legitimen Alleinherrscher (*dictator*). **Warten Sie aber nicht erst auf den Notstand und Krisenfall!** Diktieren Sie den Männern unmissverständlich und gemäß Ihren Wünschen, was diese zu tun oder zu lassen haben. Machen Sie Ihre Wünsche klar – es muss ja nicht ständig sein. Doch Sie werden sehen: Die Männer ergreifen nicht etwa erschreckt die Flucht. Ganz im Gegenteil. Sie werden von Ihnen schwärmen und Sie als eine Frau ansehen, die ganz genau weiß, was sie will.

3. KONSEQUENZ VON ANFANG AN

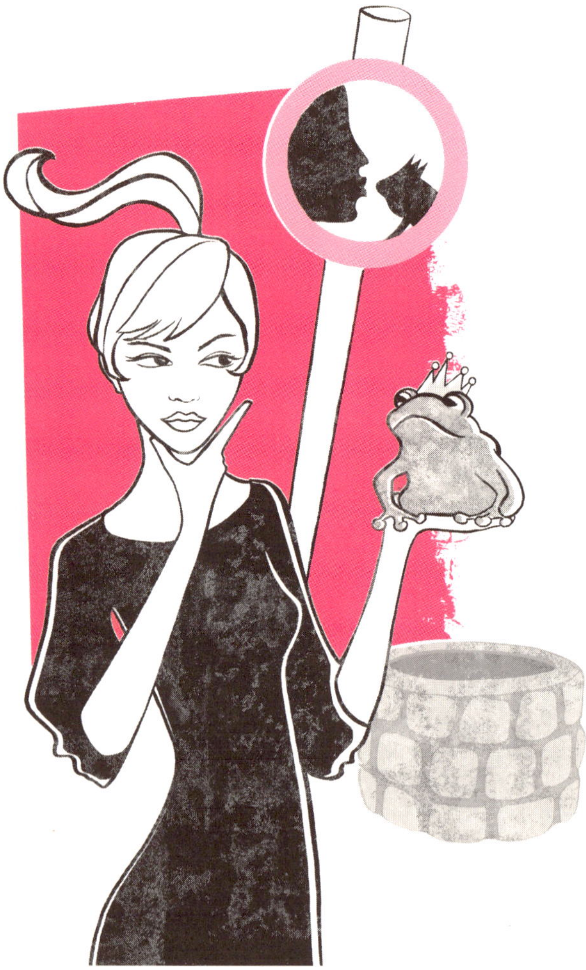

Vor einem hüte deinen Geist
als wie vor Natterbissen:
Sei ganz, und ob du Teufel seist,
und lass die Kompromisse.
CHRISTIAN MORGENSTERN (1871–1914)

Ich schätze sie auf etwa fünfundzwanzig Jahre. Sie ist modisch gekleidet und trägt Schuhe mit hohem Keilabsatz – nicht gerade das typische Outfit für einen Spaziergang an Hamburgs Außenalster. Gelegentlich nimmt sie das Handy, mit dem sie gerade telefoniert, ein paar Zentimeter vom Ohr und ruft »Giorgio!« oder »Giorgio, bitte komm jetzt!« Ein seltsames Schauspiel. Und ich brauche einige Zeit, bis ich merke, wer dieser Giorgio ist: ein junger Corgi, der in etwa dreißig Metern Entfernung seiner Wege geht und die Zurufe völlig ignoriert.

Was diese kleine Geschichte mit dem Thema zu tun hat? Auf den zweiten Blick einiges. Denn das Mädchen trägt Verantwortung. In diesem speziellen Fall für einen kleinen Hund. Sie ist im Moment sein Leitwolf und hat dafür zu sorgen, dass er weder unter die Räder der Fahrradfahrer am nahen Radweg kommt noch sich in der Wade eines Joggers verbeißt oder einer Ente nachjagt. Aber die Hundebesitzerin kümmert sich nur halbherzig um diese Aufgaben und scheint sich nicht groß daran zu stören, dass der kleine Giorgio jede Disziplin verweigert.

Die junge Frau handelt nicht konsequent und wird mit ihrem Giorgio wohl demnächst noch große Probleme bekommen.

Szenenwechsel. Ein Biosupermarkt in Freiburg. Zwei offenbar befreundete Mütter erledigen, sich lebhaft unterhaltend, ihre Einkäufe. Die beiden dazugehörigen, etwa vierjährigen Kinder haben währenddessen ein Spiel entdeckt, das dem Personal wenig Spaß machen dürfte: Sie greifen sich Waren aus einem Regal und legen sie anderswo wieder ab. Als eine der Mütter schließlich die Aktion bemerkt, sagt sie sanft: »Timo, lass das bitte.« Die andere Mutter zieht nach: »Ricarda, ich möchte gerne, dass du das wieder zurück ins Regal legst.«

Die Kinder aber hören nicht weiter auf die Ermahnungen. Sie setzen ihr Spiel munter und mit fröhlichem Kreischen fort. Und die Mütter? Belassen es beim einmaligen und erfolglosen Interventionsversuch. Sie lächeln sich sogar noch verschwörerisch zu. Offenbar ein wenig stolz darauf, dass ihre Kinder sich nicht so schnell einschüchtern lassen. Es stört die Mütter nicht, dass ihre Erziehungsversuche offensichtlich ins Leere laufen.

Zwei Beispiele, in denen die Autoritätsträger vehement gegen Grundlagen sinnvoller Pädagogik verstoßen. **Denn wenn Gebote aufgestellt werden, muss deren Einhaltung bekanntlich auch konsequent verfolgt werden, um ein Wertesystem zu festigen und zu etablieren.** Jede noch so kleine Nachlässigkeit untergräbt die Position der regulativ agierenden Person, unterspült die gesetzten Normen und ist somit ein kleiner Baustein auf dem Weg zur Anarchie.

So weit die Theorie. Doch keine Angst, hier geht es nicht um einen direkten Zusammenhang zwischen der Erziehung von Hunden, Kindern und Männern. Eine gleichwertige Partnerschaft basiert dann doch auf anderen Fundamenten als allein auf Disziplinierungsmaßnahmen. Doch eine Parallele gibt es wirklich. Das Stichwort ist bereits gefallen: Konsequenz.

Auch im Umgang mit Männern gilt: Der Standard, den Frauen am Anfang einer Beziehung setzen, ist die Richtlinie für künftige Zeiten.

Was konkret bedeutet: Wenn Sie in den ersten Wochen im Gesamtpaket seines Verhaltens auch die Teile billigen, die Ihnen eigentlich missfallen, werden Sie diese später nicht mehr korrigieren können. Im Gegenteil. Denn am Anfang einer Beziehung geben sich die Männer noch überdurchschnittlich viel Mühe, unschöne Eigenarten oder Charakterdefizite zu überdecken, die dann nach und nach vom Wind der Zeit freigepustet werden. Jede Sünde, die Sie einem Mann also in der ersten Euphorie durchgehen lassen und zunächst vielleicht sogar noch *süß* und *drollig* finden, wird sich irgendwann rächen und kann im schlimmsten Fall zum Trennungsgrund werden.

Männer testen gegenüber Frauen von der ersten Sekunde der Begegnung an ihre Spielräume aus und basteln an ihrer Machtposition. Da sie überwiegend weniger emotional als Frauen in Flirts und Beziehungen gehen, können sie auch bewusster und nüchterner ihre Claims abstecken. Schaffen Frauen nicht frühzeitig und bewusst ein Gegengewicht, und lassen sie den Männern ein Machtvakuum, dürfen sie sich nicht wundern, wenn sie bald in Abhängigkeiten geraten und dominiert werden.

Ein weiteres Beispiel:

Anja hatte ihn bereits einige Male gesehen. Wie sie kam auch er gelegentlich am Sonntag ins Literaturcafé. Er saß immer alleine, las die *Welt am Sonntag* und blieb etwa eine Stunde. Manchmal ertappte Anja ihn, wie er kurz in die Runde blickte, auch zu ihr. Aber er wirkte eher schüchtern. Sicher keiner dieser Männer, die dieses Café mit seinem ständigen Frauenüberschuss als ideales Jagdrevier entdeckt haben, um zu flirten – oder mehr.

Anja kam immer in Begleitung von Freundinnen. Und der interessante Unbekannte war bereits einige Male Gesprächsthema. Was er wohl machte? Ob er eine Partnerin hatte? Vielleicht sogar verheiratet war? Einen Ehering trug er zumindest nicht. Anja musste sich eingestehen, dass sie sich zu ihm hingezogen fühlte, obwohl sie ihn überhaupt nicht kannte, nichts von ihm wusste.

Es kam jener Novembersonntag, an dem das Café extrem gut

besucht war. Offenbar flüchteten viele Spaziergänger vor dem einsetzenden Regen hierher. Als der geheimnisvolle Fremde schließlich auftauchte, gab es kaum noch freie Plätze. Er blickte sich um, zögerte einen Moment und steuerte dann auf Anjas Tisch zu. »Darf ich mich zu euch setzen, wenn ich verspreche, nicht eure Unterhaltung zu belauschen?«, fragte er Anja, die nur ein wenig originelles »Klar doch!« zustande brachte, während ihre Freundinnen verlegen kicherten.

Es stellte sich schnell heraus, dass Jens, wie er hieß, gar nicht schüchtern war. Er verzichtete auf die Lektüre seiner geliebten Zeitung und plauderte stattdessen unglaublich charmant mit Anja und ihren beiden Freundinnen. Eine Stunde später waren alle drei in ihn verliebt.

Aber am Ende geschah genau das, was Anja sich heimlich erträumt hatte. Jens sprach ganz gezielt sie an: »Es würde mich freuen, wenn unsere Begegnungen nicht auf den Sonntag beschränkt bleiben würden. Vielleicht hast du ja auch unter der Woche mal Lust und Zeit auf einen Kaffee oder Tee.« Und er schrieb seine Telefonnummer auf einen Zettel.

Anja ließ sich die üblichen drei Tage Zeit, um sich zu melden. Aus dem ursprünglich verabredeten Heißgetränk wurde schließlich ein kühler Drink am Abend. Und Jens punktete auch beim zweiten Mal bei Anja. Er erwies sich als sensibel, als guter Zuhörer. Anja fasste so schnell Vertrauen, dass sie ihm auch die ganze Geschichte mit Matthias erzählte – ein verheirateter Mann, mit dem sie über zwei Jahre lang je nach Sichtweise eine Daueraffäre oder Beziehung hatte. Immer wieder genährt von seinen Versprechungen, sich scheiden zu lassen, was er aber nicht tat und wohl auch nie ernsthaft vorhatte. Fast ein Jahr lag es zurück, dass Anja sich definitiv von Matthias getrennt hatte. Aber es verletzte sie immer noch, dass er sie letztlich nur ausgenutzt hatte. Jens reagierte einfühlsam und verständnisvoll auf ihre Offenbarung.

Für ihr zweites Date wählte er ein Restaurant, das Anja nicht kannte. Es lag in einem etwas dezentralen Stadtviertel, aber Jens meinte, es sei gerade schwer angesagt. Weder die alles andere als romantische Atmosphäre noch das bestenfalls mittelmäßige Essen konnten Anjas Stimmung trüben. Sie schwebte. Sie war endlich wieder richtig verliebt.

So leistete sie auch keinen Widerstand, als Jens sie nach dem Dinner fragte: »Wollen wir den Abend nicht vielleicht bei dir ausklingen lassen?«

Es wurde eine Nacht mit viel Leidenschaft und wenig Schlaf. Und die nächsten drei Begegnungen fanden praktischerweise gleich bei ihr statt. Denn Jens war Unternehmensberater, kam meist sehr spät aus dem Büro und fuhr deshalb direkt zu ihr. In seinem Job waren auch längere Auslandsaufenthalte der Normalfall – das Einzige, das Anja bei ihrer Planung der gemeinsamen Zukunft etwas störte.

Dann musste er für zwei Wochen nach Asien. Gerne hätte sie Jens zum Flughafen gebracht, aber er wollte nicht, dass sie seinetwegen so früh aufsteht »und ihren Schönheitsschlaf vorzeitig abbricht«.

Schon nach einem Tag hatte Anja solche Sehnsucht nach Jens, dass sie ihm am liebsten nachgereist wäre. Sie beschränkte sich aber darauf, ihm eine liebevolle SMS zu schicken. Und bei dieser einen blieb es nicht. Sie sendete ihm täglich mindestens zehn. Von Jens jedoch kam keine Reaktion. Und auch kein Anruf. Kein Lebenszeichen. Nichts. Anja machte sich Sorgen, denn es war bisher nicht seine Art gewesen, sich länger nicht zu melden. Normalerweise beantwortete er ihre SMS sofort. Höchstenfalls mit einer Verzögerung von einer Stunde.

Am dritten Tag versuchte sie mehrmals, ihn telefonisch zu erreichen. Aber es sprang immer nur die Mailbox an.

Anjas einzige Erklärung dafür war, dass er sein persönliches

Handy in Deutschland gelassen hatte und vielleicht mit einem Firmentelefon unterwegs war. Aber wie sollte sie an die Nummer kommen? Anja hatte bisher keinen seiner Freunde kennengelernt. Und wusste nicht einmal, wo Jens genau arbeitete. Einen Eintrag bei Google unter seinem Namen konnte sie nicht finden. Also begann sie, im Branchentelefonbuch systematisch Unternehmensberatungen abzuklappern. Und schon beim dritten Anruf hatte sie Glück. Sie stieß auf einen Exkollegen von Jens, der wusste, dass dieser nun in einem relativ kleinen Unternehmen arbeitete. Sie rief also dort an: »Ich hätte gerne Jens Obermann gesprochen, aber leider habe ich nur seine private Telefonnummer. Ist er vielleicht unter einer Firmennummer zu erreichen?«

Die Frau am Telefon war nicht gerade preisverdächtig freundlich: »Um was geht es?«

»Es ist privat«, antwortete Anja wahrheitsgemäß.

»Wieso wollen Sie dann die Nummer seines Firmenhandys haben?«, fragte die Frau leicht genervt.

»Na ja, ich muss ihn sprechen, dringend«, sagte Anja.

»Ich glaube nicht, dass er im Urlaub Businessanrufe entgegennimmt«, sagte die Frau. »Da müssen Sie leider warten, bis er wieder in Frankfurt ist.«

»Im Urlaub«, wiederholte Anja ungläubig.

»Ja, auch Herrn Obermann sei es gegönnt, einmal zwei Wochen nicht erreichbar zu sein«, sagte das Sekretärinnen-Biest.

Das Wort »Urlaub« traf Anja wie ein Stromschlag. Er hatte sie offensichtlich belogen.

Beim Krisenrat mit ihren Freundinnen kristallisierte sich eine eindeutige Theorie heraus: Jens hatte den Job vorgeschoben, weil er mit seiner Freundin im Urlaub ist. Und höchstwahrscheinlich lebte er sogar mit ihr zusammen, weshalb er Anja nie mit zu sich genommen hatte. Anja schwankte zwischen Ungläubigkeit und Wut. So ein Verhalten passte nicht zu dem Jens, den sie kannte.

Am vierten Tag kam dann doch eine SMS von ihm:

AMORE, BITTE NICHT SAUER SEIN!! IST NICHT SO, WIE DU VIELLEICHT DENKST. ERKLÄR DIR ALLES, WENN ICH ZURÜCK BIN. FEHLST MIR! KÜSSE DICH, BEGEHRE DICH, LIEBE DICH.

Die Sekretärin hatte ihm also von Anjas Anruf erzählt. Aber was gab es da noch zu erklären? War die Geschäftsreise nur eine Notlüge gewesen? Man sollte ihn nicht vorschnell verurteilen, ihm wenigstens eine Chance zur Rechtfertigung geben, dachte sie. Enthielt seine SMS doch immerhin ein wundervolles Liebesgeständnis. Wenn auch, wie sie nachzählte, bestehend aus exakt hundertsechzig Zeichen, also dem Maximalumfang einer SMS. War sie ihm keine zweite wert?

Anja beschloss, ihn nicht mehr zu kontaktieren, bis er wieder zurückkam. Aber noch am selben Tag wurde sie ihrem Grundsatz untreu und schickte ihm eine Gute-Nacht-SMS. Und an den Tagen darauf weitere. Immerhin antwortete er auch noch zweimal.

Das klärende Gespräch mit Anja nach seiner Rückkehr musste Jens erst einmal verschieben, da er im Büro so viel zu tun hatte. Schließlich hatte sich während seines Urlaubs einiges angesammelt. Dann endlich trafen sie sich. Und es zeigte sich, dass Anjas Freundinnen mit ihrer Vermutung richtig lagen: Jens war liiert, aber die Beziehung lag in den letzten Zügen. Da der Bali-Urlaub mit seiner Freundin schon so lange geplant gewesen war, hatte Jens sie nicht zu sehr verletzen und kurzfristig absagen wollen. Er hatte es andererseits jedoch auch nicht gewagt, Anja die Wahrheit zu sagen, weil er durch ihre Erzählungen über das

Desaster mit Matthias wusste, dass er sie damit an einem wunden Punkt treffen würde.

Diese Erklärung klang für Anja plausibel. Zumal Jens ihr glaubhaft versicherte, die Situation innerhalb der nächsten Wochen zu klären. Sie feierten also in Anjas Schlafzimmer exzessiv ihre Wiedervereinigung, und Anja merkte, wie sehr sie Jens brauchte. Seine definitive Entscheidung für Anja ließ jedoch auf sich warten. Zwei Monate vergingen, ohne dass sich etwas tat. Dann musste sich seine Freundin überraschend einer riskanten Unterleibsoperation unterziehen, wie er Anja berichtete. In dieser Ausnahmesituation wollte Jens selbstverständlich nicht das Ende der Beziehung verkünden. Eigentlich ein faires Verhalten.

Anja wollte Jens auch nicht zu sehr unter Druck setzen und nerven. Denn er war auch beruflich gerade extrem gefordert. Einstweilen freute sie sich also über das Glück ihrer besten Freundin Stefanie, die schwanger war. Bereits im siebten Monat. Und deshalb damit begonnen hatte, das Kinderzimmer einzurichten und die Babyausrüstung zusammenzustellen. Was noch fehlte, war ein Kinderwagen, und Anja hatte versprochen, ihn zusammen mit Stefanie auszusuchen. Was sie ziemlich interessant fand, denn inzwischen gibt es ein schier unüberschaubares Angebot verschiedener Modelle. Und ein Kinderwagen ist für Eltern immerhin ein bedeutenderes Modebekenntnis als ein Auto.

An einem Samstagvormittag fuhren sie also zum Babymarkt mit der größten Auswahl, ließen sich von der Verkäuferin eine Menge verschiedener Modelle zeigen und hatten viel Spaß – bis zu dem Moment, in dem Jens das Geschäft betrat, in Begleitung einer Frau, die deutlich sichtbar schwanger war. Gerne hätte Anja geglaubt, dass es sich bei ihr nur um eine gute Bekannte von ihm handelte, aber schlagartig wurde ihr klar, dass dem nicht so war. Das also war die »Operation«.

Anja war sich sicher, dass Jens sie bemerkt hatte, da er seine schwangere Begleiterin zielsicher in die andere Richtung führte. Anjas erster Impuls war, zu ihm zu stürmen und ihm eine Szene zu machen. Aber der Schock saß so tief, dass sie sich nicht von der Stelle bewegen konnte. Was hätte es auch gebracht?

Jens bestürmte Anja in den nächsten Wochen mit Anrufen, SMS und E-Mails. Es fiel ihr oft schwer, aber es gelang ihr, nicht auf sie zu reagieren und das Gespräch nicht anzunehmen, wenn sie seine Nummer sah. Nur einmal schaffte er es, zu ihr vorzudringen, als er mit unterdrückter Rufnummer anrief. Als Anja seine Stimme erkannte, drückte sie jedoch sofort das Gespräch weg.

Eine traurige Geschichte. Aber auch eine sehr aufschlussreiche. Denn sie ist in vielen Aspekten typisch für das Verhalten von Frauen. Betrachten wir zuerst einmal die Phase der Annäherung.

Hätte Anja erkennen können oder gar müssen, dass Jens liiert war? Nicht zwangsläufig. Aber es gab Indizien. Zum Beispiel, dass er sie in ein angeblich hippes, ihr aber völlig unbekanntes sowie abgelegenes Restaurant einlud. Dieser Taktik bedienen sich Männer gern, wenn sie nicht gesehen werden wollen. Denn normalerweise präsentieren sie sich mit neuen Eroberungen am liebsten dort, wo sie die meiste Aufmerksamkeit und Bewunderung ernten und wo sich auch ihre Freunde tummeln.

Verdächtig ist auch, dass sich Jens am Morgen seiner Abreise von Anja nicht zum Flughafen bringen ließ. **Denn wir Männer handeln nach der Devise: Je bequemer, desto besser!** Also schätzen wir solche Serviceleistungen eigentlich viel zu sehr, um sie leichtfertig aus Rücksichtnahme abzulehnen – zumal sich gleichzeitig die Chance auf ein paar zusätzliche gemeinsame Minuten und einen innigen Abschied geboten hätte.

Doch die genannten Verhaltensweisen bieten besonders mit dem anfänglichen Blick durch die dunkelrosa gefärbte Brille noch keinen wirklich zwingenden Anlass für Skepsis oder Misstrauen. Schwerwiegender ist dieser – für Frauen schon fast übliche – Fehler: Anja hat versäumt, Jens beim ersten oder zweiten Date ganz direkt zu fragen: **»Bist du eigentlich im Moment liiert?«** Eine simple und klare Frage, auf die wir Männer in den seltensten Fällen die Wahrheit verleugnen würden. Denn die Hemmschwelle dafür, offen und direkt zu lügen, ist wesentlich höher als diejenige, unliebsame Themen einfach auszuklammern.

Doch diese Schlüsselfrage wird uns Männern fast nie gestellt. Wohl auch deshalb, weil Frauen dazu aus ihren Traumschlössern auf den Boden der Realität hinabklettern müssten. Zugegeben, die Frage ist nicht gerade romantisch. Und riskant. Denn wenn der Mann die *falsche* Antwort gibt oder geben muss, kann sie den reizvollen Schwebezustand von jetzt auf gleich beenden. Mit dieser Frage offenbaren Frauen ganz klar ein verbindliches Interesse. Also schieben sie die so wichtige Frage gerne auf und vertrauen lieber scheinbar untrüglichen Liebesbeweisen: zum Beispiel, dass wir charmant sind, uns verliebt zeigen, von einer gemeinsamen Zukunft oder gar von Kindern sprechen. **Frauen neigen zu Spekulationen, statt ganz pragmatisch ab und zu ein paar Pflöcke der Realität in den Boden der jungen Beziehung zu rammen.**

Ein zweiter klassischer Fehler, den Anja begeht: Sie geht mit Jens relativ früh ins Bett, bereits nach zwei gemeinsamen Abenden. Zwar sind verbindliche Regeln wenig sinnvoll, ab dem wievielten Date es empfehlenswert ist, sich auf Intimitäten einzulassen. Dafür verlaufen Annäherungsversuche viel zu individuell. Und Männer, die nur auf körperliche Reize fixiert sind, können sowieso nie mit letzter Sicherheit vorab ausgefiltert werden. Nicht wenige Sex-Maniacs haben sich schließlich durch allzu üppige Routine zu guten Schauspielern entwickelt.

Aber um von Männern zu den wirklich begehrenswerten Frauen gezählt zu werden, ist es auf keinen Fall von Nachteil, den Sex etwas hinauszuzögern.

Ein Mann, der nicht nur Interesse an einem schnellen und unkomplizierten Sexabenteuer hat, wird auch fünf Dates überstehen, ohne eine Frau prüde zu finden oder gesundheitliche Probleme zu bekommen. Und das erotische Knistern und die Nichteinlösung von Spannungen haben für beide durchaus ihre speziellen und einzigartigen Reize. Bis es schließlich irgendwann später doch passiert, bieten sich zudem bei etwas längerer Wartezeit größere Chancen, wechselseitig noch etwas mehr über die Lebensumstände zu erfahren und zu checken, wie ernst der andere es meint.

Doch diese Möglichkeit nutzen Frauen zu wenig. **Sie machen es uns Männern sehr leicht, sexlastige Kurzbeziehungen wie Perlen an einer Kette aneinanderzureihen.** Das gilt auch für Frauen, die auf unverbindliche Spielereien eigentlich keine Lust haben.

Nun lautet die Überschrift dieses Kapitels *Konsequenz von Anfang an*. Und genau die lässt Anja vermissen. Dass Jens sich während seiner Reise bei ihr nicht oder nur kaum gemeldet hat, ist mit viel gutem Willen und einer Interpretation seines Verhaltens zu seinen Gunsten noch halbwegs zu entschuldigen. Seine eindeutige Lüge dagegen nicht! Ein Urlaub ist keine Dienstreise. Eine Frau, die nicht spätestens dann aus ihren Träumen erwacht, wenn ein Schwindel wie dieser auffliegt, begibt sich in die akute und selbstverschuldete Gefahr, an der Seite eines notorischen Lügners zu enden. **Die Möglichkeit, dem Partner einen schweren Fehler zu verzeihen, sollten wir als Joker für eine ernsthafte Beziehungskrise in der Hinterhand behalten und nicht gleich zum Auftakt verpulvern.**

Als Grundlage einer gesunden Beziehung empfiehlt es sich,

den kategorischen Imperativ etwas umzuformulieren. Die zeitgemäße Version lautet: »Lass dich nur so behandeln, wie du selbst im Idealfall auch den anderen behandeln würdest.«

Genau das aber hat Anja versäumt. Wäre sie konsequent gewesen und hätte sie den Kontakt zu Jens nach dessen Lüge radikal abgebrochen, wäre ihr auch die finale Enttäuschung im Babymarkt erspart geblieben. Sie hätte Kraft, Zeit und Tränen gespart.

Ich möchte nun nicht dazu aufrufen, von der ersten Sekunde der Begegnung mit einem Mann an ständig dessen Verhalten zu hinterfragen und zu analysieren. Denn das führt früher oder später zu totaler Verunsicherung und nimmt einem Flirt oder einer wachsenden Liebe die nötige und so schöne Leichtigkeit. Ganz auszuschließen sind Beziehungsfehlversuche sowieso nicht. Und im Idealfall lernen Frauen (und auch Männer) daraus.

Wenn eine Frau jedoch merkt, dass ihre Sammlung gescheiterter Beziehungsbemühungen ständig wächst, sollte sie sich beizeiten fragen, ob nicht ein bisschen Anja auch in ihr steckt. Neigt sie vielleicht dazu, sich gerne mal blenden zu lassen? Fällt sie immer wieder auf die gleichen Tricks und Männertypen herein? Stellt sie die entscheidenden Fragen zu spät oder gar nicht?

Es gibt ganz klare Spielregeln, mit deren konsequenter Einhaltung sich Frauen spätere Frustrationen weitgehend ersparen können. Zum Beispiel:

- ☆ Der Mann muss sich von der Vorgängerin trennen, bevor eine Frau mit ihm ernsthaft eine Beziehung beginnt. Besteht die Frau nicht auf einer klaren Zäsur und vertraut Versprechungen, hat der Mann kaum einen Grund, zeitnah und radikal die alte Beziehung zu beenden.
- ☆ Reagiert ein Mann nach dem ersten Date zögerlich, kann die Frau seine Telefonnummer guten Gewissens löschen,

den Kontakt abbrechen und ihn vergessen. Denn je stärker ein Mann eine Frau als potenzielle Partnerin begehrt, desto aktiver legt er sich ins Zeug. Für seine vermeintliche Traumfrau gibt ein Mann alles und geht an seine Grenzen – oder sogar darüber hinaus. Wenn er das nicht tut, zeugt das von unzureichendem Interesse. Dann ist die Frau bestenfalls zweite Wahl.

☆ Es gibt grundsätzlich keinen *falschen Zeitpunkt*, um sich zu verlieben. Ein angebliches *unglückliches Timing* dient Männern gerne als Ausrede, um halbwegs elegant zu signalisieren, dass der Kontakt den Status einer Affäre nicht überschreiten wird.

☆ Männer, die gleich zu Beginn einer Beziehung allzu viel versprechen und schon die gemeinsame Zukunft planen, sind mit Vorsicht zu genießen. Ein solches Verhalten ist für Männer völlig untypisch und wird von ihnen gerne strategisch eingesetzt. Sie glauben zu wissen, was Frauen gerne hören wollen. Und genau das sagen sie ihnen auch.

☆ Falls eine Frau in Versuchung gerät, die Beziehung mit einem Exfreund wiederzubeleben – immerhin zweiundzwanzig Prozent aller Frauen gehen mit ihrem Ex wieder ins Bett –, muss sie sich bewusst sein, dass ihr Ex sich auch über einen längeren Zeitraum nicht wesentlich verändert hat. Männer konservieren vorhandene Macken ihr Leben lang. Es gelingt ihnen bestenfalls, sie für eine begrenzte Zeit in den Hintergrund zu drängen. Was die Frau beim ersten Mal störte, wird sie entsprechend auch beim zweiten Mal früher oder später nerven.

☆ Es muss allen Frauen klar sein: Die Anzahl der Kostüme, die sie für den irgendwann auftauchenden Traumprinzen bereithalten, ist wesentlich höher als die der wirklichen, alltagstauglichen Prinzen.

4. LASSEN SIE DEM MANN KEINE WAHL

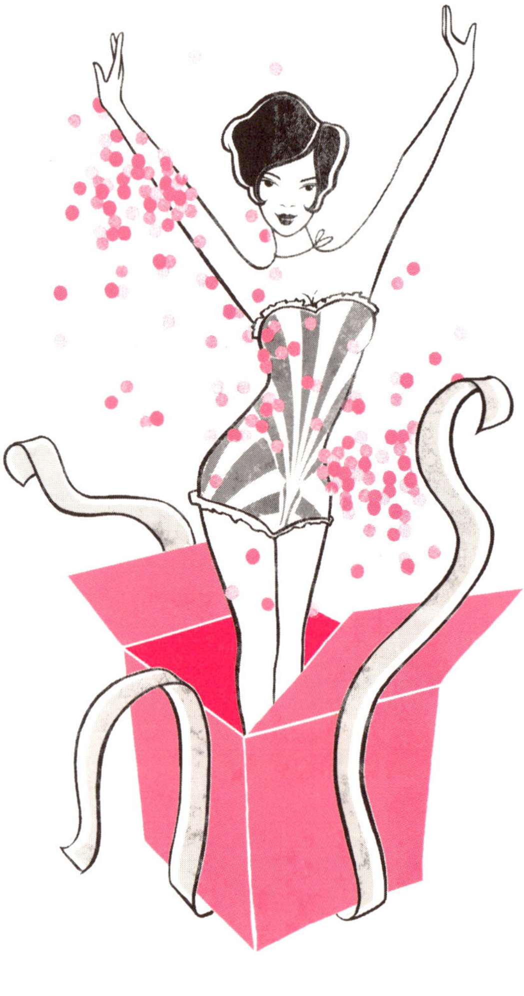

Ich glaube, dass Männer auf der Erde sind, um Frauen zu Diensten zu sein.
ASHTON KUTCHER, SCHAUSPIELER UND EHEMANN VON DEMI MOORE

Als Julia Roberts im Sommer 2000 bei den Dreharbeiten zu *The Mexican* den verschwitzten Waschbrettbauch und die grünen Augen des Kameramanns Daniel Moder sieht, weiß sie sofort: Der Knabe ist fällig! Das ist mein Mann! Es gibt allerdings zwei Probleme: Julias Gefühle sind vorerst einseitig. Und Daniel Moder ist verheiratet.

Das erste Problem kann Julia schnell lösen, schließlich ist sie schlagfertig, humorvoll und gilt als eine der begehrenswertesten Frauen der Welt. Für die Beseitigung des zweiten Hindernisses braucht die Schauspielerin etwas länger. Fast zwei Jahre. Presseberichten zufolge ging sie dabei aber unbeirrt und zielstrebig vor: Sie steckte dem zwei Jahre jüngeren Traummann relativ zügig einen Verlobungsring an den Finger und kaufte Daniel nach vielen Schwierigkeiten angeblich für ein »Lösegeld« von hunderttausend Euro direkt von seiner Frau Eva frei.

Als Julia und Daniel im Jahr 2002 schließlich heirateten, machte sie ihm zwei Geschenke mit augenzwinkerndem Symbolgehalt: Cowboystiefel und den berühmten Erotikroman *Lady Chatterley*, in dem es um eine Dreiecksbeziehung geht. Inzwischen haben die beiden drei gemeinsame Kinder.

Blicken wir etwas weiter in der Geschichte zurück:

Die Schriftstellerin George Sand (1804–1876) galt als die mit Abstand emanzipierteste Frau ihrer Zeit. Heute würde man sagen: Sie war total lässig und cool. Ein Szenestar des 19. Jahrhunderts, ein echter Freigeist. Und auch äußerlich setzte George

Zeichen, rauchte dicke Zigarren und trug sogar Männerkleidung, wenn ihr gerade danach war. Sie provozierte ihre Umwelt leidenschaftlich gerne. Als sie 1836 auf ihre Initiative hin zum ersten Mal den sensiblen und umschwärmten Musiker Frédéric Chopin traf, war der völlig irritiert. Und fasste das in dem legendären Urteil zusammen: »Was für eine unsympathische Frau sie doch ist. Ist sie denn wirklich eine Frau? Ich möchte es fast bezweifeln.«

Aber George Sand ließ sich davon nicht abschrecken. Mit Beharrlichkeit und (für ihr Temperament eher ungewöhnlicher) Einfühlsamkeit sorgte sie dafür, dass der sechs Jahre jüngere Frédéric, der damals noch dazu gerade an den Nachwehen einer unglücklichen Liebe litt, sich nach zwölf Monaten doch für sie erwärmte. Die beiden wurden ein Paar, lebten zehn Jahre zusammen. George war es zu verdanken, dass sich der an Tuberkulose erkrankte Chopin gesundheitlich stabilisierte. In den Jahren mit ihr entstanden einige seiner schönsten und wichtigsten Klavierwerke.

Über hundertsechzig Jahre liegen zwischen diesen beiden Lovestorys. Aber die Parallelen sind klar zu erkennen: Eine Frau begegnet einem interessanten Mann, verliebt sich in ihn. Vorerst sind die Gefühle eher einseitig, die Ausgangslage für eine Beziehung ist alles andere als optimal. Wovon sich die Frau aber nicht schrecken lässt, sondern tatkräftig, mutig und siegessicher für ein Happy End sorgt.

Mal ganz ehrlich: Wären Sie nicht für alle Zeiten beleidigt, wenn ein Typ Ihre Erscheinung so knallhart wie Monsieur Chopin kritisierte? Würden Sie ihn ein zweites Mal treffen, wenn Freundinnen Ihnen erzählten, dass er Sie als ziemlich unangenehm und durchgeknallt empfindet?

Oder würden Sie, wie Julia Roberts es angeblich tat, Ihrem

mühsam eroberten Mr. Right sogar verzeihen, wenn er sich seiner Liebe plötzlich wieder unsicher würde und zwischenzeitlich zur Noch-Ehefrau zurückkehrte?

Ich wage die Behauptung: 99,9 Prozent aller Frauen würden nicht so handeln. Und diese Schätzung fällt wohl eher noch zu niedrig aus. Denn zum einen widerstrebt es dem weiblichen Stolz und der traditionellen Geschlechterrolle, eine solch extreme Vorleistung zu erbringen. Zum anderen ist da die große Angst, durch zu viel Eigeninitiative die Achtung des Mannes zu verlieren.

Aber blicken wir nochmals auf die weiblichen Stars, an deren Style sich Millionen Frauen so gerne orientieren. Viele von ihnen bieten auch im offensiven Umgang mit Männern eine Menge Inspiration und Lehrstoff. Kopieren erlaubt und erwünscht! Denn ebenso strategisch wie sie ihre Karrieren planen und verfolgen, gestalten Prominente meist ihr Liebesleben. Auch so erfolgreiche und umschwärmte Frauen wie Jennifer Lopez, Angelina Jolie, Catherine Zeta-Jones, Victoria Beckham oder Kronprinzengattin Mette-Marit von Norwegen mussten ihrem Traumpartner ziemlich deutliche Signale geben. Ihr Liebesglück wirkt oft beneidenswert selbstverständlich. Dabei wird übersehen: Die Idealkandidaten stehen selbst bei ihnen nicht Schlange. Auch diese berühmten Frauen mussten dem Glück mit Geduld, Cleverness und Tatkraft kräftig auf die Sprünge helfen. Sie mussten hart kämpfen.

Doch sie wissen, wie wichtig im Umgang mit Männern absolute Entschlossenheit ist. Und sie nutzen die Eitelkeit der männlichen Spezies. Denn jedem Mann schmeichelt es, wenn eine Frau sich für ihn interessiert. **Kaum ein Mann stellt sich dem Drang einer Frau dauerhaft entgegen, ihn näher kennenzulernen.** Da sind die objektiven Qualitäten der Frau erst einmal zweitrangig. Wenn sich eine Frau mit mitreißender Energie und absolutem Willen auf uns stürzt, empfinden wir Männer das als unwiderstehlich sexy. **Denn wir lieben den Vamp, der uns keine Wahl lässt.**

Nicht zufällig wurde Sharon Stone mit nur einem einzigen Film weltberühmt: *Basic Instinct* (1992). Wen sie darin spielt? Eine im wahrsten Sinne des Wortes männermordende Amazone, die sich nimmt, was sie will. Bis heute ist Sharon Stone durch diese Rolle für Millionen von Männern die Traumfrau par excellence.

Aber von diesem kleinen Trip nach Hollywood wieder zurück in unseren Alltag. *Lassen Sie dem Mann keine Wahl*, so lautet das Motto dieses Kapitels. Im Umkehrschluss heißt das: Lassen Sie dem Mann die Wahl, verschlechtert das Ihre Position.

Dazu ein Beispiel, das jede Frau kennt: Sie entdeckt beim Shoppen bereits im ersten Laden ein tolles Paar Schuhe. Die passen wie angegossen, sehen scharf aus, einfach ein Traum! Leider nicht gerade ein Schnäppchen. Doch ansonsten wirklich perfekt. Dann kommen die Bedenken: Ich hab mich ja noch nicht in anderen Geschäften umgesehen. Vielleicht finde ich noch schönere und günstigere (woran sie nicht wirklich glaubt)? Also geht die Frau unentschlossen vor dem Spiegel auf und ab, verrenkt dabei die Füße so unnatürlich, wie sie es im wirklichen Leben nicht einmal ansatzweise tun würde. Irgendwann greift die Verkäuferin ein. Und lobt die Wahl der Schuhe: »Die stehen Ihnen wirklich ausgezeichnet. Wir haben die auch gestern erst reinbekommen.«

Die Frau fühlt sich geschmeichelt, obwohl sie weiß, dass Verkäuferinnen das immer und zu allen sagen. Letztlich schlüpft sie aber schweren Herzens wieder in die alten Schuhe. Mit den Worten: »Ich überleg's mir noch mal.«

Jede geschickte Verkäuferin weiß, was sie jetzt zu sagen hat:

»Aber warten Sie bitte nicht zu lange. Das ist das einzige Paar in Ihrer Größe. Ich kann leider nicht garantieren, dass die morgen noch da sind. Um ganz ehrlich zu sein: Das bezweifle ich eher.« Und die Verkäuferin kann noch nachschieben: »Ich habe heute bereits drei Paar dieses Modells verkauft.«

Damit ist der Haben-wollen-Trieb der Kundin voll entfacht. Sie fragt: »Kann ich das Paar nochmals anprobieren?«

Ein weiteres Mal stolziert sie durchs Geschäft und sagt dann: »Können Sie mir die bis zum Abend zurücklegen?«

Die Verkäuferin ist sich ihres Erfolges nun relativ sicher. Und antwortet: »Normalerweise machen wir das gerne. Aber bei diesem Modell kann ich das leider nicht. Es ist so begehrt – ich könnte davon viel mehr verkaufen, als wir haben.«

Natürlich verschweigt sie, dass hinten im Lager in jeder Größe noch jeweils fünf Paar vorrätig sind. Und die Kundin? Keine Frage, sie nimmt die Schuhe sofort. Denn sie hat nun Angst, dass ihr die ansonsten jemand mit mehr Entschlusskraft vor der Nase wegkaufen könnte.

Wir lernen daraus: **Verknappung ist der Brandbeschleuniger der Begierde!**

Auch Luxuslabels wie Hermès nutzen diese Erkenntnis und schüren die Kauflust mit Wartezeiten auf die begehrten Handtaschen von bis zu zwei Jahren. Wenn die breite Konsumautobahn künstlich auf eine Fahrbahn verengt wird, freut sich jeder umso mehr, wenn er über die einzige Spur schließlich ans Ziel gelangt.

Bei Männern sind es nicht die Handtaschen, die sie in Ekstase geraten lassen und ihren Besitztrieb wecken. Aber auch sie funktionieren nach dem gleichen Schema: Es reizt sie das am meisten, was sie scheinbar schwer bekommen können, das, was extrem begehrt ist. Dinge, zu denen es keine attraktive Alternative gibt. Mit Limited Editions vom Jahrgangs-Whiskey bis zum Porsche wird ihre Wahlfreiheit strategisch eingeschränkt und zielgenau in den jeweils gewünschten Konsumkanal geleitet.

Warum sollten Sie als Frau diesen wirksamen Trick von Industrie und Handel also nicht kopieren und ihn im Liebesleben anwenden? Denn auch dort funktioniert die Einschränkung der Wahlfreiheit.

Strahlen Sie unmissverständlich und selbstbewusst aus, dass es keine echte Alternative zu Ihnen gibt. Mädchen, denen genau das gelang, waren schon in der Schule die Stars und schwer begehrt. Und es waren meist nicht einmal die hübschesten und interessantesten, die bei den Jungs die besten Karten und ein leichtes Spiel hatten. Es waren die Mädchen, die sich in Szene zu setzen wussten, die sich undurchschaubar gaben, die ohne Angst und Schüchternheit auf die Jungs zugingen. Die frühen Diven eben!

Wenn Sie den Männern vermitteln können, dass sie das einzige Exemplar einer Limited Edition sind, wird es Ihnen nie an Aufmerksamkeit fehlen!

In diesem Zusammenhang ein kleines Rätsel: Wer ist dieses Mädchen, das als Musterbeispiel für Entschlossenheit gelten kann und im wahrsten Sinne des Wortes in Beziehungen die Hosen anhat?

Sie ist fünfundzwanzig Jahre alt, auffallend schön und stammt eigentlich aus ärmlichen Verhältnissen. Aber inzwischen lebt sie mit ihrem Geliebten in dessen Schloss mit großem Gestüt nördlich von Paris. Und ist die Trendsetterin der Szene. Denn sie kleidet sich sehr auffällig, einzigartig reduziert und clean. Ihr Lieblingslook: selbst entworfene Hosen, eine offen getragene Jacke aus grobem Tweedstoff, darunter eine schlichte weiße Bluse, eine Strickkrawatte und ein Strohhut mit schmaler Krempe.

Oft liegt sie bis zum Mittag im Bett, lebt in den Tag hinein.

Ihr Geliebter und Finanzier ist nicht ihre große Liebe. Die beiden haben sich arrangiert. Ihre größte Passion ist das Reiten. Innerhalb eines Jahres steigert sie sich von einer Anfängerin zu solchem Können, dass sie die wertvollen und sensiblen Vollblüter ihres Geliebten vor dem Trabrennen warm reiten darf.

Bei einem Ausflug zu einer Treibjagd in den Pyrenäen erlebt sie dann, wovon sie immer geträumt hat: Liebe auf den ersten Blick! Sie sieht in die hellgrünen Augen eines schönen Engländers und ist wie narkotisiert. Kein Wunder, denn sie ist wirklich auf den absoluten Traummann gestoßen. Arthur ist dreißig Jahre alt, feingliedrig, britisch elegant gekleidet – ein vollkommener Gentleman, dem die Erziehung in englischen Eliteschulen bei jedem Wort und jeder Geste anzumerken ist. Dazu ist auch er ein leidenschaftlicher Reiter und begnadeter Polospieler.

Natürlich ist Geld in seinen Kreisen kein Thema. Aber es ist bekannt, dass Arthur trotz seiner jungen Jahre als ehrgeiziger Reeder und Besitzer eines Bergwerks bereits ein Vermögen gemacht hat.

Leider ist sie nicht die Einzige, die für den extrem attraktiven und kultivierten Arthur schwärmt. Er ist ein berüchtigter Womanizer und ständig von einer Clique Frauen umgeben, die alles für ihn tun würden. Wirklich alles. Aber auch sie ist wunderschön und begehrt. Und hat sich in den Kopf gesetzt, möglichst rasch ihren Liebhaber gegen Arthur einzutauschen.

Um Stimmung für sich zu machen, lädt sie Arthur zu den legendären und exzessiven Partys auf dem Schloss ihres Liebhabers ein, die dort häufig stattfinden. Und wirklich wird Arthur bald zum Stammgast. Er versteht sich gut mit ihrem Geliebten und scheint auch für sie Interesse zu entwickeln. Doch sie befürchtet, dass das Ganze zu einer Ménage-à-trois ausarten könnte, was gar nicht in ihre Pläne passt. Sie muss weg vom Schloss. Und zwar schnell.

Also nimmt sie die Sache selbst in die Hand und bittet ihren Liebhaber, ihr seine Wohnung im Zentrum von Paris zu überlassen. Dort möchte sie eine Boutique einrichten, spezialisiert auf Hüte. Denn sie ist der Ansicht, dass sie ein besonderes Talent dafür hat, Hüte zu entwerfen. Ihr Liebhaber ist jedoch nicht sonderlich begeistert von dieser Idee. Die Aussicht, seine Geliebte viel seltener zu sehen, gefällt ihm gar nicht. Aber schließlich ist es Arthur, der sich erfolgreich dafür einsetzt, dass der Liebhaber seine Zustimmung gibt. Ab diesem Moment ist sie sich sicher, dass sie Arthur erobert hat. Was sich in Paris auch bestätigt. Die beiden werden ein Paar. Erst heimlich, dann auch öffentlich.

Arthur kümmert sich reizend um sie, schleppt sie sogar zum Augenarzt, um ihr, die sie ihre starke Kurzsichtigkeit lange versteckt hat, zu einer Brille zu verhelfen. Und er sorgt mit seinem Geschäftssinn dafür, dass die Boutique floriert. Mehr noch: Er erkennt das große Talent seiner Geliebten in Sachen Mode und drängt sie, auch Kleidung zu entwerfen. Die beiden erleben eine wunderbare Zeit. Aber sie möchte mehr. Auch wenn ihr klar ist, dass Arthur ein chronischer Verführer ist, möchte sie ihn ganz für sich allein haben.

Der nächste wichtige Schritt dazu gelingt ein Jahr später. Sie bezieht mit Arthur eine wunderschöne gemeinsame Wohnung nahe den Champs-Élysées. Und sie tut alles, um ihr Bildungsdefizit im Zeitraffer auszugleichen. Sie saugt die Kultur auf. Denn Arthur ist ein Schöngeist. Er liebt das Theater, die Oper, geht gerne gut essen und ist extrem belesen. Mit ihrem Temperament und ihrer erfrischenden Natürlichkeit verschafft sie sich in Arthurs Freundeskreis, der aus berühmten Schauspielern, Tänzern und Literaten besteht, rasch Beliebtheit.

Sie spürt zudem, dass sie Arthur noch stärker an sich binden kann, indem sie ihm geschäftliche Entscheidungen überträgt und ihr Leben mit Arthurs so eng wie möglich verknüpft.

Sie bedient sich dazu auch seiner Eitelkeit. Denn er gefällt sich sichtlich in der Rolle des souveränen Geschäftsmanns, der genau weiß, wie man viel Geld verdient. Er liebt es, nicht nur ihr Liebhaber, sondern auch eine Art bewunderte Vaterfigur für sie zu sein.

Nicht zuletzt durch die zahlreichen Bekanntschaften mit den Stars und der Künstlerwelt von Paris, läuft ihr Geschäft auf Hochtouren. Schnell braucht sie größere Verkaufsräume. Arthur leistet eine Bankbürgschaft, um einen Laden in erstklassiger Lage zu kaufen, und rät ihr, im angesagten und mondänen Deauville in der Normandie eine Filiale zu eröffnen.

Was auch immer die beiden anpacken, wird zum Erfolg. Sie sind ein bewundertes Paar. Auch für ein weiteres Geschäft in Biarritz leiht ihr Arthur das Startkapital, eine beträchtliche Summe. Obwohl er das nicht gefordert hat und ihr das Geld auch schenken würde, gibt sie es ihm schon ein Jahr später zurück. In bar. Es ist ihr ein wichtiges Zeichen, um ihre Unabhängigkeit zu demonstrieren. Erfolg macht sexy, und sie weiß, dass auch der gebildete Arthur der Wirkung dieser einfachen Regel nicht widerstehen kann.

Haben Sie die Puzzleteile der Biografie erkannt? Es handelt sich bei der jungen Frau um Coco Chanel, die Gründerin des weltberühmten und bis heute erfolgreichen Modelabels.

Und bis hierher ist Cocos Strategie der gelebte Beweis, dass man selbst einen chronischen Womanizer zähmen und an sich binden kann. Sie beherrschte die Instrumente der Verführung virtuos.

Es soll aber nicht unerwähnt bleiben, dass auch der so zielstrebigen, geschickten und ehrgeizigen Mademoiselle Chanel nicht alles gelang. Denn nichts hätte sie sich sehnlicher gewünscht, als Arthur zu heiraten und mit ihm gemeinsame Kinder zu haben.

Da aber Arthur zusätzlich eine politische Karriere anstrebte, heiratete er 1918 in den einflussreichen und reichen britischen Adel ein – mehr eine strategische Entscheidung als eine Liebesheirat. Was sich daran zeigte, dass Coco und der verheiratete Arthur, inzwischen Vater einer kleinen Tochter, weiterhin ein Liebespaar blieben. Dreizehn Monate nach seiner Hochzeit kam Arthur bei einem Autounfall in Cannes ums Leben. Einen Tag vor Weihnachten. Er war auf der Fahrt von Coco, mit der er in Paris Weihnachten vorgefeiert hatte, zu Tochter und Frau in Südfrankreich.

Glücklicherweise sind nicht alle Männer so harte Brocken wie Arthur Capel. Aber Coco Chanel ist ein eindrucksvoller Beweis dafür, **dass die gebündelten Kräfte der Entschlossenheit wie ein Zauberstab wirken,** mit dem sich Türen und Herzen öffnen lassen. Und mit dem sich das Maximum des Möglichen erreichen lässt.

5. DIE BEDEUTUNG VON EIGENWERBUNG

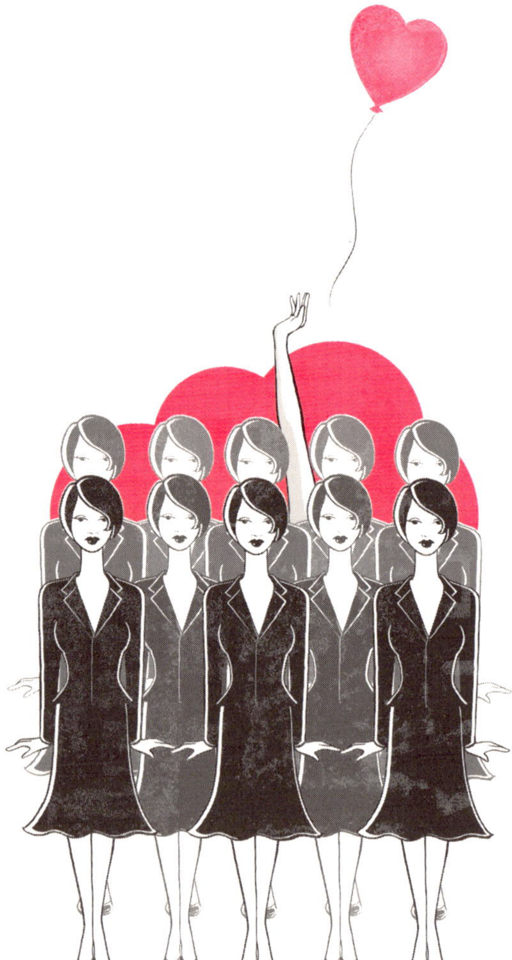

Enten legen ihre Eier in Stille.
Hühner gackern dabei wie verrückt. Was ist die Folge?
Alle Welt isst Hühnereier.
HENRY FORD, GRÜNDER DER
FORD MOTOR COMPANY (1863–1947)

Die folgende Partnerschaftsannonce war in diesem Wortlaut in einer deutschen Wochenzeitung zu lesen. Sie verrät viel über das Wesen der Männer, beherzigen diese doch bei der Selbstdarstellung eine der wichtigsten Regeln der Werbung: Das Produkt muss zum Helden werden.

Finanziell unabhängiger Unternehmer (Raum Köln, 53/1,74, jugendlicher Typ) sucht repräsentative SIE für gemeinsame Freizeitgestaltung und eventuelle Partnerschaft: Sie sind schlank, groß, sportlich, humorvoll, weltoffen und kultiviert (bis 39 J.)? Dann zögern Sie nicht, mir ein Foto (nur Ganzkörper) über Chiffre … zu senden.

Das Produkt, das zum Helden gemacht werden muss, ist in diesem Fall der Mann selbst. Also macht er kräftig Eigenreklame und legt zuerst einmal den finanziellen Köder aus. Geld zieht immer, so die urmännliche Überlegung. Und er ordnet sich mit dreiundfünfzig Jahren mutig als jugendlicher Typ ein. Hoffentlich hält diese Versprechung auch einem Reality-Check stand! Auf eine Gewichtsangabe verzichtet der Unternehmer vorsichtshalber. Und die nicht gerade stattliche Größe von 1,74 Meter hält ihn nicht davon ab, von seiner deutlich jüngeren Wunschpartnerin ein ganzes Paket von Eigenschaften zu verlangen. Das zeugt von einem sehr großen Ego – kein Einzelfall.

Es ist nicht zu übersehen: Die Grenze zwischen Selbsteinschätzung und Selbstüberschätzung ist bei vielen Män-

nern fließend. Und sie müssen nicht einmal lügen, um solche Annoncen zu verfassen. Denn die meisten Männer halten sich – trotz offensichtlicher Defizite – wirklich für unwiderstehlich und einzigartig. Zwei Drittel aller Männer denken ohne Einschränkung, sie seien gutaussehend. Und 83 Prozent sind der Meinung, dass sie die ideale Körpergröße haben.

Ein kleiner Napoleon steckt also in jedem Mann.

Aber ganz ehrlich: Mit uns Männern ist es wie mit Häusern. Die wirklich guten Objekte landen meist gar nicht erst beim Immobilienmakler, sondern gehen unter der Hand weg. Mundpropaganda reicht vollkommen aus. Schwerer verkäuflich sind hingegen Häuser wie Männer, die einen Konstruktionsfehler oder Macken haben.

Obwohl das kein Geheimnis ist, haben Männer mit ihrer unerschütterlichen Selbstwahrnehmung und skrupellosen Eigen-PR immer noch Erfolg. Und sie ignorieren ohne schlechtes Gewissen einen weisen Ratschlag des griechischen Satirikers Lukian (ca. 120–180 n. Chr.): »Das Etikett sollte nicht größer sein als der Sack.«

Was also können und sollten Frauen aus dem männlichen Verhalten lernen?

Selbstbewusstsein wirkt ansteckend!

Auch wenn niemand der positiven Selbsteinschätzung uneingeschränkt Glauben schenkt, bleiben zumindest Fragmente hängen, wenn die Lobeshymnen nur oft genug wiederholt werden. Das jedenfalls legt ein Ausspruch des englischen Philosophen Francis Bacon nahe, den dieser dem griechischen Philosophen Plutarch entlehnt hat: *Semper aliquid haeret.* Was übersetzt bedeutet: »Irgendwas bleibt immer hängen.« Bezogen ist der Sinnspruch ursprünglich auf üble Nachrede: Macht man jemanden lange genug schlecht, ist sein Ruf irgendwann wirklich ramponiert.

Das gilt auch für die Verbreitung von Bildern, auf denen

Menschen unvorteilhaft aussehen. Sie haben eine unwiderstehliche Wirkung und extreme Nachhaltigkeit. Auch Angela Merkel bekam das zu spüren – und zog daraus Konsequenzen. Seit der Autovermieter Sixt sich in einer Werbekampagne über ihre damals biedere Frisur lustig gemacht hat, achtet sie viel stärker auf ihre Erscheinung. Was zeitweise sogar so weit ging, dass es für Fotografen Richtlinien gab, wie sie Angela Merkel nicht fotografieren sollten: von unten, von der Seite und beim Gehen.

Die Weisheit *Semper aliquid haeret* gilt jedoch auch in umgekehrter Richtung: **Stellt sich jemand selbst oder eine andere Person nur lange genug als grandios dar, setzt sich das ebenfalls im Bewusstsein der Mitmenschen fest.** Bei Produkten funktioniert das natürlich ebenso. Und da die qualitativen, tatsächlich wahrnehmbaren Unterschiede zwischen identischen Produkten verschiedener Hersteller heute oft verschwindend gering sind, setzt die Werbung verstärkt auf das Markenimage, um Kaufentscheidungen zu forcieren.

Als »Image« bezeichnet die Marketing-Sprache den Gesamteindruck eines Meinungsgegenstands. Nehmen wir als Beispiel ein Auto, den Fiat 500. Er hat wie alle Produkte ein Image, das in unserer Wahrnehmung von zwei wesentlichen Komponenten bestimmt wird: der *kognitiven* und der *affektiven*.

Die kognitive Ebene sammelt alle Erkenntnisse, die wir über diesen Autotyp haben. Es gibt vielleicht einen Onkel, der früher einen Fiat 500 fuhr und uns erzählte, dass der Motor im Winter nie ansprang. Oder wir haben in unserer Jugend einen Fiat 500 gesehen, der extrem verrostet war. Das hat sich bei uns festgesetzt und unsere Einschätzung dieses speziellen Automodells geprägt.

Die zweite Art der Wahrnehmung, die affektive, betrifft die Gefühlsebene. Vielleicht haben wir als Kind im Italienurlaub viele Fiat 500 in leuchtenden Farben gesehen, das Dach weit zurückgerollt. In ihnen saßen gut aussehende, temperamentvolle italienische Frauen und Männer. Diese Beobachtung war verbunden mit Sommer, Fröhlichkeit, Lebensfreude, Unbeschwertheit – und leckerer Eiscreme. Auch dieser sinnliche Eindruck hat uns stark geprägt.

2007 brachte Fiat nach fünfzig Jahren wieder ein neues Modell des Fiat 500 auf den deutschen Markt. Die Werbung dafür setzte ganz klar auf Emotionen. Sie betonte das Lebensgefühl, rückte die niedliche Form in den Vordergrund. Sie versuchte nicht, uns durch technische Informationen und Details zu locken, sondern verführte uns mit Italo-Sehnsucht und Retro-Charme. Und der sensationelle Verkaufserfolg beweist: Die emotionale Ebene ist in diesem Fall für unsere Kaufentscheidung wichtiger als die vernunftbetonte. Dass die 500er früher technisch unzuverlässig, unbequem und unsicher waren? Egal! Das wird Fiat inzwischen in den Griff bekommen haben. Aber wenn wir im neuen Fiat 500 sitzen, beamen wir uns an die Adria, nach Rimini, in glückliche Zeiten, umgeben von schönen Dingen und Menschen. Wir erleben eine Zeitreise in die Super-8-Filme unserer Eltern und fühlen uns jung und gut dabei.

Imagekampagnen sind nicht auf Produkte beschränkt. Kein Spitzenpolitiker kommt heute ohne seinen Beraterstab aus, der systematisch an seinem Image arbeitet. Die Folge: **Das Image hat die Inhalte an Bedeutung überflügelt.**

Und auch bei der Imagebildung eines Politikers wird überwiegend mit Emotionen gearbeitet. Barack Obamas Erfolg beruht zum Beispiel auch auf seiner markanten Selbstinszenierung als der »schwarze Kennedy«. Mit ihr koppelte er sein Image geschickt an den legendären und vergötterten J. F. Kennedy, der in den Sechzigerjahren zu den ersten Politikern gehörte, die den Wert von PR erkannten und systematisch pflegten.

In der Politik wird natürlich auch versucht, das Image des

Gegners zu schädigen. Wir erinnern uns an den Beinamen »Kaschmir-Kanzler«, der Gerhard Schröder verliehen wurde, nachdem er sich für das Magazin *Life&Style* im Brioni-Anzug fotografieren ließ. Obwohl die Mehrzahl dieser Anzüge nicht aus Kaschmir, sondern aus Merinowolle gefertigt wird, war die spöttische und lautmalerische Bezeichnung des Zigarre paffenden Kaschmir-Kanzlers für die Opposition und Schröders Gegner eine willkommene Munition.

Der Blick auf erfolgreiches Marketing lässt entsprechend folgendes Zwischenfazit zu: **Konsequente Imagepflege ist von entscheidender Bedeutung dafür, wie die Menschen um uns herum uns wahrnehmen.** Beziehungsweise dafür, dass sie uns überhaupt wahrnehmen.

Zurück zum Kernthema: Für uns Männer ist das Image einer Frau von enormer Bedeutung. Denn wir lassen uns von Bildern bekanntlich leicht verführen. Auch von Bildern, die unserer Fantasie entspringen. Wenn das Image einer Frau in unserem Kopfkino einen Film in Gang setzt, wirkt das wie ein Turbo auf unser Interesse. Umso erstaunlicher, dass viele Frauen ihrem Image immer noch so wenig Bedeutung schenken! Sie pflegen mit viel Hingabe und Aufwand ihren Körper, aber nicht ihren Mythos.

Dabei ist es gar nicht kompliziert, sich ein herausragendes Image zu verschaffen.

Wie das auch ohne PR-Berater geht? Die wichtigste Regel: **Man muss sich aus der Masse hervorheben, unverwechselbar sein.**

Eine Möglichkeit dafür: visuelle Markenzeichen. Extreme Beispiele sind der Lidstrich, die Hochsteckfrisur und die Matrosen-Tattoos, mit denen Soulsängerin Amy Winehouse für Furore sorgte. Oder markante Brillen, wie sie US-Popstar Anastasia zu Beginn ihrer Karriere zum Markenzeichen machte. Das Kult-

Model Agyness Deyn wurde auch dadurch so schnell berühmt, dass sie fast immer mit Hut zu sehen war. Und von Filmdiva Marlene Dietrich wird berichtet, sie habe sich unter großen Schmerzen sogar vier Backenzähne ziehen lassen, um ihre hohen und breiten Wangenknochen zu betonen, die ihr den Nimbus der Unnahbarkeit verliehen.

Der Nachteil von visuellen Markenzeichen: Sie unterliegen Modeströmungen. Und da Trends heute immer kurzlebiger werden, lassen sich mit ihnen nur für einen begrenzten Zeitraum Zeichen setzen.

Besser und beständiger ist also die **Eigenwerbung durch persönliche Fähigkeiten, durch ein besonderes Verhalten oder eine außerordentliche Biografie.** Dass sie kein prägnantes Image besitzen, entschuldigen Frauen oft mit der Ausrede: »Ich bin doch eigentlich ganz normal.« Richtig. *Eigentlich*! Auf den zweiten Blick besitzt jede, ja, wirklich *jede* Frau genug Individualität, um sich abzuheben.

Sie wollen Beispiele? Gerne! Es kann bereits ein außergewöhnliches Hobby wie Fechten sein, das Männer ins Träumen bringt und eine Frau in ihrer Fantasie in eine Amazone verwandelt. Verfügen Sie über einen Jagdschein? Oder einen Segelschein? Auch gut. Tanzen Sie Tango? Schlafen Sie grundsätzlich nackt? Haben Sie achtzig Paar Schuhe? Trinken Sie gerne Whiskey? Spielen Sie Klavier? Sind Sie Schlafwandlerin? Haben Sie den schwarzen Gürtel in Karate? Fahren Sie Motorrad? Können Sie reiten? Tragen Sie seit zwanzig Jahren dasselbe Parfüm? Stehen Sie am Wochenende nie vor zwölf Uhr auf? Können Sie gut Witze erzählen? Verbringen Sie jedes Jahr eine Woche im Kloster? Spielten Sie früher mal Fußball? Sprechen Sie eine ungewöhnliche Sprache, zum Beispiel Schwedisch? Haben Sie eine Ballettausbildung, können Sie Spagat? Oder Snowboarden? Surfen? Dann bitte raus damit! **Lassen Sie Ihre Mitwelt wissen, was Sie tun und können.**

Oder nicht können. Denn auch Eigenschaften, die auf den ersten Blick vielleicht nicht so erstrebenswert sind, machen Sie zum Individuum. Sie treten ständig in Fettnäpfchen? Sie erröten, sobald von Ihnen gesprochen wird? Sie sind die miserabelste Köchin aller Zeiten? Sie haben eine rekordverdächtige Sammlung von Sommersprossen oder von Muttermalen auf dem Rücken? Sie trugen beim ersten Sex mit dem neuen Lover aus Versehen Ihren peinlichsten Slip?

Das alles macht Sie interessant. Das hebt Sie von der Masse ab. All diese Eigenschaften bilden eine gute Grundlage für eine Legendenbildung. Oder haben Sie vielleicht sogar mal ein paar Monate als Stewardess gearbeitet? Bestens! Spätestens seit *Sex and the City* wissen alle Frauen, dass Männer den Beruf der Stewardess auch in Zeiten der Billigflieger immer noch konkurrenzlos sexy finden. Eine Tatsache, die übrigens auch Sabine Christiansen beim Start ihrer Karriere für Männer besonders interessant machte. Schließlich versah die Presse sie trotz ihrer soliden journalistischen Ausbildung lange Zeit beharrlich mit dem Zusatz »Ex-Stewardess«, da Christiansen sieben Jahre als Flugbegleiterin gearbeitet hatte.

Flügel verleiht den Männerfantasien aber auch, wenn Sie irgendwann einmal mit einem halbwegs berühmten Mann liiert waren. So wertete es beispielsweise das Image der Mitarbeiterin einer Frauenzeitschrift extrem auf, dass sie nach einem Konzert in München mit Pete Doherty gesehen und fotografiert wurde, auch wenn sie die Nacht mit üblem Herpes bezahlte. Aber seitdem verströmt sie für Männer einen Hauch von Kate Moss. Und ist entsprechend begehrt.

Ein weiteres Beispiel, wie vorteilhaft Kerben von prominenten Männern im Bettpfosten das Image prägen können, ist Carla Bruni. Ihr werden Beziehungen mit einer langen Liste an Berühmtheiten nachgesagt. Darunter Großkaliber wie Mick Jagger,

Kevin Costner, Eric Clapton, Donald Trump und viele mehr. Die Auswirkungen ihrer stattlichen Sammlung von Lovern auf ihre Anziehungskraft sind allgemein bekannt.

Eine unerschöpfliche Quelle, um sich einen Ruf zu erarbeiten, ist daneben die Familienchronik. Stammen Sie vielleicht in der siebzehnten Generation von Hugenotten oder Raubrittern ab? Gibt es eine direkte Linie zu einem Nobelpreisträger oder Bankräuber? Forschen Sie nach! Und halten Sie Ihre Ahnengeschichte nicht weiter verborgen.

Vielleicht war Ihr Urururuonkel russischer Abstammung. Dann können Sie sich statt Ursula von ihren Freundinnen künftig Uschka nennen lassen – und kommen in den Genuss erhöhter männlicher Aufmerksamkeit und eines Exotik-Bonus.

Meisterin der Selbstdarstellung ist Pop-Übermutter Madonna. Sie hat sich regelmäßig völlig neu positioniert und dabei die Kunst der Andeutung perfektioniert. Als sie bei den MTV Music Awards 2003 vor einem Millionenpublikum acht Sekunden lang mit Zungeneinsatz mit Britney Spears knutschte, war sie sich wohl völlig klar darüber, dass das ihre Einordnung als bisexuell pushen würde. Was dann auch passierte. Und sie punktete damit gleich doppelt: Bei Frauen, die eine solche öffentliche Grenzüberschreitung mutig fanden, und bei allen Männern, die Bisexualität bei Frauen erregend finden – und das ist die Mehrzahl.

Durch diese Beispiele wird auch klar, dass es grundsätzlich zwei Ansätze der Imageprägung gibt: die durch Fakten und die durch Fiktion. Wobei es natürlich zu Mischformen kommen kann.

Mehr Spielraum bei der Imagebildung bietet der kreative und freie Umgang mit der Wahrheit. Wenn Sie glaubhaft streuen, dass Ihre Familie unsäglich reich ist und Sie eigentlich gar nicht arbeiten müssten, wird das von Ihrem Umfeld sicher begierig aufgesogen und weitererzählt. Die Tatsache, dass Sie trotzdem einen alten Golf fahren, macht Sie undurchschaubar – und damit spannend. Es umgibt Sie mit einer Aura lässigen Understatements.

Oder Sie erzählen auf der nächsten Party dem erstbesten Mann, der Ihnen über den Weg läuft, dass Sie grundsätzlich nie einen Lover in Ihrem Bett übernachten lassen. Nach dem Sex habe der Mann sich bei Ihnen zügig zu verabschieden. Denn Sie legten Wert darauf, dass Sie alleine schlafen. Sie würden deshalb auch nie mit einem Mann zusammenziehen. Eine Geschichte, die sicher bald die Runde macht. Die Konsequenz? Jeder Mann spielt mit dem Gedanken, der Erste zu sein, dem es gelingen könnte, Ihre harten Regeln zu brechen. Denn wir **Männer lieben Herausforderungen und Wettbewerb!**

Richtig gemacht haben Sie alles, wenn es bereits bei der Erwähnung Ihres Namens heißt: »Das ist doch die, die …« Ihr Ruf muss Ihnen vorauseilen. Auch in der Männerwelt! Denn entgegen der Klischees tauschen wir uns nicht nur über die körperlichen Vorzüge von Frauen aus, sondern lassen unsere Neugier auch durch interessante Geschichten und besondere Fähigkeiten wecken.

Obwohl kleine Realitätskorrekturen harmlos und schwer nachzuweisen sind, möchte ich Sie aber nicht zum Schwindeln überreden. Letztlich ist es eine Typfrage, mit welcher Strategie Sie Ihr Image steuern – ob Sie lieber für das bewundert werden, was Sie wirklich sind und können. Oder ob es Ihnen Spaß macht, wie eine Schauspielerin eine mehr oder weniger selbst erdachte Rolle zu spielen. Wobei Sie in beiden Fällen nie die volle Kontrolle über Ihr Image behalten werden. Sie können die Impulse setzen, eventuell Korrekturen vornehmen, aber die Entwicklung Ihres Rufs hat eine Eigendynamik, auf die Sie nur bedingt einwirken können.

Das hat natürlich auch Vorteile. Denn wenn Sie beim ersten

Date mit Bewunderung zu hören bekommen, dass erzählt wird, Sie hätten im vergangenen Jahr den Kilimandscharo bestiegen – ein Gerücht, das Sie tatsächlich in die Welt gesetzt haben, obwohl Sie nicht einmal schwindelfrei sind –, können Sie milde lächelnd sagen: »Ach, du weißt ja, es wird so viel erzählt. Man darf nicht alles glauben …«

Sollten Sie dagegen Unerfreuliches über sich hören, können Sie mit einem alten jüdischen Sprichwort kontern: »Ein guter Ruf geht weit, ein schlechter noch viel weiter.«

Oder Sie können Oscar Wilde zitieren, der auch zu diesem Thema ein treffendes Bonmot beigesteuert hat: »Es ist schlimm, wenn alle über einen reden. Aber es ist noch schlimmer, wenn keiner über einen redet.«

Wichtig ist auf jeden Fall, *dass* über Sie geredet wird.

Welchen Erfolg ein kleines Imagetuning bringen kann, dass es zugleich aber auch mit Risiken verbunden ist, zeigt folgendes Erlebnis, erzählt von der 33-jährigen Lena, die in Konstanz am Bodensee lebt.

Es war mir ein Rätsel, warum Veronika mit vierunddreißig Jahren immer noch Single war. Von all meinen Freundinnen ist sie die interessanteste und verlässlichste. Dazu clever, sportlich, hat eine tolle Figur, sieht wirklich gut aus. Zugegeben, ihr Beruf als Steuerberaterin ist vielleicht nicht so sexy, aber sie steht immerhin fest auf eigenen und schönen Beinen. Wo waren nur die Männer, die diesen Juwel endlich entdecken wollten?

Ich fragte also meinen besten Freund Andreas, warum die Jungs Veronika nicht scharenweise nachliefen.

»Hm, sie wirkt ein bisschen langweilig«, urteilte er.

Langweilig? Das ist Veronika nun wirklich nicht, wenn man sie näher kennenlernt. Vielleicht am Anfang etwas schüchtern.

Aber was nutzen all ihre verborgenen Qualitäten, wenn die Männer Veronika falsch einschätzen und dadurch abgeschreckt werden? Ich hätte ihrem Glück so gerne auf die Sprünge geholfen!

Und wirklich bot sich dafür vor etwas mehr als einem Jahr die Gelegenheit. Zwei Freunde, die ich von früher aus dem Internat kenne, hatten ihren Besuch angesagt. Einer von beiden war zu diesem Zeitpunkt gerade wieder Single. Etwas eitel, aber schon ein interessanter Typ und damals im Internat bei den Mädels einer der großen Abräumer. Jetzt arbeitet Alexander in Frankfurt an der Börse. Ich wollte also, dass mich Veronika zu dem Treffen begleitet, damit sie Alexander ganz unverbindlich kennenlernen konnte. Sie hatte aber keine große Lust. Außerdem wandte sie ein, sie habe an dem betreffenden Abend Reitstunde. Ich musste all meine Überredungskunst einsetzen, bis Veronika versprach, zumindest nach der Reitstunde noch kurz ins Café zu kommen, in dem ich mich mit Alexander und seinem Freund verabredet hatte.

Das tat sie dann auch. Allerdings machte Veronika sich nicht die Mühe, sich vorher noch umzuziehen, und kam in ihren alten Reitklamotten. Nicht gerade elegant. Und auch nicht uneingeschränkt wohlriechend. Aber ich sah, dass Alexander leuchtende Augen bekam, als er Veronika in der weißen Reithose und den braunen Stiefeln sah. Veronika allerdings war wie immer sehr schüchtern, ziemlich wortkarg und blieb weit unter ihren Möglichkeiten. Schon nach zwanzig Minuten verabschiedete sie sich.

»Versuch fehlgeschlagen«, dachte ich.

Aber sobald Veronika das Café verlassen hatte, fragte mich Alexander: »Wahnsinn, sie spielt Polo, oder?«

Es war deutlich zu spüren, dass er total begeistert war. Besonders von der Vorstellung, dass sie eine Polospielerin sein könnte, während er nur ein Poloshirt trug. Ich wollte also Veronikas

Chancen bei Alexander nicht durch die Information zunichtemachen, dass sie nach meinem Kenntnisstand sicher noch nie in ihrem Leben einen Poloschläger in der Hand gehalten hat und nicht einmal eine besonders gute Reiterin ist. Um Zeit zu gewinnen und über die weitere Strategie nachzudenken, fragte ich ihn also: »Woran hast du denn gemerkt, dass sie Polo spielt?«

»Sie trug ziemlich edle Polostiefel«, erklärte Alexander mit dem Stolz eines Kenners. »Im Gegensatz zu normalen Reitstiefeln haben die einen Reißverschluss an der Vorderseite. So kommt man bei Verletzungen schneller raus.«

»Klar doch«, sagte ich.

Aber auf seine nächste Frage war ich schlechter vorbereitet.

»Wo spielt sie denn?«, wollte Alexander wissen.

»In Zürich«, log ich in der Hoffnung, dass mein Schwindel nicht sofort aufflog. Aber ich hatte irgendwo gehört, dass es dort wirklich einen Poloclub gibt.

»Kenn ich, Polo Park Zürich. Wahnsinn, da fährt sie ja jedes Mal mindestens eine Stunde«, meinte Alexander. Und Veronika stieg nochmals in seinem Ansehen, weil sie ihren Sport mit so viel Aufwand betrieb.

»Ruf sie doch einfach mal an, dann kannst du sie das alles selbst fragen«, riet ich Alexander.

»Ich weiß nicht, ob das eine so gute Idee ist«, sagte er. »Sie war ja eher abweisend.«

»Na ja, sie ist bei Jungs schon sehr wählerisch und verwöhnt«, sagte ich – und musste schmunzeln. Aber ich rechnete mir aus, dass meine Absicht funktionieren könnte: Er sollte Veronikas Unsicherheit für Arroganz oder Desinteresse halten. Das würde ihn, den erfolgsverwöhnten Frauenliebling, wohl so richtig heiß machen. Ich gab ihm also Veronikas Handynummer.

Als ich Veronika eine Stunde später meine Notlüge beichtete, war sie kurz davor, mir die Freundschaft zu kündigen. »Das kannst du doch nicht tun«, sagte sie entsetzt. »Jetzt stehe ich als Lügnerin da.«

»Du musst ihm ja nicht erzählen, dass du gar nicht Polo spielst«, sagte ich. »Kauf dir doch einfach bei eBay eine Tasche für Poloschläger. Dann stopfst du sie mit Papier aus und tauchst damit das nächste Mal auf. Ist doch egal. Hauptsache, er beißt an.«

Ich war da viel skrupelloser als Veronika und deshalb in Sachen Jungs und Beziehungen wohl auch etwas erfolgreicher.

»Und wie stellst du dir das vor?«, wollte Veronika wissen. »Mal angenommen, Alexander und ich lernen uns wirklich näher kennen – und darum geht's ja. Dann muss ich ihm doch irgendwann mal die Wahrheit sagen und mich als Betrügerin outen.«

»Oder du machst einen Crashkurs und lernst wirklich Polo zu spielen«, sagte ich und versuchte, mich mit diesem Witz darüber hinwegzuretten, dass ich die kleine Schwindelei nicht mit allen nachfolgenden Details bedacht hatte.

Wir einigten uns also schließlich darauf, dass Veronika bei Alexanders Anruf erst einmal einfach ein Date vereinbaren sollte. Meine Hoffnung war, dass Alexander sich noch mehr in Veronika verlieben würde, wenn er sie erst näher kennengelernt hätte. Dann wäre die Polo-Geschichte hoffentlich nicht mehr entscheidend.

Alexander rief wirklich gleich am nächsten Tag bei Veronika an, und die beiden trafen sich zwei Wochen später zu einem Abendessen, für das Alexander eigens aus Frankfurt anreiste. Er verliebte sich wirklich Hals über Kopf in Veronika. Obwohl sie bereits am ersten Abend erklärte, dass das mit dem Polospielen ein Missverständnis sei. Sie hätte mal mit dem Gedanken gespielt, damit anzufangen, und habe sich auch wirklich den Club bei Zürich angesehen. Aber ich hätte da wohl etwas falsch verstanden.

Natürlich nahm ich die Schuld gerne auf mich, denn Veronika und Alexander sind immer noch ein Paar. Und inzwischen sogar verlobt.

Es gab da aber zwei Dinge, die mich brennend interessierten und die ich Veronika bei Gelegenheit fragte: »Warum trägst du eigentlich Polostiefel?«

»Ich hab die vor Jahren mal auf einem Flohmarkt in Budapest gekauft«, verriet Veronika. »Sie sind angeblich handgenäht und stammen von einer ungarischen Baronesse. Auf jeden Fall waren diese Stiefel eine gute Investition!«

»Und warum ist Alexander so heiß auf Polospielerinnen?«

»Eine längere Geschichte«, erklärte Veronika. »Sein Vater starb früh. Der Vater seines besten Freundes wurde so eine Art Ersatzvater für ihn. Und der spielte Polo. Also wollte Alexander nichts lieber, als ebenfalls Polospieler werden. Er lernte Reiten und hatte auch wirklich Talent. Aber im Alter von fünfzehn Jahren hatte er einen Reitunfall und verletzte sich an der Wirbelsäule. Seitdem durfte er nie wieder auf ein Pferd.«

Also schon ein besonderes Schicksal, das Veronika und Alexander durch einen kleinen Schwindel zusammengeführt hat.

6. AUSRUFEZEICHEN STATT FRAGEZEICHEN

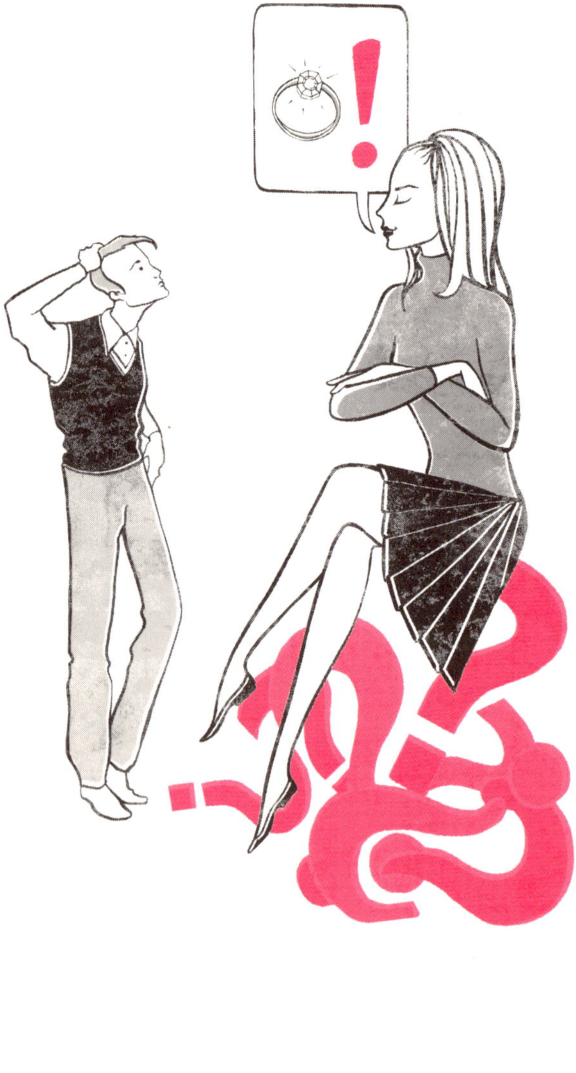

Erzähle mir – und ich vergesse.
Zeige mir – und ich erinnere.
Lass es mich tun – und ich verstehe.
KONFUZIUS, CHINESISCHER PHILOSOPH
(551–479 V. CHR.)

Hättest du Lust, mit mir dieses neue vietnamesische Restaurant zu testen? Das soll sehr gut sein …«

»Was meinst du, sollen wir am Wochenende an den See fahren? Wir könnten uns was zum Grillen mitnehmen …«

»Ich würde so gerne den neuen Almodovar-Film im Kino sehen. Du willst den nicht sehen, oder? Denn sonst könnten wir ihn ja vielleicht gemeinsam gucken …«

»Ach, ich träume schon immer davon, einfach mal ins Auto zu steigen und loszufahren. Egal wohin, einfach treiben lassen. Was hältst du davon?«

All das sind Sätze, die wir Männer so oder ähnlich von Frauen zur Genüge kennen.

Sie beweisen uns: Ein Großteil der Initiativen und Impulse in einer Partnerschaft geht von der Frau aus. Das ist auch nicht verwunderlich. Denn Frauen sind bekanntlich entdeckungsfreudiger, offener, neugieriger und fantasievoller als Männer. Wir leben gerne im alten Trott vor uns hin, halten an bewährten Verhaltensmustern und lieb gewonnenen Dingen wie unseren durchlöcherten T-Shirts und jahrzehntealten Unterhosen fest. **Jede minimale Änderung der Routine werten Männer erst einmal als Störung.**

Aber warum haben Frauen die seltsame Angewohnheit, ihre Wünsche und Anregungen immer als Fragen zu tarnen? Warum müssen sie selbst gute Ideen noch zur Diskussion stellen? Warum sagen sie nicht klipp und klar, was sie wollen? Sie erwarten doch nicht ernsthaft einen besseren Gegenvorschlag des Mannes. Nein, die Erfahrung dürfte dagegen sprechen.

Frauen, die mit Brüdern aufgewachsen sind, tun sich da etwas leichter. Sie haben in jahrelangen innerfamiliären Machtkämpfen trainiert, Jungs gegenüber eine natürliche Autorität und Willensstärke zu zeigen. Und sie haben gelernt, dass an der alten Großmutterweisheit etwas dran ist: »Wer viel fragt, der kommt zu nichts.«

Denn ganz ehrlich: Wenn der Mann sich nicht so entscheidet, wie die Frau sich das eigentlich wünscht, fördert das nicht gerade die Stimmung, was auf Dauer zu Frustration führt. Diese können und sollten sich die Frauen aber ersparen – zum Beispiel mit einer männergerechteren Formulierung, wie:

»Ich möchte gerne dieses neue vietnamesische Restaurant testen. Reservier uns doch für acht Uhr einen Tisch, die Nummer findest du sicher im Internet. Und hol mich bitte eine halbe Stunde vorher ab.«

Statt eines schüchternen Anklopfens eine Ansage – so glasklar und unmissverständlich wie der Tagesordnungspunkt eines Businessmeetings. Ein Mann, der solch einen Klartext nicht gut findet, muss wohl erst geboren werden. **Mit eindeutigen Entscheidungen können alle Männer gut leben.**

Daneben sollte ein automatisches Warnsignal alle Frauen davor bewahren, bei der Kommunikation mit Männern irgendeine Form des Konjunktivs zu verwenden: »Wir könnten«, »Ich hätte«, »Es würde« – das ist rhetorische Zuckerwatte, das sind leere Wortkalorien. Unnötig. Und wenn wir schon gerade dabei sind: Setzen Sie sich auch in Bezug auf Fragezeichen auf Dauerdiät! Sie haben doch eine feste Vorstellung davon, wie der Mann antworten sollte. Nehmen Sie diese einfach als Grundlage für **Sätze im Imperativ.** Klingt vielleicht kompliziert, ist aber leicht umzusetzen.

Also nicht: »Hättest du vielleicht Lust, am Samstag mit mir einen Stadtbummel zu machen? Ich bräuchte mal wieder neue Schuhe …«, sondern: »Ich möchte mir am Samstag neue Schuhe kaufen. Die sollen ja auch dir gefallen. Also komm mit. Und wenn du brav bist, darfst du mich danach auf ein Glas Spritz einladen.«

Machen Sie einfach mal den Selbstversuch: Verzichten Sie eine Woche lang bei Gesprächen mit einem Mann Ihrer Wahl auf unnötige Fragen und Sätze mit Verben im Konjunktiv. Die Wirkung? Werden Sie bald spüren: Der Mann wird sich Ihrer plötzlichen Entscheidungsstärke (nach anfänglicher Verwunderung und einer kurzen Gewöhnungsphase) bereitwillig fügen. Und Sie werden mehr und mehr Vertrauen in Ihre Entscheidungen bekommen.

Deshalb: **Bekennen Sie sich zu den eigenen Ideen, und stellen Sie diese nicht in Frage.**

Sie kommen mit dieser Entschlossenheit auch den Männern ein gutes Stück entgegen. Denn nach evolutionspsychologischen Erkenntnissen sind Männer sprachlich träger und unbeweglicher als Frauen. Auch ihr aktiver Wortschatz ist kleiner. Besonders in der Analyse von Gefühlen und Befindlichkeiten sind sie ungeübter und den Frauen sprachlich unterlegen.

Was man nicht gut kann, das tut man auch nicht gerne. Die Konsequenz: Männer wollen Konjunktiv-Diskussionen mit den wortmächtigeren Frauen nach Möglichkeit vermeiden und bestimmen daher meist selbst das Programm. Sie haben aber auch kein Problem damit, wenn die Frauen das selbstbewusst, elegant und entschlossen übernehmen – und ihrem Partner somit ebenfalls ein langes Drumherumreden ersparen.

Die Rolle der entscheidungsfreudigen und richtungweisenden Alphafrau mag anfangs ungewohnt sein. Aber Sie werden bald spüren, wie es auf wunderbare Weise das Verhältnis zu einem Mann vereinfacht und den Umgang direkter macht, wenn die leidigen Diskussionen über Ausflugsziele, Hochzeitsgeschenke, Verwandtenbesuche, Speisepläne, Tagesprogramme, Investitionen, Urlaubsziele etc. plötzlich wegfallen.

Ausrufezeichen statt Fragezeichen setzen! Diese Taktik im verbalen Umgang mit Männern ist ein Selbstläufer. Denn mit jeder weiblichen Entscheidung, die sich als gut herausstellt, vertrauen die Männer Ihnen noch mehr und überlassen Ihnen gerne weiter die Führung.

Tatsachen schaffen mit weiblichen Waffen ist aber keine neue Taktik. In allen Epochen gab es Frauen, die das Handeln dem Reden vorgezogen haben – und damit einen Erfolg nach dem anderen feiern konnten.

Eine der berühmtesten Frauen der Tat: Kleopatra. Julius Cäsar bestellte sie im Jahr 48 v. Chr. nach Alexandria. Nicht etwa, weil ihre Schönheit bereits legendär war, sondern weil er Geld eintreiben wollte, das die Ägypter Rom schuldeten. Hinzu kamen politische Gründe: Cäsar strebte eine Versöhnung von Kleopatra mit ihrem Bruder Ptolemaios XIII. an, der gleichzeitig ihr Ehemann war, wie es damals durchaus der Tradition entsprach. Kleopatra und ihr Bruder befanden sich nämlich in einem anhaltenden und zeitweise erbittert geführten Thronstreit, den Cäsar zur Stabilisierung der politischen Lage in dieser Region nun beenden wollte. Da ihr Bruder aber ein Treffen von Cäsar mit Kleopatra mit allen Mitteln zu verhindern versuchte, ließ sie sich in einem Ruderboot in die Nähe des Königspalastes von Alexandria bringen, in dem Cäsar logierte. In einem Bettsack versteckt, trug sie ein Vertrauter im Schutze der Dunkelheit in den Palast zu Cäsar, der von dieser Aktion und ihrem Mut schwer beeindruckt war. Der römische Dichter und Chronist Lucan berichtet, dass Kleopatra, in schönste Kleider gehüllt, wohlriechend und üppig geschminkt, Cäsar noch in derselben Nacht verführte.

Auch Marcus Antonius erlag sieben Jahre später Kleopatras Entschlossenheit und tatkräftiger Verführungskunst. Er bestellte Kleopatra nach Tarsos in Kleinasien, um sich über ihre nicht eindeutige Position im römischen Bürgerkrieg zu beklagen. Doch Kleopatra nutzte schon die Anreise in ihrer vergoldeten und mit purpurroten Segeln ausgestatteten Galeere für eine grandiose Selbstinszenierung. Mit auf dem Schiff waren einige der schönsten Frauen ihres Reiches. Und Kleopatra bat nach ihrer Ankunft – angeblich nur spärlich und zugleich aufreizend gekleidet – Antonius an Bord, wo eine unwiderstehlich erotische Atmosphäre geherrscht haben soll. Dass ihre Verführungskunst erneut wirkte, ist Teil der Geschichte. Antonius und Kleopatra wurden ein Liebespaar und hatten zusammen drei Kinder.

Aber nicht nur die ägyptische Königin ist ein gutes Vorbild für Selbstverwirklichung mit Ausrufezeichen. Weiteren vier Damen sei hier – über zwei Jahrtausende später – gedankt: Carrie, Samantha, Charlotte und Miranda, den Protagonistinnen der TV-Serie und des Kino-Hits *Sex and the City*. Sie haben Millionen Frauen in aller Welt dazu gebracht, mehr Eigeninitiative zu zeigen und allzu viele Fragezeichen aus ihrem Leben zu verbannen. **Fünfundfünfzig Prozent der weiblichen *Sex and the City*-Fans sagen von sich, dass sich durch die Serie sogar ihr Dating-Verhalten verändert habe.** Ermutigt von den selbstbewussten New Yorkerinnen, gehen auch sie jetzt offensiver auf die Männer zu und zeigen Tatkraft.

Wenn Frauen wenig fragen oder infrage stellen, um dadurch nervige Diskussionen mit Männern zu vermeiden, ist das zudem ein wirksamer Selbstschutz. Denn sollte es doch einmal zum Streit kommen, sind Frauen von Natur aus in einer schlechteren Position. Der Grund: **Männer halten Disharmonien viel länger aus.** Es schreckt sie nicht, wenn es zum Showdown kommt. Im Gegenteil, sie lassen es sogar manchmal darauf ankommen.

Warum Männer ein dickeres Fell haben? Da sie sich nicht für die Feinheiten des Disputs interessieren, lassen sie Konflikte nicht so nah an sich heran. Verhaltensanalysen langweilen sie. Männer wollen nicht groß über ihre möglichen Fehler nachdenken, und deshalb leiden sie auch weniger.

Das allerdings gilt nicht für persönliche Kritik. Hier sind Männer extrem empfindlich und dünnhäutig. Ausrufezeichen hinter Sätzen, die ihren Heldenstatus infrage stellen, verunsichern und verärgern sie sehr. Sie sind hochwirksame Waffen. Behalten Sie diese wirksame Munition daher besser für den Ernstfall im Schrank. Und holen Sie diese Wortgeschosse nur hervor, wenn richtig scharf geschossen werden muss. »Man sieht dir an, dass du dich zu wenig bewegst! Du solltest wieder mal Sport treiben!« Diese Aussage einer Frau hat für einen Mann enorme Sprengkraft.

Dass Männer visuell verführbarer sind als verbal, können sich Frauen ebenfalls zunutze machen. Denn das bedeutet auch: Das geschriebene Wort hat für Männer mehr Gewicht als das gesprochene. **Haben Sie sich also wirklich einmal einen schwerwiegenden Fehler zuschulden kommen lassen, wirkt ein kurzer Brief an den Mann wahre Wunder.**

Doch auch im Alltag lässt sich der Hang der Männer zum Handfesten und Sichtbaren instrumentalisieren. So merken viele Frauen nach der rosaroten Vorglühphase einer Beziehung irgendwann, dass ganz allein sie dafür verantwortlich sind, dass Kühlschrank und Vorratsraum immer prall gefüllt sind. Männer kaufen vielleicht ab und zu einen Kasten ihres Lieblingsbiers oder eine Familienpackung der geliebten Chips. Das war's dann aber.

Wenn Sie also einen Mann im Supermarkt sehen, der Klopapier oder Milch kauft, können Sie zu 98 Prozent davon ausgehen, dass er Single und damit Selbstversorger ist – in Beziehungen überlassen Männer die Aufgabe, für Nachschub zu sorgen, ganz selbstlos der Frau.

Das wirksame Gegenmittel? Listen! Schreiben Sie auf, was im Haushalt fehlt, und drücken Sie dem Mann diese Auflistung bei der nächstbesten Gelegenheit in die Hand. Es wird ihm sogar Vergnügen bereiten und seinen Spieltrieb reizen, die Liste möglichst schnell und vollständig abzuarbeiten. **Männer brauchen Aufgaben!**

Zurück zur verbalen Kommunikation. Da gibt es ein hochaktuelles Forschungsergebnis französischer Wissenschaftler, das tief in die Männerseele blicken lässt und besonders Blondinen interessieren dürfte: ein von der *Sunday Times* »Bimbo Delusion« (»Tussi-Verwirrung«) genanntes Phänomen. Ihm zufolge machen Blondinen Männer dümmer. Denn zeigt man Männern Bilder von blonden Frauen und legt ihnen danach einen IQ-Test vor, schneiden sie deutlich und messbar schlechter ab als ohne vorherige Blondinen-Show. Der wissenschaftliche Erklärungsversuch: Männer glauben insgeheim immer noch an das Klischee der dummen Blondine und reduzieren ihre Gehirnleistung, um blondinenkompatibler zu sein. Bei Fotos von Frauen anderer Haarfarbe war entsprechend kein derartiger Effekt nachzuweisen.

Im Umkehrschluss bedeutet das: Blondinen müssen nicht einmal an ihr Limit gehen, um sich durchzusetzen und den Männern zu sagen, wo's langgeht. Denn die Männer stellen sich in ihrer Gegenwart dümmer, als sie sind. Rothaarige, brünette, schwarzhaarige und weißhaarige Frauen können aber entspannt bleiben. Denn auch Kleopatra war definitiv nicht blond, und dennoch lagen ihr zwei der größten Herrscher des Römischen Reiches zu Füßen.

7. SEX ALS LOCKMITTEL

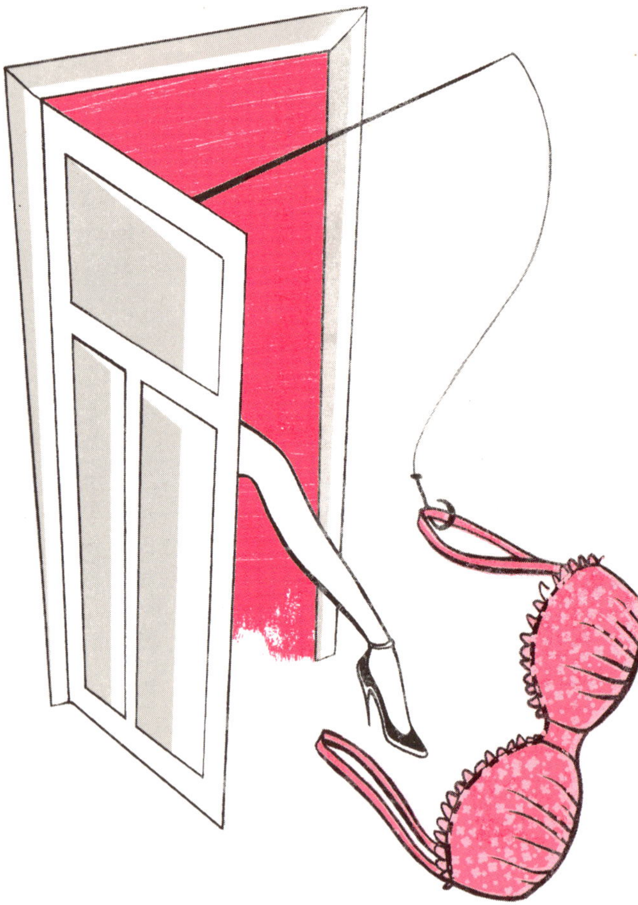

Aktuelle Forschungen belegen, dass ein heterosexueller Mann im Schnitt alle 52 Sekunden an Sex denkt. Am Tag summiert sich das auf 1662 Sexgedanken, in einem Jahr auf über 606 000.

Es gibt bei Männern ein Interessensgebiet, das alle anderen zur Nebensache macht. Sogar Fußball. Der ist nur für 68 Prozent der deutschen Männer die wichtigste Sache. Konkurrenzlos oft drehen sich die männlichen Gedanken, Wünsche und Tagträume ganz klar um: Sex! Wenn Männer im Internet surfen, landen sie weit seltener beim FC Bayern oder bei Schalke 04 als auf Websites, die das Wort »Porno« enthalten.

Der unersättliche Appetit der Männer auf alles, was auch nur entfernt mit Sex zu tun hat, gehört zu den Klischees, die absolut stimmig sind – und sich jede Sekunde millionenfach und weltweit bestätigen. Die Aussicht auf Sex verwandelt Männer nicht selten zurück in Primaten.

Für Sex riskieren sie Freundschaften, Geld, ihre Ehre, die Karriere, Gesundheit und sogar das Leben. Noch zu Beginn des 20. Jahrhunderts war es beispielsweise in Adels- und Offizierskreisen an der Tagesordnung, einen Ehebrecher oder den Verführer der Verlobten zum Duell zu fordern.

Sex ist der Treibstoff der Männer. Eine aktuelle niederländische Studie zeigt, dass es genügt, einen Mann allein mit einer Frau in einem Raum zu lassen, um seinen Testosteronspiegel um fast acht Prozent in die Höhe zu treiben. Männer ändern im Beisein einer Frau auch sofort ihr Verhalten: Sie nehmen eine aufrechtere Haltung an, damit ihre Schultern breiter erscheinen. Sie gestikulieren stärker mit den Händen, und sie blähen häufiger ihre Nasenflügel, um männlicher zu wirken. Sie wollen kräftig Eindruck schinden.

Für Frauen bedeutet das: Es gibt immer noch kein wirksameres Lockmittel und keine verlässlichere Steuerungstechnik als das Spiel mit sexuellen Reizen. Die Statistiken sprechen für sich: **Jeder zweite Mann wünscht sich täglich Sex,** bei den Frauen ist diese Zahl um mehr als die Hälfte niedriger. 30 Prozent aller Männer wollen gerne mehr Sex, als sie im Moment haben, bei Frauen sind es nur 14 Prozent. Ein deutliches Ungleichgewicht, das die Männer umso begieriger macht. Und unzufrieden, wenn sie nicht bekommen, was sie wollen – für 76 Prozent aller Männer ist sexuelle Unzufriedenheit der Grund für einen Seitensprung.

Und gleich noch eine weitere aufschlussreiche Zahl: Wenn eine Partnerschaft scheitert, vermissen 91 Prozent der Männer den Sex, nur 80 Prozent aber den gemeinsam erlebten Alltag.

Viele sexhungrige Männer blicken daher wohl mit etwas Neid auf die Löwenmännchen. Denn während der Paarungszeit lockt die Löwin ihren Partner fast alle zwanzig Minuten zum Geschlechtsakt. Die Paarungszeit dauert sieben Tage, was – kurze Erholungspausen eingerechnet – rund vierhundert Vereinigungen garantiert.

Zu weltweiter Berühmtheit haben es daneben die mausartigen Pinselschwanzbeutler in Australien gebracht. In einer einzigen Nacht dürfen sie bis zu zehn verschiedene Weibchen begatten. Allerdings nur ein Mal in ihrem Leben – danach sterben sie meist an Entkräftung.

Zurück zu den Menschen: **Sex ist der Köder. Liebe ist der Widerhaken, um daraus eine dauerhafte Beziehung zu machen.** Doch das Schöne und Bequeme für Frauen an diesem Köder ist, dass sie ihn immer wieder mit Erfolg auswerfen können. Er ist unbegrenzt wiederverwertbar. Denn wie der dümmste Fisch, schnappt jeder Mann reflexartig nach ihm, selbst wenn er schlechte Erfahrungen mit den Folgen gemacht hat und schon öfter an der Leine zappelte. Egal. Es gelingt nur sehr wenigen Männern, dauerhaft gegen diesen – evolutionsbiologisch durchaus sinnvollen – Urtrieb anzukämpfen, der ja durchaus Sinn macht.

Sex lockt. Sex sells. Sex macht alles möglich. Und **Männer wollen einander ständig übertrumpfen. Auch beim Sex. Sie wollen Mister Superlover sein.** Der beste, den die Frau je hatte. Auch wenn Männer die klassische Frage »War ich gut?« nach dem Sex nicht aussprechen: Sie wollen doch gelobt werden! Der Orgasmus oder besser noch die Orgasmen, zu denen sie der Frau verhelfen, sind der beste Dünger für das männliche Ego. Eine besondere Chance übrigens für Frauen im Alter zwischen 35 und 44. Denn in diesem Zeitraum erleben 76 Prozent aller Frauen die intensivsten Orgasmen.

Ihre erotischen Reize spielen Frauen schon seit Urzeiten mitunter sehr wirksam aus. Und locken damit Männer ins Paradies, in die Ehe, in den Ruin, in den Wahnsinn oder sonst wohin. Unzählige Theaterstücke, Opern, Gedichte, Romane und Filme zeugen davon.

Doch welche Zusammenhänge und Mechanismen sollten Frauen von heute kennen, um den erhöhten Testosteronspiegel eines Mannes für die eigenen Interessen zu nutzen?

Erst einmal müssen sie wissen, dass die Männer des dritten Jahrtausends nicht mehr auf der Suche nach dem sexy Naivchen sind. Sie bevorzugen erfahrene Frauen. Drei von vier Männern träumen von einer Partnerin, die im Bett oder an sonstigen Liebesspielorten keine Anfängerin ist. **Aus männlicher Sicht hatte die Traumfrau im Idealfall zuvor fünf Bettgenossen.**

Sollen Frauen aber auch, wie Männer das so gerne tun, von ihren Sexabenteuern und Liebeskünsten offen sprechen, mit ihnen prahlen? Auf keinen Fall! **Nennen Sie auf die Frage eines**

Mannes, wie viele Liebhaber sie hatten, nienienie eine Zahl! Denn jede konkrete Angabe kann früher oder später gegen Sie verwendet werden. Eine hohe Zahl wird irgendwann – zum Beispiel während eines Streits – als »nahezu nymphomanisch!« interpretiert. Eine niedrige kann dazu verleiten, Sie als wenig begehrt und prüde erscheinen zu lassen. Auf die entsprechende Frage eines Mannes empfiehlt es sich also, vielsagend zu lächeln und zu schweigen. Dieses Geheimnis dezent zu wahren macht die Frau aus Männerperspektive nur noch interessanter. Alternativ können Sie sich der eleganten Antwort der Ingenieure von Rolls-Royce anschließen, die auf die Frage nach der konkreten PS-Zahl neuer Modelle traditionell zu sagen pflegen: »Ausreichend«.

Allerdings: Damit Männer diese und andere Fragen überhaupt stellen können, müssen Frauen zuerst einmal mit ihnen in Kontakt treten. Oder sie mit ihnen. Sie müssen in die Pole Position gelangen, ihre Aufmerksamkeit erregen.

Wie das gelingt? Auf welche Reize Männer besonders reagieren? Es mag etwas beschämend für die moderne, auf politische Korrektheit bedachte Männerwelt sein – aber auch bei der Wahrnehmung von Frauen sind wir Männer noch immer Strafgefangene unserer biologischen Programmierung. **Lediglich zwischen einer Sechstel Sekunde und dreißig Sekunden dauert der allererste Rundumcheck, der über Anziehungskraft und Sympathie entscheidet.** Etwa hundert Milliarden Nervenzellen sind dabei in Hochbetrieb. Und Chef dieser Aktion ist unser Unterbewusstsein.

Um die Attraktivität einer Frau blitzschnell zu bewerten, dient uns Männern das verinnerlichte Ideal der weiblichen Körperform, das sich im Laufe der Zeit immer wieder verändert hat. Das Verhältnis von Schulterbreite zu Hüfte und Taille sowie die Gesamtgröße sind entscheidend. Prägend sind zudem die sekundären Geschlechtsmerkmale und die Körperfettverteilung. Mit anderen Worten: Auch im Zeitalter beängstigend dünner Size-Zero-Stars wie Toni Garrn und Agyness Deyn bevorzugt die Mehrzahl der Männer tendenziell immer noch ausgeprägte Körperformen – die legendären Kurven. Lange Zeit galt entsprechend die Formel 90-60-90 (Brust-, Taillen-, Hüftumfang) als weibliches Körperideal, und das bei einer Größe zwischen 1,68 und 1,80 Meter. Inzwischen hat sich die ideale Zahlenkombination mit Ausnahme der Körpergröße noch etwas verkleinert. So setzte das aus Tschechien stammende Model Karolina Kurkova mit 84-58,5-87,5 neue Traumfrau-Maßstäbe.

Wie wenig belastbar solche Zahlenspielereien zugegebenermaßen sind, zeigt sich zum Beispiel an der Karriere von Kate Moss, die mit 84-58-89 und einer Größe von 1,70 Meter zum Supermodel, Idol und zur Traumfrau von Millionen Männern wurde.

Extrem viele Infos entnehmen Männer beim Erstkontakt aber dem Gesicht der Frau. Und ein besonders wichtiges Attraktivitätsmerkmal sind die Haare, denen Frauenzeitschriften und Industrie nicht umsonst so große Aufmerksamkeit widmen. Dominante Signale können alle anderen bei der Bildung eines ersten Eindrucks überstrahlen.

In der Praxis heißt das: Wir Männer haben einen Masterplan einer »Mrs. Big« auf unserer Festplatte gespeichert, der individuell gar nicht so vom Durchschnitt abweicht. Aber um das Interesse zu wecken und zu beflügeln, genügen auch auffällige Einzelkomponenten.

Eine Frau wirkt also besonders sexy auf Männer, wenn sie ihre Körperformen und ihre Reize und Stärken betont.

Das allerdings setzt eine Kombination aus Mut und Selbstwertgefühl voraus – wofür die Französinnen, insbesondere die Pariserinnen, ein ideales Vorbild sind. Sie gehören zu den selbstbewusstesten Frauen der Welt, haben sich aber nie von ihrer extrem femininen Optik und Ausstrahlung verabschiedet.

Eine Freundin, die in der Werbung arbeitet und vor vier Jahren von Hamburg nach Paris zog, erlebte das hautnah. Benita war in den ersten Monaten verzweifelt. Obwohl sie wirklich auffällig norddeutsch attraktiv und Single ist, zeigten sich die Männer in Paris merkwürdig zurückhaltend. Von den angeblich kühlen Hamburgern war sie da ganz anderes gewohnt. Benita glaubte schon, es mangle den Männern in Paris einfach an Mut, mit ihr zu flirten. Vielleicht war sie den meisten Franzosen mit ihren 1,79 Meter zu groß. Doch dann nahm eine französische Arbeitskollegin sie zur Seite und sagte Benita im Vertrauen, dass ihr Look viel zu männlich wirke. Bequeme Pullis, Jeans, Military-Jacke, Sneakers – in Hamburg war das angesagt. In Paris jedoch gilt solche Kleidung einfach nicht als reizvoll und weiblich. Hier tragen auch Frauen, die nicht über eine Idealfigur verfügen, figurbetonte und raffiniert geschnittene Kleider, Kostüme und Mäntel. Ihr Motto: Besser ein bisschen zu sexy aussehen als zu unförmig und langweilig.

Die Pariserinnen, aber ebenso viele Italienerinnen und Spanierinnen, beweisen zudem: Man kann in High Heels oder hohen Stiefeln auch sexy wirken, wenn die Beine deutlich kürzer als 1,15 Meter sind. Wichtiger ist das selbstbewusste Signal: »Sieh mich an! Ich bin eine Frau, die zu sich steht.«

Schließlich sehen Frauen uns Männer ja auch gerne in figurbetonten T-Shirts, Hemden und körpernahen Anzügen. Und sie erfreuen sich an einem Knackpo, der in einer eng sitzenden Jeans steckt. Also: Gleiches Recht für alle!

Die Absatzhöhe der Schuhe, mit der sich eine Frau ins männliche Bewusstsein brennt, ist ebenfalls ein aussagekräftiges Signal. **Mit High Heels bewaffnete Frauenbeine sehen wir als Ausdruck dafür, dass eine Frau als selbstbewusst und un-**

abhängig wahrgenommen werden möchte. Sie macht sich nicht klein, sondern größer! Dieses Wissen nutzend und den Effekt umkehrend stieg Carla Bruni an der Seite ihres Staatspräsidenten-Gatten Nicolas Sarkozy auf tiefer gelegte Schuhmodelle um. Damit wollte sie auch äußerlich darauf hinweisen, dass sie ihre Unabhängigkeit zurückstellt, dass sie ihren mächtigen Mann – buchstäblich – nicht überragen möchte.

Doch es wäre einseitig, die Möglichkeiten der sexuellen Verlockung auf Äußerlichkeiten zu beschränken. Zur Ehrenrettung der Männerwelt: Für 43 Prozent der Männer ist bei Frauen gutes Aussehen am wichtigsten, für 49 Prozent aber Intelligenz. Selbst wenn man die umfragetypische Schummelei berücksichtigt und entsprechend fünf Prozentpunkte abzieht, ist das Ergebnis eindeutig: **Männern sind gutes Aussehen und Cleverness der Frauen ungefähr gleich wichtig.**

Sexappeal und Intelligenz bilden zusammen also eine unschlagbare Allianz. Und eine clevere Frau entdeckt bald, mit welchen Qualitäten sie sich in die erotische Festplatte eines Mannes brennt. Das kann zum Beispiel durch überraschende Direktheit geschehen. So werde ich nie den lässigen Spruch einer Arbeitskollegin vergessen. Nach einem stundenlangen, anstrengenden Meeting – wir waren sieben Männer, sie die einzige Frau – sagte sie statt des üblichen Smalltalks nach einer Konferenz ganz cool und für alle hörbar: »Jetzt brauche ich zur Entspannung guten Sex.«

Sie hätte unter uns Männern freie Auswahl für ihre Entspannungsübung gehabt, so erregend war dieses überraschende und eigentlich völlig deplatzierte Statement. Es war unwiderstehlich sexy!

Generell sollte auch die Verführungskraft der Stimme nicht unterschätzt werden. **Das Timbre der Stimme ist ein wichtiges**

Instrument im Orchester der Erotik. Möglichst tief sollte die Stimme sein! Da sich bei Angst die Stimme um eine ganze Oktave hebt, nehmen wir tiefe und sonore Stimmen als angenehm, sympathisch und souverän wahr. Das gilt auch für weibliche Stimmen.

Die erstaunliche Folge: In leitender Position passen viele Frauen ihre Stimmlage den Männerstimmen an. Das lässt sie kompetenter und willensstärker wirken. Ein Trick, den Frauen auch beim Flirten wirksam einsetzen können: **Bleiben Sie im unteren Bereich Ihres Frequenzspektrums!** Wer jemals die tiefe, verruchte Stimme (und das raue, sexy Lachen) von Julia Roberts im Original gehört hat, weiß, wovon die Rede ist.

Es kann aber auch eine einzige Geste sein, die Männer süchtig nach einer Frau macht. So verliebte sich ein Freund von mir unsterblich in eine Frau, weil die sich alle zwei Minuten auf unnachahmlich süße Weise eine Haarsträhne aus dem Gesicht strich, die Sekunden später wieder in die Ausgangsposition zurückfiel.

Haben Sie schon einmal eine auffällige Geste an sich beobachtet? Oder hat Sie eine Freundin darauf hingewiesen? Sicher doch. Dann unterdrücken Sie diese Geste nicht. Im Gegenteil: Pflegen Sie diese Eigenart, und machen Sie sich damit einzigartig. Denken Sie immer daran: **Wenn Sie einem Mann etwas mitteilen wollen, funktioniert das zu 55 Prozent über Gestik und Mimik.** Auf direktem Wege kommt der Inhalt einer Botschaft bei einem Mann nur in mageren sieben Prozent an.

Erotische Signale müssen aber nicht etwa umgehend eingelöst werden. **Haben Sie keine Scheu davor, Männer knallhart erst mal auf die Warteliste zu setzen!** Denn Männer tolerieren und genießen es (auf mehr oder weniger masochistische Weise), wenn sie einige Zeit im Vorraum des Paradieses schmoren müssen oder dürfen.

Eine Fotografin in Hamburg erbrachte den Beweis dafür: Weil ihre neue Eroberung es nicht abwarten konnte, sie endlich unverhüllt zu sehen, vertröstete sie ihn vorerst mit einem Aktfoto von sich. In Lebensgröße. Allerdings bekam der ungeduldige Kandidat das Foto nicht komplett und auf einmal, sondern in einundzwanzig Puzzleteilen. Jeden Tag schickte sie ihm einen Fotoausschnitt, drei Wochen lang. Die wesentlichen natürlich zuletzt. Der Mann wurde nicht etwa ungeduldig oder verlor das Interesse. Nein, seine Lust und Vorfreude wurden bis zum Anschlag gereizt – und die Vollendung des Puzzles dann entsprechend gefeiert …

In bereits länger währenden Beziehungen bedarf es allerdings manchmal etwas Nachhilfe für die Männer, damit diese die Reize der Partnerin wieder wahrnehmen und schätzen. Sie brauchen regelmäßig einen kleinen, aber deutlichen Kick. Ein schönes Beispiel dafür bietet die italienische Filmkomödie *Einsame Herzen* mit Senta Berger und Ugo Tognazzi.

Die beiden spielen Giovanna und Stefano, ein wohlhabendes Paar, das sich nicht viel zu sagen und kaum noch Sex hat. Als eines Tages ein junges Paar unerlaubt am Privatstrand ihres luxuriösen Ferienhauses am Comer See zeltet, will der wütende Stefano die beiden sofort wieder vertreiben. Das Paar erweist sich aber als äußerst attraktiv, was Stefano milder stimmt. Er freundet sich mit den beiden an und verliebt sich in das junge Mädchen, das öfter mal vor seinen Augen nackt schwimmen geht. Dessen Freund wiederum findet Giovanna sichtlich anziehend. Das bringt Stefano auf die fixe Idee eines vorübergehenden Partnertausches, den die Strandgäste aber empört ablehnen.

Stefano steigert sich jedoch auch nach der Abreise des jungen Paares weiter in seinen Wunsch hinein, während Giovanna sich dagegen sträubt. Schließlich schaltet Stefano ohne ihr Wissen eine Annonce in der Tageszeitung und überredet Giovanna, zumindest einmal ein Paar unverbindlich zu treffen, das zum Partnertausch bereit ist. Aber der erste Versuch verläuft desaströs. Ebenso die weiteren. Stefano ist kurz davor, den Versuch enttäuscht abzubrechen, als sie auf ein hochkultiviertes und reiches Aristokratenpaar treffen. Die Konstellation scheint diesmal ideal, und bald kommt es zum entscheidenden Moment: Giovanna und Stefano werden ins feudale Schloss des Paares eingeladen. Die Hausherrin verschwindet mit Stefano bald in ihrem Schlafzimmer, während die immer noch zögerliche Giovanna mit dem attraktiven Hausherrn zurückbleibt. Doch der Gedanke, dass seine Frau ihm gerade untreu wird, killt Stefanos Lust. Er versagt kläglich, es kommt nicht zum Sex mit der Hausherrin. Stattdessen streift Stefano durch das weiträumige Schloss, um seine Frau zu suchen und vielleicht noch rechtzeitig einschreiten zu können. Doch erst nach Stunden spürt er sie schließlich auf, allein.

Ob sie Sex gehabt habe, möchte Stefano natürlich sofort wissen. Giovanna bejaht das, was Stefano völlig aus dem Gleichgewicht bringt. Die beiden fahren nach Hause, wo Giovanna schließlich so viel Mitleid mit dem rasend eifersüchtigen und sichtlich gebrochenen Stefano hat, dass sie vorgibt, sie habe gelogen.

Es wird klar: Ab diesem Zeitpunkt wird Stefano die Qualitäten seiner Frau wieder schätzen.

Natürlich ist dies ein Extrembeispiel, doch auch weniger drastische Mittel als ein Seitensprung können versandete Gefühlskanäle rasch wieder freispülen. Es muss ja nicht der – inzwischen deutlich überstrapazierte – Trick sein, dass die Frau einen gigantischen Rosenstrauß an sich selbst schicken lässt, der angeblich von einem anonymen Verehrer stammt. Das ist dann doch eine etwas zu direkte und zu leicht durchschaubare Aktion, die für reichlich Ärger sorgen und damit alles andere als produktiv sein kann.

Weit wirksamer sind sublime Hinweise der Frau darauf, dass sie noch schwer begehrt ist. Ihre Erzählung zum Beispiel, dass ihr im Supermarkt ein attraktiver und jüngerer Mann seine Hilfe angeboten und unbedingt die schweren Einkaufstüten bis zu ihrem Wagen habe tragen wollen, wirkt auf seine Eifersucht wie ein Aufguss in der Sauna. Er kann jedoch nicht wirklich sauer sein – was können Sie denn dafür, wenn er Sie alleine schuften lässt und ein Verehrer so zutraulich wird?

Etwas Eifersucht kann eine Beziehung durchaus beleben. Und gelegentliche Hinweise darauf, dass Sie auch von anderen Männern wahrgenommen werden, schaden nicht.

Halten Sie sich vor Augen: **Männer lieben ökonomisches Handeln.** Sie können also jedes männliche Wesen mit einer marktwirtschaftlich orientierten Strategie knacken: Wenn die Nachfrage nach Ihnen durch mehr als einen Mann (nämlich Ihren Partner) gewährleistet ist, fördert das Ihren Marktwert!

Doch das sind letztlich fein zu dosierende Mittel, um die Glut der Leidenschaft noch mit zusätzlichem Brennstoff zu versorgen. Wenn der Mann die Frau nicht begehrt, sind jede erotische Akrobatik und alle Bemühungen sinnlos. Was umgekehrt bedeutet: Ist der Mann nicht wirklich von Anfang an heiß auf Sie, schießen Sie ihn besser sofort ab. Erfahrungsgemäß nimmt die Hitze in Beziehungen im Laufe der Zeit schließlich eher ab als zu. Womit wir wieder bei Kapitel 3 sind: *Konsequenz von Anfang an!*

Wie wichtig die sexuelle Anziehungskraft dafür ist, dass es überhaupt zu einer ersten Annäherung zwischen Mann und Frau kommt, beweisen wieder Zahlen und Fakten: **Fast zwei Drittel der Männer gehen erst auf eine ihnen unbekannte Frau zu, wenn diese ihr Interesse deutlich signalisiert hat.**

Ihre Signale dürfen und müssen also sehr deutlich sein. Denken Sie daran, wenn Sie das nächste Mal vor einer Party zweifelnd vor dem Spiegel stehen und sich fragen, ob das favorisierte Outfit vielleicht doch zu sexy ist. Nein, ist es nicht. Garantiert nicht! Kann es gar nicht sein, damit die Männer Sie wahrnehmen und Sie bei ihnen einen bleibenden Eindruck hinterlassen.

8. EROBERN SIE DIE GUNST SEINER FREUNDE UND FAMILIE

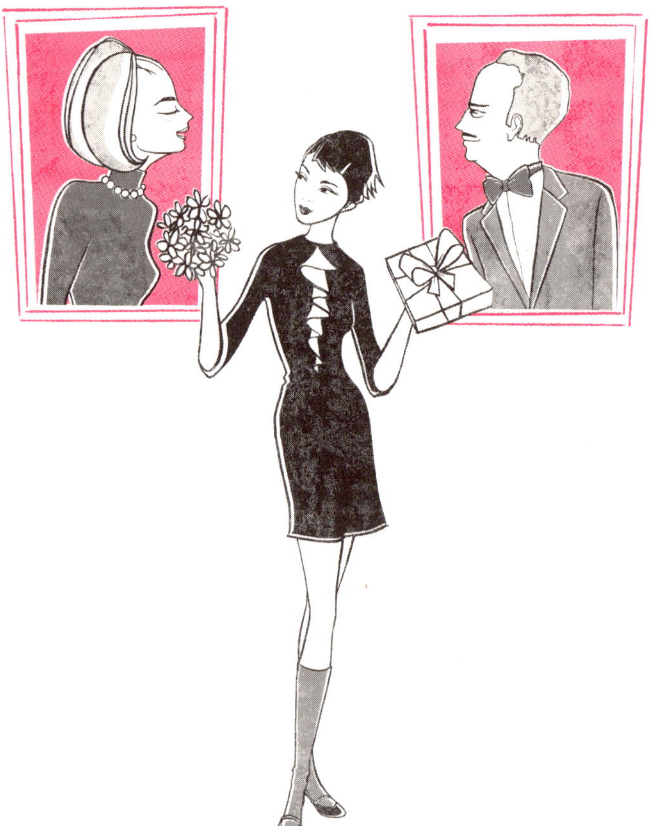

Ohne Besatzung ist weder der Turm noch das Schiff etwas wert.
SOPHOKLES, GRIECHISCHER DICHTER
(496 BIS 406 V. CHR.)

Eine Hochzeitsrücktrittskosten-Versicherung? Gibt es heute wirklich für ehewillige Paare. Und auch eine Eheversicherung wird bereits angeboten: Im Fall einer Trennung wird ein Teil der Scheidungskosten übernommen.

Es gibt aber auch eine kostenlose und wirksame Versicherung, um Männer fest an sich zu binden: Gewinnen Sie die Bewunderung und Sympathie seiner besten Freunde! Und bringen Sie gegebenenfalls auch seine Eltern auf Ihre Seite! Nehmen Sie aus dem Umfeld des potenziellen Partners zur Unterstützung so viele Sympathisanten wie möglich mit ins Boot. Natürlich soll der Mann SIE lieben und bedingungslos zu Ihnen stehen. Aber ein treuer Fanclub wirkt im Notfall wie ein Airbag, mit dem man kleine Crashs besser und unbeschadet übersteht.

Tatsache ist: **Auch wir Männer sind extrem abhängig vom Urteil unserer Freunde.** Allerdings versuchen wir im Gegensatz zu den Frauen, das nach Möglichkeit zu verbergen. Vordergründig haben zwar auch wir Übung darin, uns entschlossen und unabhängig zu zeigen. Ein Mann, ein Wort. Besonders im Job sind Entscheidungsstärke und mangelnde Selbstzweifel wichtige Attribute für die rasche Fahrt nach oben im Karrierefahrstuhl. Hinter unserer Maske der Entschlossenheit verbergen sich aber viele Unsicherheiten.

In Wahrheit sind wir Männer erstaunlich leicht von Menschen zu beeinflussen, die wir schätzen und deren Urteil wir vertrauen – positiv ebenso wie negativ. Zu diesen einflussreichen Menschen gehören an erster Stelle unsere engsten Freunde und für viele Männer nach wie vor auch Familienmitglieder.

Nicht nur in Italien geht ohne den Segen der »Mamma« gar nichts. Auch deutsche Männer sind nicht so cool und so weit entfernt vom ewigen Muttersöhnchen, wie sie das gerne demonstrieren. Sie mögen über die Ratschläge ihrer Mutter schmunzeln, sich lustig machen und deren Tipps scheinbar ignorieren. Und dennoch: **Mütter haben in der Kunst der Manipulation ihres Sohnes einen Vorsprung, den die Partnerin nie mehr einholen wird!**

Mütter haben ihren Söhnen schon im Alter von sechs Jahren erfolgreich ausgeredet, dass sie unbedingt den Schokoriegel brauchen, der so verführerisch im Regal an der Supermarktkasse lockt. Sie haben später mit diplomatischem Geschick Freunde aus dem Umfeld des Sohnes verbannt, von denen sie einen schlechten Einfluss befürchteten. Und sie wissen, wo genau die Stärken und Schwächen ihres Söhnchens liegen.

Mütter können das keimende Pflänzchen einer neuen Liebe mit einem Satz zum Blühen bringen. Oder auch vergiften. Die Väter? Sie sind meist zurückhaltender. Aber auch sie können letztlich die Entscheidung ihres Sohnes beeinflussen.

Ein Beispiel: Einer meiner Freunde aus einer sehr wohlhabenden Familie verliebte sich in eine fünf Jahre ältere Frau. Die beiden waren sofort unzertrennlich. Ein Beziehungsstart, so romantisch wie im Rosamunde-Pilcher-Film. Doch irgendwann kommt unweigerlich der Moment der Wahrheit: die Einladung zum sonntäglichen Lunch mit seinen Eltern auf deren Landgut in Schleswig-Holstein. Ein Pflichttermin, unvermeidlich. Denn auch mit zweiunddreißig Jahren wird mein Freund immer noch von seinen Eltern mitfinanziert, ist also auf gewisse Weise von ihnen abhängig.

Natürlich wartete er nach dem Besuch gespannt auf das Urteil seiner Eltern. Er wollte die Bestätigung, wie toll seine neue Freundin bei ihnen angekommen war, denn das Treffen verlief eigentlich sehr gelungen und harmonisch.

Sein Vater war in der Beurteilung gnädig und brummte: »Ganz nettes Mädchen.«

Der Kommentar der Mutter dagegen: »Findest du nicht, dass sie neben dir etwas alt aussieht?«

Natürlich bestritt mein Freund das energisch und verteidigte seine Freundin. Aber seine Mutter hatte mit ihrer Bemerkung auf äußerst wirksame Weise Bitterstoff in seinen Glücks-Cocktail geträufelt. Ob er wollte oder nicht: Von da an sah mein Freund seine Partnerin mit kritischerem Blick. Die Lachfältchen um die Augen, die er anfangs so süß fand, erschienen ihm nun als deutliche Vorboten des Alters. Und nicht nur äußerlich wirkte sie plötzlich um Jahre gealtert. Auch an ihrem Verhalten und ihrer Meinung glaubte er erste Anzeichen von altersbedingter Unbeweglichkeit und Schrulligkeiten zu erkennen, die sicher noch extremer würden.

Die Folge: Knapp vier Monate nach dem denkwürdigen Mittagessen bei seinen Eltern trennte er sich von seiner Freundin.

Sein Vater meinte dazu vieldeutig: »Schade. Bis die Richtige kommt, kann man eine wunderbare Zeit mit der Falschen haben.«

Der Kommentar seiner Mutter: »Sei nicht traurig. Du findest sicher bald ein niveauvolles Mädchen in deinem Alter.«

Er wusste, dass seine Mutter innerlich triumphierte, sie hatte ihn erfolgreich manipuliert.

Noch mehr Macht über uns hat das Urteil der engsten Freunde. Bei ihnen holt sich mehr als ein Drittel aller Männer Rat, wenn sie das Verhalten einer Frau nicht richtig einschätzen können. Und von ihrer Zustimmung machen sie es generell abhängig, ob sie sich ernsthaft bemühen, aus einem Flirt oder einer Affäre eine Beziehung zu schmieden. Was das TÜV-Siegel für das Auto ist, ist ein lobendes Wort unserer Freunde zur neuen Eroberung.

Das Urteil der Freunde kann ein sinnvoller Kontrollmechanismus sein. Denn ein Blick ohne rosarote Brille ist viel klarer. Schätzen unsere Freunde die Frau positiv ein, ist das eine willkommene und solidarische Bestärkung für uns, die uns auch über Anlaufschwierigkeiten mit der neuen Liebe hinweghilft. Eine ablehnende Haltung unserer Freunde hat dagegen das Zerstörungspotenzial eines Torpedos. Der Satz: »Die ist sicher ganz gut für eine Affäre«, kann unsere ernsthaften Absichten sofort zunichtemachen. Vielleicht bleiben uns dadurch einige Frustrationen erspart. **Aber in manchen Fällen missbrauchen Freunde auch ihre Macht, tun den Frauen mit ihrer Einschätzung unrecht.**

Ein Beispiel, das mir ein mittlerweile renommierter Schauspieler am Rande eines Interviews erzählte: B., wie ich ihn hier nennen möchte, verliebte sich während seiner Ausbildung an der Schauspielschule in eine Kollegin, die damals schon bekannt war. Er war mächtig stolz auf seine Eroberung und präsentierte sich mit der schönen und begehrten Sophie auf Partys und Roten Teppichen. Allerdings spürte B., dass sein bester Freund Kai im Beisein von Sophie merkwürdig zurückhaltend war. Obwohl Kai es nicht offen ansprach, schien er von Sophie nicht besonders angetan zu sein. Doch Männer legen großen Wert darauf, dass gerade ihr bester Kumpel die eigene Freundin toll findet und im Idealfall einen gesunden, freundschaftlichen Neid empfindet. Das brauchen wir Männer einfach!

Also sprach B. seinen Freund Kai irgendwann auf sein Verhalten an und wollte wissen, ob er etwas gegen Sophie habe. Kai stritt das zunächst ab. Irgendwann rückte er aber doch mit der Wahrheit raus: »Um ganz ehrlich zu sein, Sophie hat keinen guten Ruf. Sie gilt als etwas – wie soll ich sagen? – *sprunghaft.*«

»Sprunghaft? Was genau meinst du damit?«, wollte B. wissen.

»Ich glaube, sie hat einen ziemlichen Männerverschleiß«, sagte Kai.

»Mit anderen Worten: Du denkst, sie wird auch mich bald wieder entsorgen«, sagte B.

»Vielleicht hast du ja Glück, und sie hat sich geändert«, meinte Kai.

Sehr beruhigend klang das für B. nicht. Hatte Sophie wirklich einen so schlechten Ruf? Das war ihm neu. Wusste Kai vielleicht etwas, das ihm selbst bisher verborgen geblieben war?

B. beobachtete Sophie in den nächsten Wochen umso intensiver. Sah sie die Beziehung nur als unterhaltsame Affäre? Hatte sie vielleicht sogar nebenbei noch etwas laufen? Er konnte aber keine Anzeichen dafür finden. Sophie wirkte verliebt wie am ersten Tag und schmiedete fleißig Zukunftspläne.

Einige Wochen später zeigte ihm Sophie einige Fotos von sich aus den letzten Jahren. Was für eine Überraschung: Auf einem der Fotos erkannte B. seinen Freund Kai.

»Du kennst Kai schon länger«, sagte B. etwas verwundert und misstrauisch. »Wieso hast du mir das nicht erzählt?«

»Sagen wir mal so: Ich wollte Kai nicht bloßstellen«, erklärte Sophie.

»Wieso bloßstellen?«, wollte B. wissen.

»Okay, es bleibt aber bitte wirklich unter uns«, sagte Sophie. »Kai hat mich vor ungefähr drei Jahren massiv angegraben und sich auch nicht davon abhalten lassen, dass seine Gefühle völlig einseitig waren. Er war schon fast wie ein Stalker hinter mir her, damals. Ich habe deshalb den Kontakt zu ihm radikal abgebrochen. Und es war ein kleiner Schock für mich, als ich jetzt gemerkt habe, dass du ausgerechnet mit ihm ganz eng befreundet bist.«

Schlagartig wurde B. klar, was Kais Gerede über Sophies angebliche Sprunghaftigkeit sollte: Kai wollte aus Eifersucht die Beziehung von Sophie und ihm destabilisieren. Was ihm zum Glück aber nicht gelungen war. Kai schoss sich natürlich mit dieser Aktion für alle Zeiten bei B. ins Aus, ihre Freundschaft zerbrach.

Männerfreundschaften sind ein Thema für sich. Selten sind sie völlig frei von Konkurrenz. Und oft herrschen unter befreundeten Männern merkwürdige Rituale und Umgangsformen. Eine Frau, die sich an irgendeiner Seite an dieses Bündnis andockt, weil sie einen der Männer kennenlernt, ist da erst einmal ein Störfaktor.

Das Verhältnis eines Mannes zu seinen Freunden zu durchschauen ist für Frauen oft schwieriger als das kniffligste Sudoku. Die Zuneigung seiner besten Freunde zu gewinnen ist deshalb ein schwieriger Balanceakt. Männer brauchen zwar die Bestätigung, dass sie ein guter Typ sind, und erwarten diese auch von der Partnerin des besten Freundes. Andererseits darf die weibliche Annäherung an die Freunde des Partners nicht zur Folge haben, dass der eigene Freund eifersüchtig wird. Die Freunde des Partners wollen sich zwar von der Frau geschmeichelt und ernst genommen fühlen. Sie dürfen aber nicht im Ansatz auf die Idee kommen, dass die Frau Flirtsignale in ihre Richtung aussendet. Denn das wäre für alle Seiten verheerend.

Bei einem solch schwierigen Seiltanz zwischen dem Partner und seinen Freunden ist eine zuverlässige Balancierstange unverzichtbar. Wenig ist für eine Frau hierzu geeigneter als Humor. Er lässt sie lässig wirken. Und hilft der Frau, angespannte Situationen zu entspannen. Schauen Sie einmal bei einer Talkshow ganz genau hin: Den größten Applaus erntet nicht die Person mit den kompetentesten Beiträgen und Argumenten, sondern der Diskussionsteilnehmer, der seine Meinung witzig präsentiert. Humor macht sympathisch. Und er darf gerne auch eine Prise Selbstironie enthalten.

Das bedeutet natürlich nicht, dass Sie den besten Freunden Ihres Partners pausenlos Witze erzählen und die Comedy-Queen spielen sollten. Doch mit lustiger Lockerheit können Sie bei seinen Freunden am meisten punkten und sich von ihnen ins Herz schließen lassen. Denn **42 Prozent der Männer schätzen an Frauen Humor ganz besonders.**

Humor ist aber auch das beste Mittel, um die Freunde des Partners trotz des erwünschten guten Kontakts gleichzeitig auf nötiger Distanz zu halten. Eines muss klar sein: Es sind *seine* Kumpel, nicht Ihre! Sie sollten also nicht zu weit auf dieses Territorium vordringen, sonst fühlt sich Ihr Partner unter Umständen in die Enge getrieben. **Seine Freunde sind für ihn eine wichtige Parallelwelt, ein Katalysator.**

Außerdem wichtig: Seine Kumpel dürfen auf keinen Fall das Gefühl haben, dass es Ihre Schuld ist, wenn er sich in die Zweisamkeit zurückzieht und deshalb weniger häufig mit den Freunden unterwegs ist. Wir Männer neigen nämlich besonders in der Phase der ersten Verliebtheit dazu, unsere Freunde völlig zu vernachlässigen. Wenn Sie das erfolgreich verhindern und Ihren Freund gelegentlich sogar auffordern, auch einmal wieder mit seinen Kumpeln loszuziehen, haben Sie bald einen treuen Fanclub.

Um sich im sozialen Umfeld des Partners Bekanntheit und Beliebtheit zu verschaffen, ist insbesondere für Partys sowie gemeinsame Auftritte dringend zu empfehlen: **Eignen Sie sich die Kunst des Smalltalks an!**

Der Smalltalk hat gegenwärtig keinen guten Ruf und wird daher schwer vernachlässigt. Seine Pflege bleibt Friseuren, älteren Damen und Diplomaten überlassen. Was extrem schade ist. Denn der geschmeidige Smalltalk ist für viele Events mindestens ebenso wichtig wie die passende Kleidung. Er ist das rhetorische Outfit. Jemand, der einen eleganten Smalltalk führen kann, erweist sich als kultiviert und souverän. Und das macht ihn sympathisch.

Die wichtigsten Regeln für gelungenen Smalltalk:

- ☆ Stellen Sie Fragen, und zeigen Sie Interesse für den oder die Gesprächspartner.
- ☆ Sprechen Sie nicht zu viel über sich selbst, hören Sie auch zu.
- ☆ Fixieren Sie mit den Augen Ihr Gegenüber. Nichts ist ärgerlicher als ein Gespräch mit jemandem, der ständig nach einem anderen, vielleicht interessanteren Gesprächspartner schielt.
- ☆ Sprechen Sie verständlich, aber auf keinen Fall zu laut.
- ☆ Suchen Sie nach Gemeinsamkeiten, zum Beispiel bei Hobbys, Sport, bevorzugten Urlaubszielen, Lieblingsrestaurants, Weinvorlieben etc.
- ☆ Verzichten Sie auf Problemgespräche: Krankheiten sind tabu.
- ☆ Bringen Sie Ihre Meinung charmant, aber auch entschieden zum Ausdruck.
- ☆ Meiden Sie übertriebenes und aufgesetztes Lachen.
- ☆ Sprechen Sie weder über anwesende noch über abwesende Personen schlecht.
- ☆ Früher galt Politik als verboten. Doch durch den fließenden Übergang von Politik zu Entertainment sind inzwischen auch politische Gesprächsinhalte meist in Ordnung.
- ☆ Reden Sie zu Beginn des Events nicht zu lange mit nur einem Menschen oder einer Gruppe. Als Maximum gelten bei normalen Anlässen fünf Minuten.
- ☆ Steigen Sie nie so tief ins Gespräch ein, dass Sie nicht bei Bedarf guten Gewissens mit drei Sätzen das Gespräch taktvoll beenden könnten.

Männer empfinden es als sehr reizvoll, wenn ihre Partnerin auf Partys oder bei Einladungen und Vernissagen auch einmal ihre eigenen Wege geht und es versteht, andere Leute um sich zu scharen – auch andere Männer. Das ist in diesem Fall kein Problem. (Gelegentliche) Unabhängigkeit macht sexy!

Wir Männer sind glücklich, wenn unsere Partnerin der strahlende Mittelpunkt ist, umschwärmt und bewundert wird. **Wir wollen die strahlende Diva an unserer Seite!** Eine Frau mit Eloquenz und Witz, die alle Regeln der gepflegten Kommunikation kennt und beherrscht, um sie gelegentlich auch zu brechen.

Denn: Berechenbarkeit ist langweilig.

Das Musterbeispiel einer Diva, die diese faszinierende Mischung aus Diplomatie und Anarchie perfekt beherrscht, ist Sharon Stone. Sie ist bekannt dafür, flirtenden Männern bei Bedarf Sprüche vor den Kopf zu knallen wie: »Wenn du eine Vagina und einen Standpunkt hast, bist du verdächtig.« Damit sortiert sie Männer mit Ego-Problemen und ohne Humor gleich beim ersten Kennenlernen aus.

Auch die amerikanische Sängerin Faith Hill gilt vielen Männern als Traumfrau, obwohl oder gerade weil sie für ihre harten Sprüche berühmt ist. Ein Beispiel? »Der einzige Unterschied zwischen Kindern und Männern ist der Preis fürs Spielzeug.«

Besonders sympathisch wirkt also, wer es nicht immer darauf anlegt, von jedem geliebt zu werden. **Persönlichkeit zu haben und sich selbst treu zu bleiben ist wichtiger als ständige politische Korrektheit.**

Ein inzwischen zum Klassiker gewordener Spruch aus Bayern bringt das noch einmal auf den Punkt: »Everybody's darling is everybody's Depp.«

9. WARTEN SIE BEIM KINDERWUNSCH NICHT (VERGEBLICH) AUF EIN KLARES SIGNAL DES MANNES

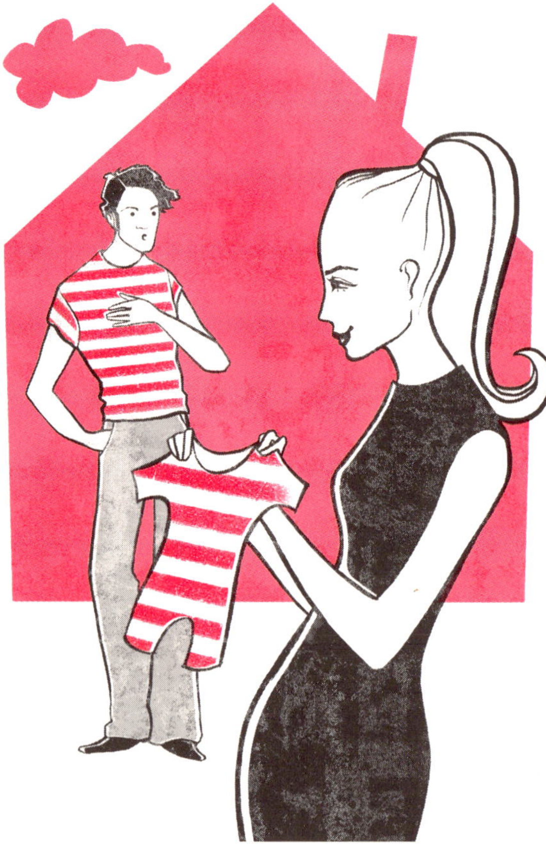

Noch bevor Schauspielerin Catherine Zeta-Jones sich auf eine feste Beziehung mit ihrem späteren Ehemann Michael Douglas einließ, fragte sie ihn, ob er noch Kinder wolle. Hätte er nein gesagt, hätte sie ihn sofort verlassen. Inzwischen haben die beiden Stars gemeinsam zwei Kinder.

Es war einmal ein Zauberspruch. Ein kurzer und einfacher Satz. Aber damit ließ sich das Herz fast jeder Frau öffnen. Selbst dicke und angerostete Schlösser vor ihren Herzen sprengte dieser Zauberspruch. Er wirkte in allen Sprachen und auf der ganzen Welt. Und weil sich der Spruch als so wirksam erwies, kannten ihn bald viele, viele Männer. Aber es zeigte sich: Je mehr Männer diesen Zauberspruch verwendeten, desto weniger stark war seine Wirkung …

Sie ahnen, um welchen Satz es sich handelt?

»Ich möchte, dass du die Mutter meiner Kinder wirst.«

Oder, in einer der zahlreichen Varianten und etwas direkter: »Ich möchte ein Kind mit dir.«

Zwar sollen nun nicht alle Männer in den pauschalen Verdacht geraten, dass dieser Satz nur Teil ihrer Flirttaktik ist. Einige sagen ihn wohl im gewissen Moment wirklich zum ersten Mal und völlig ehrlichen Gewissens. Aber ich muss doch schmunzeln, wenn mir einmal wieder eine Frau ganz stolz erzählt, dass ein Mann diesen Wunsch bereits beim zweiten oder dritten Date, von sich aus und ohne danach gefragt worden zu sein, geäußert habe.

Die meisten Männer wissen, dass es bei Frauen extrem gut ankommt, Babys und kleine Hunde süß zu finden.

Ich rate in solchen Fällen dringend zu einem Test, der schnell zeigt, ob der geäußerte Kinderwunsch nur aus Worthülsen besteht: Setzen Sie sich mit dem betreffenden Mann doch beim nächsten Date ganz gezielt an einen Restauranttisch direkt neben eine Familie mit Kleinkind. Oder noch besser: neben einen Tisch mit Kleinkindern. Und dann beobachten Sie, wie er reagiert.

Oder Sie verabreden sich mit ihm am späten Vormittag in einem der beliebten *Coffee-Shops*, die es inzwischen auch im kleinsten Städtchen gibt. Um diese Uhrzeit trifft sich dort traditionell die Mütter-Armada, weil die Coffee-Shops zu den wenigen öffentlichen und überdachten Orten gehören, an denen es genug Platz für ihre Bugaboo-Kinderwagen gibt.

Oder Sie versuchen die ganz harte Variante: Verpflichten Sie den verbalen Möchtegern-Papa als Assistenten, wenn Sie einer Freundin als Babysitterin aushelfen. Während Sie das Baby wickeln, drücken sie ihm dann die 850 Gramm schwere, volle und noch warme Windel in die Hand und sagen: »Halt das doch bitte mal kurz!«

Am Gesichtsausdruck, dem Verhalten und der Laune Ihres Begleiters werden Sie schnell merken, ob er wirklich bereit ist, Vaterpflichten zu übernehmen.

Die Statistiken sprechen jedenfalls für einen inflationären Missbrauch des Zauberspruchs: **26 Prozent aller Männer zwischen zwanzig und neununddreißig Jahren möchten definitiv kein Kind.** Also mehr als jeder vierte Mann streikt grundsätzlich. Tendenz steigend. Bei den Frauen sind es nur 14,6 Prozent, die einer eventuellen Mutterschaft eher ablehnend gegenüberstehen.

Leicht beängstigend ist auch: **Je höher die Bildung bei Männern, desto geringer der Kinderwunsch.** Deutschland sieht langsam richtig alt aus! Und die Bevölkerungszahl schrumpft. In absehbarer Zeit werden Frankreich und Großbritannien Deutschland als bevölkerungsreichstes Land der EU ablösen.

Gilt es in Griechenland und Italien als trauriger Ausdruck

von Unbeliebtheit, wenn man beim Essen im Restaurant nicht möglichst viele Verwandte und Freunde um sich schart, überwiegen in deutschen Lokalen längst die Zweiertische. Was ist los, dass im Jahr 2005 sogar die Kampagne »Du bist Deutschland« nötig wurde, in der für Kinderfreundlichkeit Stimmung gemacht wurde?

Durchschnittlich sehen Männer 1,59 Kinder als ideal an, Frauen wünschen sich mit durchschnittlich 1,75 Kindern dagegen deutlich mehr Nachwuchs. Der tatsächliche, aktuelle Schnitt beträgt in Deutschland 1,39 Kinder pro Frau. Nicht wenige Wunschkinder werden also nie geboren.

Was aber ist der Grund dafür, dass immer mehr Männer zögern, in die Vaterrolle zu schlüpfen? Es fällt auf, dass häufig vor allem finanzielle Bedenken zur Begründung herangezogen werden. **Männer haben Angst vor der Alleinversorgerrolle.** Auch deshalb halten sie verstärkt nach selbstständigen und starken Frauen Ausschau, die sich selbst finanzieren können. Vor allem in größeren Städten sind die Mieten für eine kindgerechte Wohnung sowie die Kosten für einen der begehrten Plätze in einer Kinderkrippe inzwischen so hoch, dass sie ein einziger Normalverdiener innerhalb der Familie kaum mehr schultern kann.

Zudem wird ein lebenslanger Vollerwerbsarbeitsplatz immer seltener. Die Angst vor Arbeitslosigkeit ist in den vergangenen Jahren stark angestiegen – in einer Zeit von Massenentlassungen und einer schwächelnden Wirtschaft sicherlich nicht ohne Grund. **Männer befürchten deshalb heute durch ein Kind (oder mehrere) eine deutliche Verschlechterung der finanziellen Lage.**

Natürlich ist ein Kind auch eine Investition, kostet Geld, viel Geld. Aber das allein ist noch keine schlüssige Erklärung für die Zeugungsmüdigkeit der Männer. Selbst 1946, im ersten Nachkriegsjahr und einer bitterarmen, unsicheren Zeit in Deutschland, lag die Zahl der Geburten bei etwa 922 000 – damit über ein Drittel höher als im Jahr 2006, in dem mit etwa 672 700 Geburten der bisherige Tiefpunkt erreicht wurde. Die Kaufkraft dagegen stieg seit dem Babyboom-Rekordjahr 1964 mit 1,36 Millionen Geburten in Deutschland stark an. Wir können uns heute durchschnittlich viermal mehr leisten als damals. Die Angst vor einem sinkenden Lebensstandard als künftiger Papa ist also kein wirklich starkes Argument.

Selbstverständlich ist auch zu berücksichtigen, dass es zu Zeiten der geburtenstärksten Jahrgänge in Deutschland weder Antibabypille noch andere perfektionierte Verhütungsmethoden gab. Doch der wesentlichere Grund für die zurückhaltendere Familienplanung der Männer ist ein ganz anderer: eine Werteverschiebung. Bei einer großen aktuellen Umfrage zeigte sich die Mehrzahl der befragten Männer skeptisch, ob ein Kind die Lebensfreude und Zufriedenheit verbessern könnte. Das klingt erschreckend und ist zugleich entlarvend! Besonders wenn man bedenkt, dass der eigene Vater ja auch so hätte denken können …

Fakt ist: **Das Papa-Werden hat heute ein gewaltiges Imageproblem. Lebensgenuss und Schnulleralarm scheinen sich für Männer gegenseitig auszuschließen.**

Zum Glück gibt es aber Trendsetter wie Brad Pitt, der tapfer und unermüdlich dafür kämpft, dass der Stellenwert von Kindern und das Ansehen von Großfamilien wieder steigt. Immerhin wurde Brad vom *People Magazin* zweimal zum *sexiest man alive* gewählt. Er ist für uns Männer also ein interessantes Vorbild.

Brad kann man keinen Vorwurf machen: Er tut sein Bestes in Sachen Pro Familia. Und wirklich nimmt auch die Zahl der Luxus-Großfamilien mit vier bis sechs Kindern in Deutschland bereits wieder leicht zu. Getragen werden diese Vorzeigefamilien im Kennedy-Stil jedoch von einem außerordentlich hohen Einkommen des Vaters und/oder der Mutter.

Kind = cool. Daran, dass diese Formel wieder allgemeine Gültigkeit bekommt, arbeitet auch fleißig Supermodel-Fahnderin Heidi Klum mit inzwischen drei Kindern. Und wenn selbst eine hippe Szene-Ikone wie das russische Model Natalia Vodianova mit neunzehn zum ersten Mal und mit vierundzwanzig Jahren zum zweiten Mal Mutter wird, ist das für Männer schon ein Anreiz nachzudenken, ob sich Selbstverwirklichung und Familie wirklich zwangsweise ausschließen müssen.

Der Unterschied ist: Star-Eltern haben nicht selten mindestens zwei Nannys je Kind, dazu Haushaltshilfen, Putzfrauen, Gärtner. Sie müssen sich nicht persönlich um Kitaplätze streiten, nicht im Supermarkt nach Babybrei im Sonderangebot fahnden und nicht nächtelang das Fieberköpfchen kühlen. Sie müssen keine Großmeister des Multi-Taskings sein. Trotzdem machen diese berühmten Familien mit Kindern uns Männern Lust, wieder ernsthaft darüber nachzudenken, ob ein angesagter »Xplory«-Designerkinderwagen von Stokke mit entsprechendem Inhalt nicht doch die langfristig sinnvollere Anschaffung ist, als sich von einem BMW X3 zu einem X5 hochzuarbeiten.

Der leichte Geburtenanstieg in Deutschland gibt Anlass zu vorsichtigem Optimismus, Anlass zur Hoffnung, dass ein Umdenken stattfindet, dass Kinder wieder erwünscht sind und geliebt werden, dass sie als Bereicherung des Lebens und der Partnerschaft gesehen werden.

Zugleich machen Kinder Karriere als »Trend-Accessoire« wie als Statussymbol! Zugegeben, ein skurriler, aber wohl zeitgemäßer Ansatz, um auch den Männern das Vatersein wieder schmackhafter zu machen. **Es gilt wieder mehr und mehr als stylish, Nachwuchs zu haben.**

Vorreiter ist die Werbeindustrie: In jedem zweiten Spot lassen sich Kinder mit einem schicken Van chauffieren oder essen Papa den letzten Schokoriegel weg. Und auf Kindermode spezialisierte Labels wie Belly Button schaffen es mit ihren Kollektionen inzwischen sogar in Glamour-Zeitschriften und -Illustrierte. Sogar Ansätze von Selbstironie sind bei jungen Eltern inzwischen kein Tabu mehr. So streifen sie ihren Kleinen schon einmal ein Mini-T-Shirt mit der Aufschrift »Baby deluxe«, »Master of Desaster«, »Born to be wild« oder »Liebhaberstück« über.

Was die Männer trotzdem zögern lässt, ein potenzielles Dasein als Vater babyrosa zu sehen, ist die Angst, dass sich die Frau durch die Mutterrolle verändern könnte, dass die Beziehung und Zweisamkeit darunter leidet. **Ein Kind bedeutet für Männer harte Konkurrenz.** Jeder Mann kennt Beispiele, die schlimmste Horrorvisionen bestätigen: Mütter, die nach der Geburt des ersten Kindes plötzlich vom locker-lässigen Alles-easy-Girlie zur hysterischen Ich–will-alles-perfekt-machen-Übermutter mutieren. Hauptgesprächsthema dieser Mustermütter: das Kind. Hauptperson: das Kind. Gerne wird die Umwelt mit detaillierten Infos über die Konsistenz des Stuhlgangs versorgt. Oder über Wörter, die aus dem Silbenbrei, der dem Baby aus dem Mund tropft, angeblich bereits herauszuhören sind. Wenn dann doch noch ein paar Minuten Zeit für den Partner bleiben, dienen diese vorwiegend dazu, ihn über seine Pflichten und Unzulänglichkeiten als Vater aufzuklären. Spaß? Sex? Exzesse? Unbeschwertheit? Haben nur noch Seltenheitswert …

Beobachtungen wie diese mindern bei Männern natürlich den Drang zu zügiger und konkreter Familienplanung, und das Thema wird auf der To-do-Liste erst einmal nach hinten geschoben.

Zugegeben: **Die meisten Männer wollen Kinder haben. Irgendwann. Aber sie zögern die Entscheidung gerne hinaus und lassen sich ein Fluchttürchen offen.** Schließlich stehen sie als Mann ja nicht unter dem Druck eines biologischen Endspurts.

Bleibt es also wieder mal den Frauen überlassen, Überzeugungsarbeit zu leisten oder sogar einfach Tatsachen zu schaffen? Ist auch hier weibliche Dominanz gefragt?

Die Antwort fällt (leider) sehr klar aus: Ja! **Bis ein Mann von sich aus den idealen Zeitpunkt findet, um ganz bewusst und gerne Vater zu werden, kann er leicht ins Großvateralter rutschen.** Also keine Option, auf die man sich als Frau verlassen kann und sollte. Manche Männer schaffen es glaubhaft, über mehrere Jahre hinweg Gründe zu finden, die gegen eine Vaterschaft in allzu naher Zeit sprechen. Bei den Recherchegesprächen für dieses Buch gestand ein Mann sogar, dass er seiner Partnerin über Monate hinweg eine Potenzschwäche durch Stress vorgetäuscht hatte, um ihr vorerst seinen Beitrag an der Nachwuchsproduktion vorzuenthalten, noch etwas Bedenkzeit zu gewinnen und den Zustand der Unabhängigkeit länger genießen zu können.

Um nicht missverstanden zu werden: Ich möchte Frauen nicht dazu aufrufen, die Familienplanung gegen den Willen und ohne das Wissen der Männer in Angriff zu nehmen. Aber es sortiert unfaire Kandidaten beizeiten aus, wenn die Frau nach einer anfänglichen Schonfrist, in der sie den Partner auch auf seine Vaterqualitäten hin abcheckt, ganz klare Impulse setzt. Lassen Sie sich nicht zu lange vertrösten, verschieben Sie die Einlösung Ihres Kinderwunsches nicht in die Unendlichkeit! **Eine Frau muss sich nicht dafür entschuldigen, Mutter werden zu wollen und Kinder als (einen) Lebenszweck zu sehen.**

Natürlich wirkt es nicht auf alle Männer luststeigernd, wenn das Kinderthema in zu direkten Zusammenhang mit Körperlichkeit und Sex gebracht wird – obwohl beides ja vor nicht allzu langer Zeit noch vor allem diesem Zweck diente. Wir

Männer reagieren zuweilen etwas sensibel, wenn wir auf eine Funktion reduziert werden. Selbst wenn diese Funktion großen Spaß macht. Doch wenn das Bett von der Spielwiese zum Familienplanungszentrum wird, löst das in uns Beklemmungen aus.

Wirksamer ist, das Thema nach außen hin nicht zu hoch zu hängen. An Eisprungberechnungen und Temperaturmessungen muss eine Frau ihren Partner nicht unbedingt teilhaben lassen. **Übt die Frau in ihrem Kinderwunsch zu viel Druck aus, treibt das Männer eher in die Defensive.** Es reicht, ihm die akute Sehnsucht nach eigenem Nachwuchs immer wieder einmal deutlich mitzuteilen – fairerweise gegebenenfalls zusammen mit der Information, dass man die Pille abgesetzt hat.

Aber nochmals: Dass Frauen in der konkreten Familienplanung aktiver sind als Männer, war in der Menschheitsgeschichte eine evolutionsbedingte Konstante. Und hat letztlich dafür gesorgt, dass diese Geschichte überhaupt bis heute reicht. **Wenn es um Familienplanung geht, ist ein sanfter Kick für uns Männer sicher nicht kontraproduktiv. Wir lassen uns eben gerne zu unserem Glück verführen.** Und passen unsere Lebensplanung dem Menschen an, den wir lieben. Denn wir wissen nur zu gut, dass es uns zu traurigen Gestalten macht, wenn wir die ungebundenen Rock'n'Roll-Jahre zu lange ausdehnen.

Der Fingerzeig der Partnerin in Richtung Familie muss ja nicht so weit gehen, dass sie ein T-Shirt mit dem Aufdruck »1+1=3« zur ständigen Erinnerung daran trägt, dass sie von ihm einen Beitrag hierzu erwartet.

Manchmal überzeugen uns Männer übrigens auch ganz praktische Gründe. Zum Beispiel, dass Kinder ein ideales Alibi sind, um von einer langweiligen Party vorzeitig flüchten zu können …

10. LEBEN SIE IHRE EXTRAVAGANZEN VOLL AUS

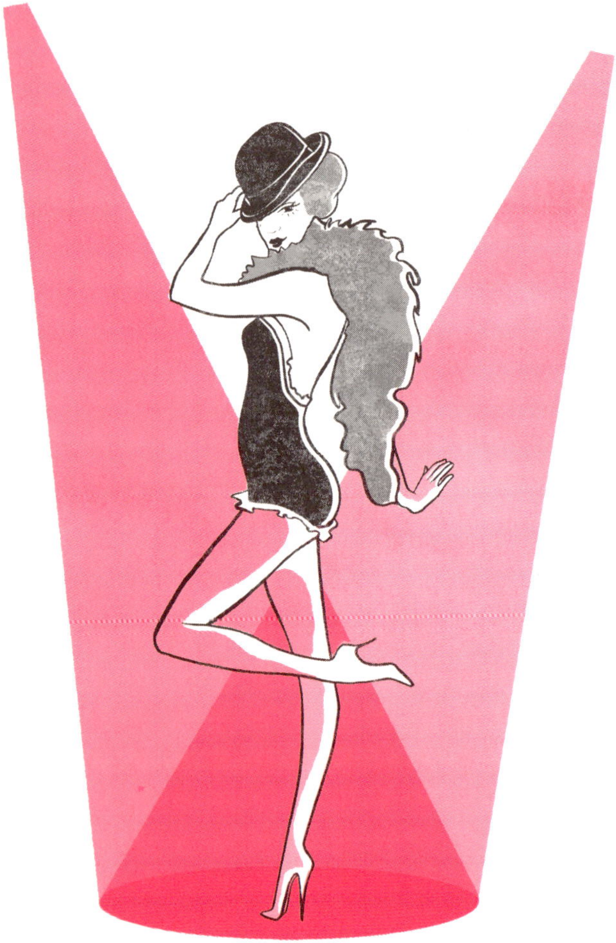

Ich bin eine Frau, die weiß, was sie will.
Ich habe mein Tempo, ich hab' meinen Stil.
Ich hab' meine Hemmungen fest in der Hand,
ein bisschen Gefühl, ein bisschen Verstand.
Ich kenn' meine Grenzen, ich höre die Zeit,
die Stimmen des Tages, da weiß ich Bescheid.
Volant in der Hand, grad los auf mein Ziel,
ich weiß ganz genau, was ich will.
Ich liebe die Liebe, ich liebe den Sport.
Doch den Sport nicht als Liebe,
die Lieb' nicht als Sport.
Ich bin nicht grad prüde und auch nicht lasziv,
nicht zu oberflächlich und auch nicht zu tief.
Ich spiele gern Poker und manchmal auch Bridge.
Ich hasse den Snob und goutier' keinen Kitsch.
Bin manchmal sehr kühl, dann wieder verliebt –
so wie es die Situation grad ergibt.
Ich weiß, wie man Golf spielt und wie man chauffiert,
ich bin nicht zu sachlich, nicht zu kompliziert.
Ich liebe das Helle, das Schöne, die Kraft.
Ich liebe das Geld, weil es Freiheit mir schafft.
Ich bin eine Frau, die weiß, was sie will.
Ich weiß ganz genau, was ich will.

AUS DER OPERETTE *Ich bin eine Frau, die weiß, was sie will*
VON OSCAR STRAUS (1870–1954)

Wäre dieses Buch ein Musikalbum, könnten Sie jetzt den Titelsong hören. Dieses Kapitel beschwört die Leitmelodie: die Ermutigung, persönliche Kanten, Eigenarten und sogar Schwächen in Diva-Qualitäten umzuwandeln. Denn: **Individualität ist das Kapital unserer Zeit.**

Und eine der Grundregeln von Diven-Lehrmeisterin Madonna lautet: »Es ist reine Zeitverschwendung, etwas Mittelmäßiges zu tun.«

Besonders geschätzt wird, was aus der Masse herausragt. Begehrt ist, was auffällt. Sogar bei Diamanten ist das so – besonders wertvoll sind rote Steine, weil sie extrem selten sind. So erzielte 1987 ein dunkelroter Pique-Brillant mit 0,95 Karat Gewicht bei einer Auktion von Christie's den Preis von 880 000 Dollar. Ein Diamant dieser Größe in reinstem Weiß hätte damals höchstens 10 000 Dollar gekostet.

Auch Tiere macht der feine Unterschied attraktiv. Nicht die Norm ist interessant, sondern die Abweichung: Japanische Koi-Karpfen mit auffälligem Farbenspiel werden so für bis zu 700 000 Euro gehandelt. Und bei ihrer legendären Show in Las Vegas traten die Magier Siegfried und Roy nicht etwa mit normalen Tigern auf, sondern mit extrem seltenen weißen Königstigern.

Gleichförmigkeit ist öde. Auffälliges Verhalten dagegen macht neugierig.

Wir alle erinnern uns an die Musterschüler in unserer Klasse. Sie machten scheinbar alles richtig. Doch in ihrem Bestreben, Disziplin zu wahren, optimale Leistungen zu bringen und bei den Lehrern Eindruck zu schinden, waren sie berechenbar. Und so langweilig wie ein Stück Brot. Sie boten das ideale Feindbild, waren Zielscheibe von Spott und Aggressionen. Natürlich wurden daher nicht die Musterschüler, sondern die Entertainer und Dampfplauderer zum Klassensprecher gewählt: Mädchen und Jungen mit Ausstrahlung, die es verstanden, andere um sich zu scharen, Wortführer zu sein, im Mittelpunkt zu stehen – und manchmal auch den Klassenclown zu spielen. Oft handelte es sich dabei um Schüler, deren Leistungen und Noten eher mäßig waren. Egal. Aber es waren frühe Meister der Selbstdarstellung.

Auffällig ist auch: Begegnen wir nach einigen Jahren bei Klassentreffen diesen Helden unserer Jugend wieder, sind oft genau sie es, die sich in einflussreiche Positionen hochgekämpft haben, die etwas gewagt haben, vielleicht auch spektakulär gescheitert sind, aber ein spannendes Leben führen. Sie haben was zu erzählen. Die einstigen Streber? Ihnen mangelt es meist auch jetzt noch an Charisma und sozialer Intelligenz, um sich abzuheben, ein Netzwerk zu bilden, aufzufallen und sich für Spitzenjobs aufzudrängen.

In den Lehrplänen fehlt bis heute das Fach Persönlichkeitsbildung. Wir mussten zwar als Schüler die Jahreszahlen von Kriegen im Mittelalter auswendig lernen und zwanzig Zentimeter lange mathematische Formeln anwenden können. Aber geschätzte 98 Prozent dieses Wissens haben sich längst wieder aus unseren Gehirnwindungen verabschiedet, ohne dass wir diese Informationen je vermisst hätten. Wie wir jedoch die Facetten unserer Persönlichkeit am besten zur Geltung bringen, brachte uns kein Lehrer bei. Dabei ist das für unser Leben letztlich wichtiger als eine um eine Zehntelstelle bessere oder schlechtere Zeugnisnote.

Zum Glück ist es bekanntlich nie zu spät, die eigene Ausstrahlung kräftig zu polieren. Das gelingt auch noch locker mit 30plus.

Der Push-up für unser Charisma ist Selbstvertrauen. Und Mut. Sie sollten sich nie verbiegen – und Kontroversen, die daraus entstehen, nicht ausweichen. Ein kleiner Kampf ist schließlich ein gutes Training, um sich zu behaupten. Und er belebt.

Frauen sind jedoch viel zu oft Harmonie-Junkies. Sie stellen zur Rettung des Friedens gerne einmal ihre berechtigten Überzeugungen zurück. Selbst gegenüber Männern, die intellektuell eine wesentlich tiefere Flugbahn haben und deren Argumente im Vergleich zu ihren nur heiße Luft sind. Ein solches Verhalten ist einerseits klug, spart Energie und Nerven. Auf Dauer ist es aber unbefriedigend. Und kontraproduktiv. Denn chronische

Ja-Sager haben keine große Fangemeinde. Immer nett und pflegeleicht zu sein ist die sicherste Methode dafür, bald überhaupt nicht mehr wahrgenommen zu werden. Und wessen Verhalten so angepasst und farblos erscheint, dass er sich nicht mehr von der Wand hinter sich abhebt, muss sich nicht wundern, wenn er kaum mehr beachtet wird.

Eine klassische Managerregel lautet: **Aufmerksamkeit bekommt man nicht geschenkt, Aufmerksamkeit muss man sich erarbeiten!**

Nach diesem Motto funktioniert nicht nur die Karrieredynamik in den Chefetagen, sondern auch das Starbusiness, die Musikindustrie, die Model-Szene, der Literaturbetrieb, der Sport. Sie dürfen alles sein, nur nicht normal, durchschnittlich, brav, langweilig oder nichtssagend.

Perfektion ist ein Persönlichkeitskiller.

Jeder kann sich selbst testen: Wie viele Stars haften nur deshalb in unserem Gedächtnis, weil sie sich regelmäßig durch Skandale in Erinnerung rufen? Weil sie sich gegenseitig beschimpfen, bekämpfen, betrügen, um sich kurz darauf wieder zu versöhnen. Weil sie zwar nicht auf Drogen, dafür aber ab und zu gerne auf den Slip verzichten. Weil sie sich gelegentlich auf dem Weg von der Eingangstür ihrer Villa zum Müllcontainer ganz bewusst auch unvorteilhaft fotografieren lassen. Um zu demonstrieren: »Hey, ich bin manchmal auch total normal.« Aber eben nur manchmal. Denn wenig später sind sie wieder neben der Spur, reißen freche Sprüche, pöbeln, schlagen mit Regenschirmen und Fäusten um sich und tragen damit bereitwillig zu unserer Unterhaltung bei. Sie leisten sich Extravaganzen, über die wir genauso gut staunen wie lästern können.

Wie zum Beispiel Mariah Carey, die angeblich in jedem Hotel für das Schlafzimmer ihrer Suiten zwanzig Luftbefeuchter und für die Badezimmer grundsätzlich neue Toilettenbrillen ordert.

Oder Jennifer Lopez, die auf eine Raumtemperatur von exakt 25,5 Grad bestehen soll und sich alles komplett weiß wünscht: Kerzen, Vorhänge, Blumen, Bett, Couch, Teppichböden …

Menschen, die ein solides Familienleben haben, Partys und Drogen meiden sowie null Komma null Allüren zeigen, sind eben kein idealer Stoff für *Gala*, *Bunte* & Co. Mit jeder Schlagzeile und Story steigert der Star seinen Marktwert.

Das führte dazu, dass inzwischen nicht selten Stars mit Paparazzi zusammenarbeiten und Skandale inszenieren. Der Fotograf ist rein *zufällig* genau dann in der Nähe, wenn die Schauspielerin mit dem noch verheirateten Milliardär auf der Hotelterrasse und am Strand wild knutscht. Eine Fake-Sensation. Und für alle ein Gewinn: Der Paparazzo hat exklusive Bilder (die ihm nicht selten bis zu 200 000 Euro einbringen), der Star bekommt Aufmerksamkeit, der People-Magazin-Käufer neuen Klatschstoff, und die Hefte verkaufen sich wie geschnitten Brot.

Doch zurück zur Diva-Taktik. »Diva« – das Wort stammt aus dem Lateinischen und ist die weibliche Form von *divus*, der Göttliche. Diese Göttlichkeit würdigen jedoch heute nicht mehr alle Stars. Manche leben ihre Diva-Allüren vielmehr ziemlich weltlich aus und übertreiben damit, was schnell billig wirkt und irgendwann nur noch nervt.

Zwischen Zicke und Klette liegt nur ein schmaler Grat. Naomi Campbell und Paris Hilton kommen uns da mit ihrem nicht immer himmlischen Verhalten rasch in den Sinn. Oder Sängerin Janet Jackson, die mit einem ebenso verzweifelten wie derben Versuch um Aufmerksamkeit heischte, als sie beim Super Bowl 2004 ihre rechte Brust sekundenlang vor einem Millionen-TV-Publikum freilegte. Ein Skandal mit Ansage, für den sogar ein eigener Name geprägt wurde: Nipplegate. In Anspielung auf die politische Watergate-Affäre, die 1974 US-Präsident Richard Nixon zum Rücktritt zwang.

Wer die Windmaschine zu hoch dreht, verzerrt sein Profil. Und macht sich leicht lächerlich. Doch **ein wohldosiertes Maß an Exaltiertheit steht jeder Frau.**

Und wir Männer sind für gelegentliche Showeinlagen sehr empfänglich; einer Diva rollen wir gerne höchstpersönlich den roten Teppich aus. Wie viele historische Beispiele von Stars zeigen, die noch wussten, dass Diva-Allüren wie ein Parfüm zum Einsatz gebracht gehören: Immer nur einen Hauch auftragen. Nie zu viel!

Als eine der größten Diven aller Zeiten gilt Maria Callas. Die Jahrhundertsängerin, die in ihren ruhmvollsten Zeiten dreiunddreißig Pelzmäntel, über zweihundertzwanzig Abendroben und weltweit Millionen von Verehrern besaß, stellte an sich und ihre Umwelt immer höchste Anforderungen. Einem New Yorker Operndirektor, mit dem sie nicht einer Meinung war, soll sie in Rage sogar eine Cognac-Flasche an den Kopf geworfen haben. Und Kollegen erzählten, dass die Callas ihnen während der Vorstellung auf der Bühne einen Fußtritt verpasste, wenn sie versuchten, einen Ton länger als sie zu halten. Wenn sie in Form war, änderte Maria Callas spontan die Partitur, beendete die Arie mit einem schier unsingbar hohen Ton. Und sorgte so dafür, dass das Publikum vor Begeisterung tobte und ihr Ruhm weiter wuchs.

War die superkritische Primadonna dagegen mit ihrer Stimme einmal nicht zufrieden, brach sie eine Vorstellung bisweilen vorzeitig ab. Sogar, wenn der Staatspräsident unter den Zuhörern war. Als sie sich einmal während der Aufführung der Donizetti-Oper *Anna Bolena* in der Mailänder Scala vom Publikum ungerecht behandelt fühlte, ging sie entgegen der Regieanweisung an die Rampe und schmetterte die Worte der soeben gesungenen Arie nochmals in den Raum: »Mein Schicksal ist besiegelt, wenn meine Ankläger auch meine Richter sind!« Ein spontaner, mutiger Temperamentsausbruch, für den sie Ovationen bekam.

Wenn die Callas in der Stadt war, hielt das legendäre Mailänder Edelrestaurant *Biffi-Scala* Tag und Nacht einen Tisch für sie frei. Und mit ihrer Diva-Power zog sie 1959 sogar den notorischen Womanizer und Multimillionär Aristoteles Onassis in ihren Bann. Der Beginn eines Liebesdramas, das Geschichte schrieb.

Eine andere Diva mit unsterblichem Ruhm war bekanntermaßen Marilyn Monroe. 1952 fand sie Gefallen an Joe DiMaggio, dem attraktiven italienischstämmigen Baseballstar des Traditionsclubs New York Yankees. Um den zwölf Jahre älteren Mann kennenzulernen, arrangierte Marilyn ein Blind Date mit ihm. Was sie später allerdings bestritt. Tatsache ist: Es funktionierte, es funkte. Eineinhalb Jahre später heirateten die beiden. Doch Marilyn konnte ihrem extrem eifersüchtigen Gatten nicht lange treu bleiben. Sie begann Affären, und so wurden Marilyn und Joe schon nach nicht einmal einem Ehejahr wieder geschieden. Was Joe DiMaggio aber nicht davon abhielt, Marilyn sein Leben lang weiter abgöttisch zu lieben. Nach ihrem Tod 1962 sorgte er dafür, dass zwanzig Jahre lang drei Mal wöchentlich ein Strauß Rosen auf ihr Grab gelegt wurde.

Das Trio der klassischen Diven vervollständigt Liz Taylor. Die Eskapaden der Schauspielerin waren filmreif. Ohne zu zögern, nahm sie sich in ihren erfolgreichen Zeiten, was sie wollte – zum Beispiel ihren Kollegen Richard Burton gleich zweimal (1964 und 1975) als Ehemann. Sie besaß das, was eine wirklich große Diva ausmacht: Selbstironie. »Dicke Mädchen brauchen große Diamanten«, sagte die selbstbewusste Schauspielerin, die schon in ihren Hollywoodjahren mit ihrem Gewicht kämpfte.

Richard Burton nahm ihren Wunsch zu Befehl und schenkte ihr in den rund fünfzehn Jahren ihrer exzessiven Partnerschaft Schmuckstücke im Wert von über vierzig Millionen Euro. Darunter den sogenannten Taylor-Burton-Diamanten, der die Form eines Herzens und ein Gewicht von unglaublichen 69,42 Karat aufweist.

Was aber bringt einen Mann dazu, einen Großteil seiner üppigen Gagen in Geschenke für eine Frau zu investieren? Warum stürzen sich Männer für gewisse Frauen sogar in den materiellen und emotionalen Ruin? Es sind genau diese Fragen, die echte Diven für sich zu beantworten gelernt haben. Sie tragen das Ausrufezeichen vor sich her: »Ich bin es wert, dass …!«

Sie wissen: **Männer wollen das Gefühl vermittelt bekommen, dass sie nur mit vollem Einsatz an ihr Ziel kommen.**

Deshalb fordert eine Diva kompromisslose Zuwendung, totale Leidenschaft und bedingungslose Liebe. Männer müssen bei ihr an ihre Grenzen gehen. Oder sogar darüber hinaus. Denn für eine Diva wird es gerade da interessant, wo das klare Bewusstsein der Impulsivität weicht. Auf diesem Terrain fühlt sie sich besonders wohl, hier ist sie zuhause. Denn ihr Kalkül ist nicht aufs Tagesgeschäft gerichtet, nicht auf die Logik eines Mannes. Sonst gäbe er freiwillig keine Millionen für einen Ring aus. Das Reich der Diva ist die Subebene der Vernunft. Sie spielt mit den vielen kleinen Hebelchen im Unterbewusstsein des Mannes. **Eine Diva weckt bei Männern Begehren, von dessen Existenz diese bisher nichts wussten.**

Jeder Mann ist empfänglich für diese Reize der rationalen Unterwelt. Hinzu kommt eine skurrile Gesetzmäßigkeit: **Je unverschämter die Forderungen einer Diva sind, desto bereitwilliger wird ein Mann sie erfüllen.**

Männer versuchen dieses Phänomen so zu erklären: Wenn eine Frau das Selbstbewusstsein hat, extreme Forderungen ganz selbstverständlich zu stellen, ist sie vermutlich daran gewöhnt, dass diese auch erfüllt werden. Die Frau muss also Qualitäten besitzen, die diesen hohen Einsatz des Mannes rechtfertigen.

An der kurzen Leine hält eine echte Diva den Mann auch, indem sie ihm stets das Gefühl vermittelt, sie nie ganz besitzen zu können. Sie will immer wieder neu erobert werden, sie lässt sich nicht dominieren. Und: Eine Diva nimmt sich auch Freiräume. Sie ist phasenweise nicht erreichbar, nicht verfügbar – was nicht gespielt ist, denn sie hat und genießt ihr Eigenleben. Das hat den Nebeneffekt, dass die Beziehung mit ihr durch die gelegentliche Distanz für Männer besonders spannend bleibt. Zudem schätzen Männer es, auch Zeit für sich, die Freunde und Hobbys zu haben.

Das alles sind bewährte Diven-Taktiken, die sich mit dem nötigen Mumm auch im unglamourösen Alltag kopieren lassen.

Wie sieht es jedoch mit den legendären Launen einer Diva aus? Sind diese wirklich noch zeitgemäß? Verderben Frauen mit ihrer Launenhaftigkeit den Männern nicht endgültig den Appetit auf sie?

Dazu ein kleiner Exkurs: In der Ausbildung für Schauspieler gibt es eine beliebte Übung: sich in die Raummitte zu stellen, die Augen zu schließen und auf den ersten Impuls zu warten. Sei es, dass der Finger zuckt oder die Lust aufkommt, sich zu drehen. Dieser Impuls wird aufgenommen und langsam bis zum möglichen Maximum gesteigert.

Sinn und Zweck der Übung ist, dass Schauspieler diese – gewöhnlich unterdrückten – Impulse wieder vollkommen ausleben und so in allen Intensitäten kennenlernen, von ganz leicht bis stark.

Das Modell lässt sich von physischen auch auf Stimmungsimpulse übertragen. Wir alle verspüren jeden Tag diverse Anflüge von Launen. Von fröhlich bis wütend, die ganze Palette. Um alltagskompatibel zu sein, drosseln wir unsere entsprechenden Neigungen jedoch zum Großteil – was eine Diva nie tun würde.

Sie lässt (zumindest einigen) Launen freie Fahrt, auch auf die Gefahr hin, damit viele Leute zu verschrecken. Und sie verbirgt auch nicht, wenn sie einmal einen schlechten Tag hat. Ganz nach dem Motto: Nur Mittelmäßige sind ständig in Hochform.

Nun können Sie einwenden: »Eine Diva kann sich das auch leisten!« Sicher, es wird von ihr sogar erwartet. Extravaganzen sind ihr Kapital. Aber **der Spielraum zur Selbstinszenierung ist auch abseits von Bühnen, Laufstegen und Kameras größer, als die meisten denken.** Im privaten Umfeld werden Ihnen so einige Extravaganzen zugebilligt, wenn Sie dabei authentisch und souverän wirken. Es wird unter »Sie hat schon ziemliches Temperament« oder »So ist sie eben« verbucht. Sie werden dafür eher bewundert als bedauert und etablieren sich als schillernde Figur.

Es gibt das schöne Beispiel einer Bekannten, die in der Kostümbildner-Werkstatt der Münchener Staatsoper arbeitet – ein kleines Rädchen im großen Betrieb, ausgestattet aber mit einem sehr soliden Selbstvertrauen und einer im ganzen Haus bekannten Forschheit. Vor zwei Jahren wurde nun eine Inszenierung vorbereitet, deren Kostümgestaltung ein Künstler von internationalem Ruhm übernommen hatte. Er gilt als gnadenlos arrogant, und ihm wird eine starke Neigung zu cholerischen Ausfällen nachgesagt. Es kam vor, dass er ausflippte, nur weil er von jemandem unaufgefordert angesprochen wurde. Alle hatten einen Riesenrespekt, wenn nicht sogar Angst vor ihm.

Eines Tages musste die Kostümbildnerin einen Stapel Stoffproben zur Bühne bringen, damit der große Meister sie in Augenschein nehmen konnte. Wie es der Zufall aber wollte, war an diesem Tag der Aufzug blockiert. Sie nahm also die Treppen. Und auf wen traf sie im Treppenhaus? Auf den Kostümhalbgott höchstpersönlich. Auch er ging gerade nach unten. Was die Kostümbildnerin zu einem spontanen Einfall verleitete. Mit den Worten »Wenn Sie sowieso runtergehen, können Sie das gleich mitnehmen« drückte sie ihm den Stoffstapel in die Hände. Der Maestro erschrak und war eine Sekunde lang sprachlos. Dann sagte er artig wie ein kleiner Junge: »Ja, danke.«

Was beweist: **Diven gibt es auf allen Ebenen.** Es liegt nur an der inneren Einstellung, seine Diva-Qualitäten wirksam zu bündeln und zu outen. Sie sollten auf Exaltiertheit programmiert sein. Und Sie sollten sich nicht durch übertriebene Anpassung und falschen Respekt blockieren lassen. Oder gar durch Ängste. Wie zum Beispiel die weitverbreitete, einen Mann zu verärgern, indem Sie ihn etwas auf sich warten lassen.

Eine Diva kommt selten pünktlich. Sie weiß, dass sie jeden Mann bei (fast) jeder Gelegenheit mindestens neunzehn Minuten schmoren lassen kann, bevor der Bogen langsam überspannt ist. Und ist Mr. Date noch nicht anwesend, wenn sie erscheint, so geht sie wieder, um – wenn überhaupt – mit noch größerer Verspätung als der Mann ihren Auftritt zu haben. Nicht umsonst gibt es das Bonmot: »Eine Diva kommt nicht mal zu ihrer eigenen Beerdigung pünktlich.«

Hierarchien? Sind für sie lächerlich und bedeutungslos, denn entgegen den Regeln des Kartenspiels, geht eine Diva davon aus, dass die Dame auch den König sticht.

Wichtig für die volle Entfaltung als Diva ist es, sich nicht vom erstbesten Widerstand entmutigen zu lassen. Wie schon das historische Beispiel Elly Beinhorns zeigt. Im Alter von einundzwanzig Jahren setzte sie sich in den Kopf, den Flugschein zu machen. Das war 1928, und der Aeroclub ihrer Heimatstadt Hannover lehnte es damals noch ab, Frauen auszubilden. Doch Elly gab nicht auf und suchte in ganz Deutschland nach einem Club, in dem sie den Pilotenschein machen konnte. In Berlin-Staaken nahm man sie schließlich auf, sie ließ sich zur Pilotin ausbilden. Und wurde zur Luftfahrtpionierin, zu einer der berühmtesten Fliegerinnen des 20. Jahrhunderts. Elly Beinhorn stellte zahlreiche Rekorde auf und überlebte Dutzende von Bruchlandungen – eine Diva der Lüfte, hochattraktiv, umschwärmt, begehrt und zielstrebig.

Hollywood-Diva Zsa Zsa Gabor hat diese Form der erfolgreichen weiblichen Beharrlichkeit einmal wie folgt beschrieben: »Wenn ein Mann zurückweicht, weicht er zurück. Wenn eine Frau zurückweicht, dann nur, um besser Anlauf nehmen zu können.«

In Großbritannien aber löst seit einigen Jahren ein neues Phänomen die traditionelle Form der Diven ab: das der sogenannten *Ladettes* – junge Frauen, die sich wie ein halbstarker Kerl (Lad) benehmen. Diese Ladettes treten fast immer in Rudeln auf. Sie saufen, rülpsen, sehen sich Pornos an, gehen in Table-Dance-Bars, provozieren, benehmen sich rüpelhaft, tragen meist keine Unterwäsche, dafür umso mehr Tattoos, und haben Sex, mit wem und wo auch immer sie gerade Lust dazu haben. Besonders am Wochenende ist das größte Vergnügen der Ladettes, sich in den Pubs, Clubs und Discos total gehen zu lassen.

Die Journalistin und Autorin Ariel Levy prägte für diese spätpubertären Mädchen die Bezeichnung »Female chauvinist pigs« (weibliche Chauvinistenschweine). Denn die Ladettes nehmen sich Freiheiten, die bisher – wenn überhaupt – nur Männern vorbehalten waren.

Als wirkliche Vorbilder sind diese jungen Engländerinnen mit ihren radikalen und derben Umgangsformen wenig geeignet. Dennoch lassen sich aus einigen Aspekten ihres Verhaltens lehrreiche Rückschlüsse für Selbstverwirklichung auch auf höherem Niveau ziehen: Ihre Lust, ab und zu den »Kerl in sich« zu entdecken und nach außen zu stülpen, ist für die Ladettes befreiend und wohltuend.

Wie aber reagieren Männer auf sie? Nicht etwa verstört oder sogar abgeschreckt, wie man meinen könnte. Ganz im Gegenteil: Sie finden das sogar reizvoll! Kein Wunder: **Auf Männer wirken Frauen anziehend, die sich gelegentlich über die klassische Rollenverteilung hinwegsetzen** und wie ein Kerl trinken, feiern, lieben.

Ganz neu sind diese Grenzüberschreitungen jedoch nicht. Schon Kultschriftsteller Ernest Hemingway führte 1926 in seinem berühmten Roman *The Sun Also Rises* (*Fiesta*) die Figur der schönen Engländerin Lady Brett Ashley ein. Sie hält bei den heftigen Trinkgelagen der Männer in Pamplona munter mit, begeistert sich für den Stierkampf und beginnt vor den Augen ihres Exliebhabers und ihres Verlobten ein Verhältnis mit einem fünfzehn Jahre jüngeren Torero. Was zu handfesten Auseinandersetzungen unter den Männern führt.

Auch die Frauen der 68er-Bewegung überschritten so konsequent und latent die männlichen Claims, dass Uschi Obermaier, die emanzipiert war, aber gleichzeitig auch deutlich sichtbar eine Frau blieb, zum Superstar einer Generation werden konnte. Stark an die Männer assimiliert waren etwas später, Mitte der Siebzigerjahre, auch die weiblichen Punks.

Was jedoch bisweilen missachtet wurde und wird und nicht ohne Auswirkung auf die gegengeschlechtliche Attraktivität bleibt: Aus den Ausflügen der Frauen auf männliches Terrain dürfen keine Daueraufenthalte werden! **Nur das Wechselspiel zwischen gelegentlicher Geländegängigkeit und natürlicher Noblesse finden Männer wirklich sexy.**

Die eigentliche Heimat der Frau sollte eindeutig die einer Lady bleiben – einer Lady, der es jedoch auch steht, wenn sie sich gelegentlich etwas danebenbenimmt, ihre wilden Seiten zeigt und für Männer immer einen Hauch unberechenbar bleibt.

11. DIE HOFFNUNGS-LOSEN FÄLLE

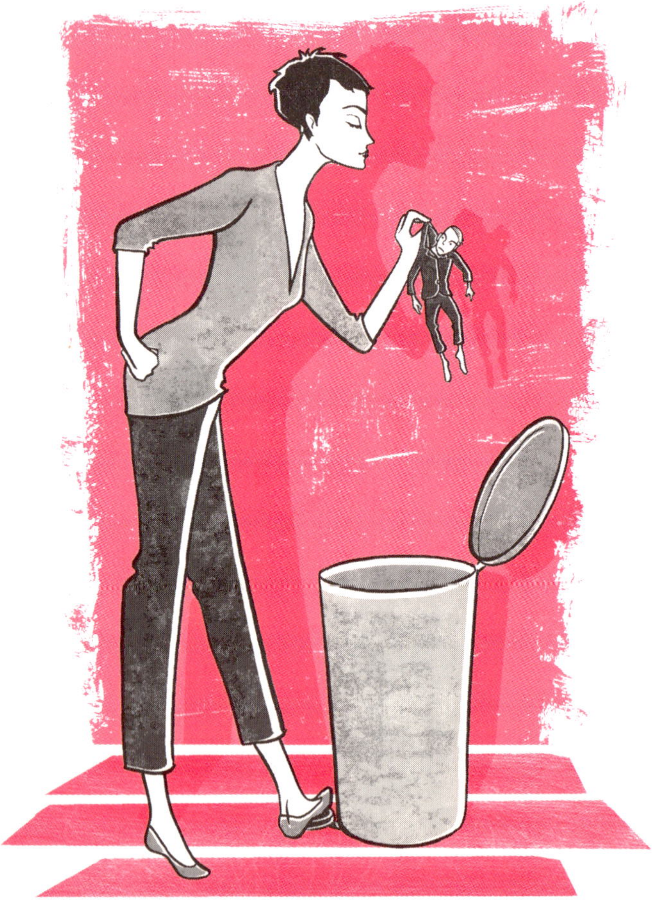

Partnerwahl heißt Problemwahl!
US-EHETHERAPEUT DANIEL WILE

Nach längerer Zeit treffen sich die Freunde David und Stefan auf ein Bierchen und bringen sich gegenseitig auf den neuesten Stand.

David: »Ich hab dich doch damals auf der Party bei Phillip mit dieser Katja gesehen.«

Stefan: »Ja, ich hatte sie an dem Abend kennengelernt.«

David: »Und, ist was draus geworden?«

Stefan: »Wir waren ein paar Mal zusammen unterwegs, hatten Spaß und alles.«

David: »Gute Frau, wirklich.«

Stefan: »Dachte ich auch. Am Anfang.«

David: »Das klingt nicht gut. Was ist passiert?«

Stefan: »Um ganz ehrlich zu sein: Ich glaube, sie hat ein echtes Problem mit Männern.«

David: »Dabei sieht sie gar nicht aus wie eine Frau, die unnötig Stress macht.«

Stefan: »Nein, sieht man ihr nicht an. Und am Anfang lief auch alles ganz locker. Wir hatten eine gute Zeit. Und ein paar echt heftige Nächte. Aber nach zwei, drei Wochen begann sie damit, mich regelrecht mit SMS zu bombardieren. Am Anfang fand ich das ja noch schmeichelhaft. Und sie schickte oft auch sehr fantasiereiche, fast schon poetische SMS. Aber es wurde immer extremer. Im Abstand von höchstens einer halben Stunde piepste mein Handy. Und wenn ich nicht sofort darauf reagierte, rief Katja bei mir an und beklagte sich. Mir wurde irgendwann klar: Sie ist ein Freak, sie braucht extreme Zuwendung. Sie zu betreuen ist ein Fulltime-Job. Nichts für mich, ich brauche auch mal Abstand und Zeit für mich.«

David: »Einen ähnlich anstrengenden Fall hatte ich auch schon mal. Ich bin damals an eine chronische Ausdiskutiererin geraten. Auf den ersten Blick die Megafrau. Clever, offensichtlich selbstbewusst und alles da, wo es sein muss. Aber sie hatte eine total nervige Angewohnheit: Sie musste immer alles hinterfragen und analysieren. Vor allem Gefühle! Das war bei ihr wie ein Reflex. Und supermühsam. Meistens ging es ganz harmlos los. Sie sagte zum Beispiel: ›Schon komisch. Vor einem Jahr kannten wir uns noch gar nicht. Und du warst noch mit einer anderen Frau zusammen. Vermisst du die denn gar nicht?‹ Ich sagte: ›Hm, eigentlich nicht.‹ Sie fragte: ›Wieso nicht? Schließlich hast du sie ja mal geliebt, oder nicht?‹ Ich sagte: ›Na ja, ich bin ja nun mit dir zusammen.‹ Sie fragte: ›Heißt das, wenn du nicht mit mir zusammen wärst, dann wärst du noch mit ihr zusammen?‹ Ich sagte: ›Ich weiß nicht. Das ist mir jetzt auch zu theoretisch. Warum soll ich darüber nachdenken?‹ Sie sagte: ›Wenn du mal nicht mehr mit mir zusammen wärst, würdest du mich vermutlich auch nicht vermissen …‹ Ich sagte: ›Die Frage stellt sich doch nicht. Schließlich möchte ich doch mit dir zusammenbleiben.‹ Sie sagte: ›Aber im Prinzip sind für dich doch alle Frauen austauschbar.‹ Und schon war eine völlig unnötige und bescheuerte Diskussion im Gange, bei der ich am Ende nur als Verlierer dastehen konnte. Ich sag dir: Es war auf Dauer die Hölle. Eine Folter mit Worten. Nach drei Monaten war ich völlig entnervt und brach den Kontakt zu ihr ab. Seitdem schätze ich schweigsame Frauen …«

So weit das Protokoll eines Dialogs, der deutlich macht: **Auch wir Männer haben Ängste.** Zum Beispiel die, an eine Soziopathin, Neurotikerin oder Borderlinerin zu geraten, die bald mehr Leid als Lust bereitet, an eine dieser verhängnisvollen **Frauen mit Eisberg-Effekt:** Unter dem sichtbaren und imposanten Teil lauert gut verborgen ein gefährlicher Riesenklumpen, der aus einer explosiven Mischung von Frustrationen, Ängsten und Komplexen besteht.

Jeder Mann mit etwas Lebens- und Liebeserfahrung weiß, dass da draußen einige Frauen unterwegs sind, die trotz täglicher Yogastunden nicht in innerer Balance sind und oft eine satte Dosis an Altlasten, Verletzungen und Männerhass in sich tragen. Für dieses Vorleben trifft uns Männer zwar persönlich keine Schuld. Wenn wir aber aus Versehen bei diesen Frauen den falschen Knopf drücken, bekommen wir trotzdem die geballte Ladung an angestauten Aggressionen ab.

Eine unbekannte Frau näher kennenzulernen gleicht russischem Roulette: Man weiß nie, ob noch eine Patrone im Magazin der Waffe steckt.

Wie früher in den Überraschungseiern lauern auch in vielen Frauen gut verpackte Geheimnisse. Ist die Schokoladenhülle erst einmal abgenascht, zeigt sich der wahre Kern: Scheinbar lässige Szene-Girls erweisen sich als kleinkrämerische Falschversteherinnen, unabhängige Powerfrauen als manische Kletten, sanfte Feen als gnadenlose Racheengel und selbstbewusste Diven als paranoide Sicherheitsfanatikerinnen. Kein Mann mit mehr als fünf Beziehungen hat nicht mindestens einmal einen Streifschuss abbekommen. Und es ist für Männer ab einem gewissen Alter wirklich schwer, eine Frau ganz ohne psychischen Ballast und Altlasten zu finden. Auch deshalb sind wir Männer heute oft so vorsichtig und zurückhaltend in der engeren Kontaktaufnahme mit Frauen. **Wir wollen den Psycho-Check möglichst lange ausweiten, um so eventuelle Risiken zu minimieren.**

Die Frauen haben es da besser. Für sie ist die Gefahr weitaus geringer, schwere Mängel der Männer erst nach Ablauf der unkomplizierten Umtauschfrist zu entdecken. Männer sind nämlich einfacher zu durchschauen. Dass sie den Frauen nichts vorspielen können, hat eine englische Studie wissenschaftlich erwiesen. Mal schnell ein bisschen unverbindlichen Spaß haben? Das volle Romantikprogramm als Spieleinsatz für einen One-Night-Stand? Das sollte kein Mann leichtfertig wagen. Denn Frauen können bereits anhand eines Fotos feststellen, ob der abgebildete Mann nur Sex oder eine feste Beziehung möchte. In fast drei Viertel der Fälle lagen die Frauen in ihrer Beurteilung richtig! Wenn sie uns Männer live erleben, ist die Quote der Frauen mit Lügendetektorqualitäten vermutlich noch wesentlich höher.

Frauen haben sich also im Laufe der Evolution einen Röntgenblick antrainiert. Es reicht, dass sie sich das Passfoto in unserem Führerschein angucken, um unsere wahren Absichten outen zu können. Dagegen lassen wir Männer uns immer noch allzu gerne von der gefälligen Software einer Frau betören und sind besonders am Anfang einer Beziehung rekordverdächtig tolerant. **Nur auf eine Sache reagieren Männer immer und in allen Lebenslagen absolut allergisch: auf Vorwürfe!**

Sätze mit einer Kombination aus »du« und »zu« eignen sich entsprechend hervorragend als Beziehungsverhütung oder -killer: »Du trinkst zu viel.« »Du rauchst zu viel.« »Du gibst zu viel Geld für … aus.«

Es ist nicht so, dass wir von Frauen keine Tipps annehmen. Nein, wirklich nicht. Dass wir vom weiblichen Optimierungsdrang profitieren, wissen wir Männer spätestens seit dem Film *Ein Mann für geheime Stunden*, in dem Andy Garcia den Rat bekommt: » Nehmen Sie sich vor einer Frau in Acht, die Sie so liebt, wie Sie sind. Das ist ein Zeichen, dass sie sich zu schnell zufriedengibt.«

Wir Männer sind auch durchaus kritikfähig. Wird Kritik aber zu direkt und in schmuckloser Verpackung geäußert, empfinden wir selbst berechtigte Anregungen als Bevormundung. Und das bewirkt, dass wir uns aus kindlichem Trotz noch weiter in die kritisierte Verhaltensweise flüchten – jetzt erst recht …

Dabei hilft Frauen bereits ein simpler rhetorischer Trick (den übrigens auch viele Psychologen erfolgreich anwenden), um den Wunsch nach Verhaltensänderungen ihres Partners eleganter und damit wirksamer zu gestalten. Statt Vorwürfe zu machen, können sie den kritischen Inhalt einfach in eine Feststellung packen: »Du trinkst jeden Abend fast eine ganze Flasche Wein.« Diese puristische Äußerung bewirkt, dass der Mann den Drang empfindet, sich zu rechtfertigen. Er ist in der Defensive und muss versuchen, sein Verhalten gegenüber der Frau als normal und sogar positiv darzustellen. Er muss die Frau auf seine Seite ziehen, muss aktiv werden. Der Mann gerät dadurch erst einmal in eine unterlegene Position – für eine Diva in keine unwillkommene Ausgangslage. Wirklich erstaunlich, dass so viele Frauen diesen wirksamen Trick nicht kennen und konsequent anwenden!

Und noch etwas gehört zum Basiswissen: **Hartnäckigkeit und Kritik wirken auf Männer nicht so erschreckend, wenn die Botschaft mädchenhaft verpackt wird.** Männer sind also viel leichter zu erreichen (und gegebenenfalls auch zu manipulieren), wenn Frauen ihnen ihre (kontroverse) Ansicht nicht in einem überheblichen und belehrenden Ton entgegenschleudern, sondern sie im Idealfall in Humor hüllen.

Männer dulden Widerspruch, wenn sie diesen als eine andere Möglichkeit und nicht als Dogma interpretieren können. Achten Sie doch einmal darauf, wie virtuos erfolgreiche Politikerinnen in allen Ländern diesen Kniff beherrschen. Wie sie die Empfindlichkeiten und pfauenhaften Eitelkeiten der Männer ins Leere laufen lassen. Und wie sie die männlichen Wolfsrudel mit ihren archaischen Beißritualen sich gekonnt gegenseitig zerfleischen lassen.

Zurück zu den Vorlieben und Abneigungen der Männer bei der Wahl ihrer Partnerin. Generell gilt: Männer unterscheiden zwischen 1. Frauen, die ihnen gelegentlich lösbare Probleme bereiten, und 2. Frauen, die ihnen ständig unlösbare Probleme bereiten. Von Ersteren sind sie fasziniert, Letztere meiden sie.

Doch einmal andersherum gedacht und gefragt: Welchen Männern sollten Frauen besser mit Vorsicht und Skepsis begegnen?

Ganz oben auf die schwarze Liste sollten Frauen den Typus des allzu selbstgefälligen Womanizers setzen. Er ist oft schon ein bisschen in die Jahre gekommen, sieht sich selbst als eine Art Regional-James-Bond und hat sein Ego durch zahlreiche Affären und Kurzzeitbeziehungen auf die Größe eines Heißluftballons aufgepumpt. Diese Männer haben Geschmeidigkeit und Wechsel zum Lebensprinzip erhoben. Sie sind für die Konfrontation mit einer wirklich selbstbewussten Frau im Prinzip zu feige und für ernsthafte Beziehungen oft verdorben. Sie stellen alles andere in Frage, aber nie sich selbst. Flirten ist für sie Routine und Automatismus zugleich.

Sie kennen solche Männer? Dann haben Sie sicher auch schon Sätze gehört wie: »Sorry, aber ich möchte mich im Moment eigentlich noch nicht fest binden ...« Eine Aussage, die auf dem Ranking der beliebtesten Ausreden von Männern, die ihren Spaß haben, aber keine Verantwortung übernehmen wollen, auf Platz 1 steht.

Wenn Sie glauben, gerade so einen Möchtegernplayboy zähmen zu müssen und dies auch zu können, möchte ich Ihnen hier nicht die Hoffnung nehmen. Es mag Ihnen sogar gelingen, einen solchen Wildfang zu domestizieren. Die Frage ist nur, ob sich das auch lohnt. Denn dieser Mr. Smart mag zwar in freier Wildbahn schillernd wirken. Aber sobald sich seine Laufwege verkürzen und er sich beschränken muss, verblasst sein Zauber oft ganz schnell.

Auch unter Männern gibt es eine beachtliche Zahl von Vertretern mit Verhaltensauffälligkeiten, Persönlichkeitsstörungen und Defekten aller Art. Zum Beispiel einige, die von einer großen Liebe irgendwann mal tief enttäuscht wurden und diese Verletzung seither an unschuldigen Frauen abarbeiten – sozusagen als Rächer des verlorenen Schatzes. Da erstaunlich viele Frauen an einem eingebauten Helfersyndrom leiden (oder auch nicht leiden), das sich einfach nicht deaktivieren lässt, geraten sie immer wieder zielsicher an diese Männer, die einer unentschärften Bombe gleichen und ihre Psychosen mehr oder weniger geschickt tarnen.

Es ist alles andere als ein Spaß, in Abhängigkeit eines Mannes mit negativer Energie zu geraten. Sie sollten daher seinen Versuchen, seine Probleme auch zu den Ihren zu machen, ganz klar und zeitig Grenzen setzen. Darin sind viele dieser Männer nämlich wahre Meister. Sie schaffen Abhängigkeiten. Aber für den Abbau von Aggressionen oder Komplexen sind nicht Sie zuständig, das ist zuallererst sein Business – oder er holt sich professionelle Hilfe. Nicht umsonst tragen Bombenentschärfer schwere Schutzkleidung – und bekommen trotzdem häufig noch Verletzungen ab.

Eine weitere spezielle Unterart dringend zu meidender Kandidaten ist schwerer zu erkennen, weil diese Männer ihre destruktiven Talente anfangs eher unter Verschluss halten. Es handelt sich um die Dauernörgler. Meist geben sie ihrer Miesepetrigkeit erst dann freien Lauf, wenn sie sich der Zuneigung einer Frau relativ sicher sind. Dann aber kritisieren sie ihre Partnerin permanent, besonders gerne in Anwesenheit anderer.

Mir ist der Fall eines Mannes bekannt, der bei einem Abendessen mit guten Freunden über seine Freundin und in deren

Beisein nicht gerade galant urteilte: »Na ja, sie hat eben kein Talent, sich sexy zu kleiden.«

Dass keiner den Suppenteller über seinem Kopf leerte, spricht nicht für die Solidarität ihrer Freunde. Dass sich seine Freundin nicht sofort von ihm trennte, bereute sie außerdem einige Monate darauf bitter. **Denn Dauernörgler versuchen sich selbst großzumachen, indem sie ihre Partnerin klein machen.** Und ihr Respekt der Frau gegenüber nimmt im Laufe der Beziehung immer mehr ab.

Unzufriedenheitsfanatiker wie sie kombinieren ihre ständige Kritik an der Partnerin auch gerne damit, dass sie völlig unverschämt anderen Frauen hinterhersehen. Wie aktuelle Forschungsergebnisse eines kanadischen Psychologen zeigen, stehen die beiden Verhaltensweisen Kritik und Fremdgucken zudem in enger Abhängigkeit voneinander: Männer, die eine andere schöne Frau gesehen haben, beurteilen ihre Partnerin sofort kritischer. Bei Frauen sind die Auswirkungen, wenn sie einen schönen Fremden sehen, genau umgekehrt: Sie zeigen danach eine um etwa achtzehn Prozent erhöhte Bereitschaft, über Schwächen ihres Partner hinwegzusehen.

Komplettiert wird die Männergalerie der Problemfälle durch **die unverbesserlichen Machos.** Ja, es gibt sie noch. Und es gibt sie wieder! Gemäß der *Vorwerk Familienstudie 2008* wachsen nicht wenige Testosteron-Cowboys nach: Nur ein Drittel der befragten Männer zwischen sechzehn und neunundzwanzig Jahren sieht es gerne, wenn die Frau neben der Familie noch eigene Interessen verfolgt.

Ein mageres Drittel!

Die Alarmglocken sollten hier sofort und sehr laut läuten. Denn es gilt einige wirklich wünschenswerte gesellschaftliche Entwicklungen zu verteidigen. Es klingt unglaublich, aber bis 1977 brauchten verheiratete Frauen in Deutschland noch die

Erlaubnis ihres Ehemanns, wenn sie eine Arbeit annehmen wollten. Der entsprechende § 1356 des Bürgerlichen Gesetzbuches lautete:

> Die Frau führt den Haushalt in eigener Verantwortung. Sie ist berechtigt, erwerbstätig zu sein, soweit dies mit ihren Pflichten in Ehe und Familie vereinbar ist.

Den nachwachsenden wie bereits existierenden Couch-Königen sollten die zur Diva-Fraktion gehörigen Frauen also frühzeitig und entschlossen klarmachen, dass sie nicht die geringste Lust verspüren, die Uhr auch nur eine Sekunde rückwärts zu drehen – in Richtung devotes Heimchen am Herd oder kasernierte Trophäenfrau.

Im letzten Jahrhundert haben Frauen oft einen Doktor geheiratet, um sozial aufzusteigen. Heute machen sie ihren Doktor selbst. Mehr als die Hälfte der Studienanfänger an deutschen Universitäten sind Frauen. Und vorbei sind die Zeiten, in denen die Frauen sich selbst bis zur erhofften baldigen Ehe im Fach Kunstgeschichte parkten!

Es gibt also auf beiden Seiten, sowohl bei Frauen als auch bei Männern, einige Exemplare, die Seeigeln gleichen: Man muss ihre Existenz zur Kenntnis nehmen, meidet aber besser grundsätzlich den Kontakt mit ihnen und hält sich fern, um sich später keinen Stachel aus dem Fleisch ziehen zu müssen. Die zahlreichen seltsamen Vertreter der männlichen Gattung sind für Frauen ein Grund, erhobenen Hauptes und selbstbewusst die Reihen der Männer abzuschreiten und von sich aus eine Vorauswahl zu treffen. Und **Frauen sollten mit den Kandidaten im Einzelfall nicht mehr Geduld haben, als diese letztlich verdienen!**

Sollten Sie trotz entsprechender Wachsamkeit dennoch einmal danebengreifen und eine Niete ziehen, können Sie dies zum Trost darunter abbuchen, dass jede praktische Erfahrung der Theorie überlegen und lehrreich ist. Eine Frau lernt so die Marotten der Männerwelt noch besser kennen, aber gleichzeitig auch sich selbst, ihre eigenen Wünsche und Befindlichkeiten. Sie kann damit die Fehlerquellen beim nächsten Versuch weiter reduzieren. Fußballtrainer Jürgen Klinsmann bringt das auf den Punkt: »Aus Niederlagen lernt man mehr als aus Siegen.«

Und der Philosoph Epiktet gab bereits vor fast zweitausend Jahren den Ratschlag: »Man darf das Schiff nicht an einen einzigen Anker und das Leben nicht an eine einzige Hoffnung binden.«

Wie zwei Biologen der schwedischen Fischereikommission nachweisen konnten, beherzigen einige Tiere diesen Tipp cleverer und radikaler als viele Menschen. Durch einen Trick verhindern die weiblichen Bachforellen die Paarung mit einem unerwünschten Partner, ohne dass dieser es wahrnimmt und dadurch aggressiv werden könnte: Im Normalfall beginnen Männchen und Weibchen kurz vor der Befruchtung heftig zu zittern – ein Anzeichen und eine Koordinationshilfe, um Eier und Samen gleichzeitig abgeben zu können. Oft aber zeigen Weibchen dieses Zittern auch während Paarungen, ohne danach Eier abzustoßen. Sie ahnen es bereits: **Bachforellen schwimmen Schwierigkeiten mit ihren (Be-)Gattungskollegen aus dem Weg, indem sie den Orgasmus faken!** Etwa siebzig von beobachteten hundertzwanzig Geschlechtsakten der Forellen sind so lediglich vorgetäuscht. Trotzdem reicht das den Bachforellen bisher, um ihr Überleben zu sichern. Es lebe die wahre Liebe!

12. EPILOG

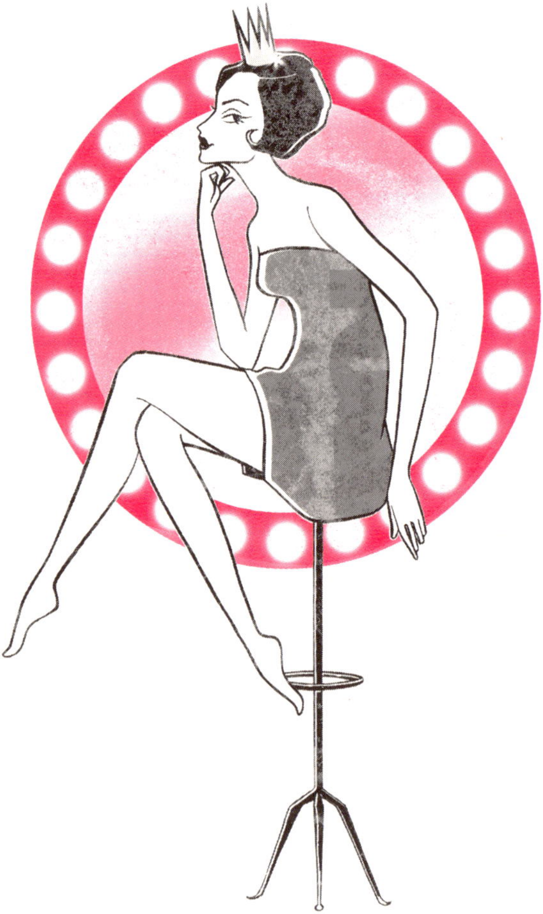

Wer die Kunst des direkten und indirekten Vorrückens kennt, wird siegreich sein.
SUN TZU, CHINESISCHER MILITÄRSTRATEGE (CA. 500 V. CHR.)

Ich hoffe sehr, dass ich Ihnen zeigen und einige praktische Beispiele dafür geben konnte, wie leicht Frauen eine Position der Stärke lernen und aus ihr heraus im Kontakt mit Männern, aber auch im Job und im gesamten Leben erfolgreich sein können. **Viva la Diva!**

Doch noch wirksamer, als eine Taktik zu verfolgen, ist letztlich, die erfolgreichen Diva-Verhaltensweisen so zu verinnerlichen, dass sie Teil der eigenen Persönlichkeit werden. In jeder Frau steckt schließlich zumindest eine kleine Diva! Gehen Sie auf Entdeckungsreise nach der Diva in Ihnen, finden Sie Ihre speziellen Diva-Qualitäten heraus und kultivieren Sie diese. Es lohnt sich.

Frauen haben längst erkannt, dass Darwins berühmte Theorie, nach der nur die Stärksten überleben, sich verändert hat: **Heute siegen die Schönsten!**

Sich also möglichst attraktiv und auffällig zu präsentieren ist für Frauen keine Unterwerfungsgeste mehr, wie das einige Feministinnen gerne postulierten. Das Beste aus sich zu machen ist vielmehr die Basis für Selbstverwirklichung und Zufriedenheit.

Inzwischen ist auch in Deutschland der sogenannte *third wave feminism* zu beobachten. Gemeint ist damit, dass die Frauen der dritten Welle des Feminismus die Männer nicht länger als zu bekämpfende Widersacher sehen, sondern gesellschaftliche Strukturen so zu verändern streben, dass Frauen ohne Ängste gleichberechtigt, aber weiblicher sein können. Bei der Verwirklichung dieses Ziels setzen sie weniger auf die Männer als auf sich selbst: auf Girl- und auf Frauenpower!

Erfolgreiche Frauen wissen jedoch, dass Attraktivität und Auffälligkeit alleine nicht reichen, um sich auf Dauer zu behaupten. Als abschreckendes Beispiel mögen da die farbenprächtigen Kampffische dienen. Sie sind zwar in jedem Aquarium eine beliebte Attraktion, aber mittlerweile so überzüchtet, dass sie in freier Wildbahn nicht mehr lebensfähig wären. Sie würden in Schönheit sterben. Jeder weniger auffallende, aber wendigere Fisch ist ihnen überlegen.

Ebenso wichtig wie äußerer Glanz und Selbstinszenierung sind Authentizität, Mut, Energie und der unbedingte Glaube an die eigenen Ideen und Träume.

Eine moderne und bewundernswerte Diva wird bei aller Neigung zu exzessivem Verhalten und Dominanz nie andere Menschen erniedrigen. Weder darf sie selbst ihre Würde verlieren noch anderen Menschen ihre Würde nehmen. Genau das hat sie mit vielen Asiaten und Völkern des Nahen Ostens gemeinsam, die einen Gesichtsverlust ebenfalls unter allen Umständen zu vermeiden versuchen. Sein Gesicht zu wahren bedeutet, seine Emotionen und insbesondere seinen Ärger so weit im Griff zu haben, dass man anderen Menschen Demütigungen durch ungerechte Wutausbrüche erspart. Und so wiederum sich selbst.

Eine Diva hat Launen, aber sie ist kein Monster.

Ich habe während der Recherche für dieses Buch wissenschaftliche Studien gesichtet, habe Sekundärliteratur und Biografien von starken Frauen gelesen, Fachartikel ausgewertet, Interviews mit Partnerschaftspsychologen geführt – und natürlich mit unzähligen Frauen und Männern gesprochen.

Rückenwind für meine These, dass eine Frau, die Stärke zeigt, fast alles erreichen kann, bekam ich aus vielen Richtungen. Zum Beispiel durch das Buch *Alphafrauen an die Macht* der bekannten Unternehmensberaterin Gertrud Höhler sowie von der aktuellen und dokumentierten Entwicklung, dass größere Unternehmen weit bessere Bilanzen aufweisen – eine durchschnittlich um 53 Prozent höhere Eigenkapitalrendite! –, wenn dort mindestens drei Frauen in leitenden Positionen sind. **Wirtschaft und Gesellschaft profitieren spürbar, wenn Frauen mehr Macht übernehmen.**

Viele Frauen haben die Spielregeln der Männerwelt bereits wie eine Fremdsprache gelernt. Sie wissen, wie man perfekt blufft, wie man Macho-Mechanismen für die eigenen Zwecke instrumentalisiert. Sie beherzigen die Tatsache, dass für Männer die Rangordnung wichtiger ist als Qualifikation und Können. Sie machen sich wichtig, plustern sich auf, wischen Skrupel beiseite, widersprechen sich bisweilen auch selbst, fahren die Ellbogen aus und nehmen sich die Freiheit, den eigenen Vorstellungen zu folgen. Ohne Umwege, und wenn es sein muss, auch gegen Widerstände. Was durchaus wünschenswert ist, denn **Selbstverwirklichung und Durchsetzungsvermögen dürfen für Frauen kein Luxus, sondern müssen selbstverständlich sein.**

Es gibt noch viele weitere ermutigende Signale. Auch innerhalb von Beziehungen bewahren sich immer mehr Frauen Freiräume, machen sich vom Mann unabhängiger. Sie äußern deutlich ihre Wünsche, stecken die Claims ab, behalten oft ihre eigene Wohnung. **Und auch verheiratete Frauen führen heute ganz selbstverständlich weiter ihr eigenes Konto.** Das macht sie souveräner, im Krisenfall weniger erpressbar, und sie müssen sich nicht mehr bieten lassen, dass Männer ihnen das sogenannte Haushaltsgeld überweisen und als Verwendungszweck doppeldeutig und pseudowitzig notieren: »Für meine Teuerste«.

Während die Männer noch nach ihrer neuen Rolle suchen, da ihnen die eines kernigen Helden à la Cary Grant, Humphrey Bogart oder Steve McQueen abhandengekommen ist, haben die Frauen ihre Selbstbestimmung wiederentdeckt. Und sie haben sich endgültig von der eher defensiven Ära der *rules girls* verabschiedet. Die *rules* waren und sind immer noch, besonders für Frauen in den USA, so etwas wie eine Bibel für den Umgang mit Männern. Eine der vielen Regeln lautet: »Lassen Sie im Zweifelsfalle ihn entscheiden.«

Im Zweifelsfall? Den lassen Frauen heute erst gar nicht mehr aufkommen. Besonders bei Flirts und in der Kontaktaufnahme.

Wir Männer sollten uns nichts vormachen: Es ist wissenschaftlich erwiesen, dass die ersten Signale überwiegend von Frauen ausgehen. **Männer sind nun einmal Gefangene ihrer biologischen Programmierung** und entsprechend berechenbar und triebgesteuert. Es gibt mehr oder weniger subtile Lockmittel, denen sie einfach nicht widerstehen können. Zum Beispiel, wenn eine Frau

- ☆ eine offene Körperhaltung zeigt,
- ☆ die Augenbrauen hebt,
- ☆ den Blick öfter einmal senkt,
- ☆ ihren Mund leicht öffnet,
- ☆ den Kopf schräg hält,
- ☆ möglichst viel Hals zeigt und sich dafür gelegentlich streckt und räkelt,
- ☆ ihr Gesicht häufig berührt,
- ☆ Haarsträhnen zurückstreicht,
- ☆ lächelt,
- ☆ die Beine übereinanderschlägt,
- ☆ sich unsicher gibt,
- ☆ sich so positioniert, dass die Handflächen deutlich zu sehen sind,
- ☆ bei der Unterhaltung mit einem Mann kichert,
- ☆ häufig nickt,

- intensiv zuhört
- und beim Stehen das Spielbein leicht einknicken lässt.

Aber mit diesen bewährten Lockmitteln begnügen sich heute immer weniger Frauen. Wenn der anvisierte Märchenprinz trotz der auf sein Herz abgefeuerten Pfeile immer noch nicht reagiert, drehen sie die Rollen einfach um. Und kämpfen sich durch das Dornengestrüpp zu ihm vor, küssen ihn wach. Es sind dann eben sie, die das erste Wort an den Mann richten. Was spricht dagegen? Nicht nur im Karneval geben sie das coole Cowgirl. Sie wissen: **Dominanz wirkt auf Männer erotisch!**

Und wir Männer hören heute von Frauen bisweilen den entwaffnenden Satz: »Wenn du mich küssen willst, solltest du das auch tun.« Eine Aufforderung, die aus dem Drehbuch für einen Film mit einer echten Diva aus Hollywoods Glanzzeiten stammen könnte.

Passivität im Umgang mit Männern steht bei Frauen immer häufiger auf der Out-Liste. Und »abwarten« ist für sie zum Unwort geworden. Ihre Devise: **Das Leben ist zu kurz, um brav zu sein.**

Kleine Hunde sind derzeit bei Frauen wieder sehr beliebt. Aber die Zeiten liegen weit zurück, als sich – die vorwiegend adeligen – Damen damit begnügten, sich in ihren kalten Schlössern von eigens für diesen Zweck gezüchteten Malteserhündchen den Schoß wärmen zu lassen. Heute schwärmen die Frauen aus und suchen sich ihren potenziellen Schoßwärmer und Lover im Job, im Fitness-Studio, auf der Hundewiese, im Club-Urlaub, im Supermarkt, im Wie-mache-ich-richtig-Espresso-Kurs, im Szene-Treff. Und sie haben zunehmend Erfolg mit ihren Aktivitäten. **Initiative lohnt sich!**

Mit ihrem offensiven Verhalten riskieren die Frauen allerdings auch, uns Männer zu sehr zu verwöhnen. Es ist wie im Paradies: Wir müssen uns gar nicht mehr bewegen, die Trauben wachsen uns direkt in den Mund. Was uns Männer träger und abwartender macht. Und besonders im fortschreitenden Alter geraten wir Männer zunehmend in eine Position der Stärke, da die freien Mitbewerber auf dem Markt ziemlich rar werden. Der Wettbewerb um die letzten verbleibenden und halbwegs passablen Single-Männer verschärft sich deutlich ab einem Alter von etwa fünfunddreißig Jahren.

Und viele Frauen versetzt besonders die Bedrohung durch den nahenden 40. Geburtstag in Panik. Das manchmal fast schon presslufthammerlaute Ticken der biologischen Uhr treibt einige in eine Art Schlussverkaufsstimmung. Sie wollen am Ende nicht mit leeren Händen dastehen, also schnappen sie sich am Wühltisch das Beste aus der Masse des bestenfalls Mittelmäßigen. Sie gehen Kompromisse ein, obwohl das eigentlich sonst gar nicht ihre Art ist. Sie werden auf dem Männermarkt zur Schnäppchenjägerin, obwohl sie doch eher auf solide Qualität und edle Labels stehen.

Falls Sie sich auch mal am Wühltisch ertappen: Tun Sie es nicht! **Lassen Sie die männliche 0815-Ware lieber liegen.** Und bleiben Sie gelassen. Es gibt genügend Anlass dazu. Zwar machte bereits Ende der Achtzigerjahre das US-Magazin *Newsweek* mit einer Coverstory Furore, die auch in der TV-Serie *Sex and the City* zitiert wurde und Folgendes aussagt: Gemäß einer Harvard-Studie ist für eine 40-jährige Singlefrau die Wahrscheinlichkeit wesentlich größer, bei einem Terroranschlag ums Leben zu kommen, als die, den richtigen Mann zu finden. Nur ist die Terrorgefahr seitdem deutlich größer geworden.

Aber nicht nur das stellt diese Theorie schwer infrage. Denn auch Frauen, die sich laut Geburtsurkunde auf Ü30-Partys tummeln dürfen, haben heute bessere Aussichten als je zuvor. Und das verstärkt **auf dem zweiten Flirt- und Heiratsmarkt.** Viele Männer werden, nachdem sie längere Zeit eine feste Beziehung hatten, im etwas gereiften Alter wieder in die freie Umlaufbahn geschleudert.

Männer heiraten heute durchschnittlich mit zweiunddreißig Jahren. Bei einer aktuellen Scheidungsrate von mehr als vierzig Prozent und der Tatsache, dass die meisten Ehen nach drei bis sieben Jahren enden, melden sich die Männer also im Alter zwischen fünf- und neununddreißig Jahren wieder verstärkt auf dem Beziehungsmarkt zurück. Ein Lichtblick für alle Frauen, die keine Twens mehr sind.

Eine wachsende Gemeinde von Frauen richtet inzwischen ihre Hoffnung, den richtigen Mann kennenzulernen, auch auf Kontaktbörsen im Internet. Über zwei Millionen deutsche Frauen besuchen jeden Monat entsprechende Online-Portale. Und wähnen sich dort zumindest am Anfang im Paradies. Denn **fast siebzig Prozent der Online-Jäger sind Männer.** Frauen haben also eine XXL-Auswahl und bleiben zumindest virtuell nicht lange allein.

Doch nicht nur an den mangelnden Rechtschreibkenntnissen sowie den deutlichen Grenzen im schriftlichen Ausdrucksreichtum erkennen viele der Online-Flirterinnen sehr bald, dass das Niveau der Männer auch hier nicht höher ist als in der nächsten Vorstadtdisco oder Muckibude. Das haben kürzlich, entgegen den Aussagen von Betreibern dieser Single-Börsen, auch Sozialwissenschaftler bestätigt: **Bei den Online-Glücksrittern überwiegen gering gebildete Männer. Während das bei den Frauen umgekehrt ist.** Überdurchschnittlich viele von ihnen haben Abitur und ein Studium absolviert. Keine idealen Voraussetzungen also, in der Online-Partner-Lotterie den Jackpot zu knacken und einen Partner auf ähnlichem Niveau zu finden.

Natürlich gibt es auch Erfolgsbeispiele. Doch selbst wenn Sie einen vielversprechenden Kandidaten aus dem Netz fischen, folgt irgendwann der Moment, in dem Sie dem Mann live gegenüberstehen, ihm in die Augen sehen, eine Unterhaltung beginnen. Und dann greifen genau die Mechanismen und Spielregeln, die ich in diesem Buch beschrieben habe.

Dabei sollten Sie jedoch eines nicht vergessen: Den total dressierten Mann, der auf Kommando Männchen macht und teure Schmuckstücke apportiert, braucht und wünscht sich keine Frau. Schon gar keine Diva. **Ein Playmobil-Typ, den Frauen sich so zurechtbiegen und bauen können, wie sie gerade wollen, langweilt und nervt nur.**

Clint Eastwood, der als Musterbeispiel für die richtige Mischung aus Männlichkeit und Gefühl gelten kann, fasste das treffend zusammen: »Ich glaube, ein Mann will von einer Frau das Gleiche wie eine Frau von einem Mann: Respekt!«

Und mit einer Prise britischem Humor gewürzt, kam Denis Thatcher, Ehemann der ehemaligen britischen Premierministerin, zu einer ähnlichen Erkenntnis. Auf die Frage eines Reporters, wer bei ihnen zuhause privat die Hosen anhabe, antwortete er: »Ich. Aber ich wasche und bügle sie.«

Wäre das Fazit dieses Buches ein Tanz, es wäre auf jeden Fall ein Tango. Denn nur hier sind Mann und Frau im Grunde gleichberechtigt, es gibt keine eigentliche Führungsrolle. Die Grundformel des Tangos lautet *Marcar y responder* – Zeichen geben und antworten. Und diese Zeichen gehen von beiden Seiten aus, von Frau und Mann. Die getanzten Figuren entstehen meist spontan, intuitiv, durch ein körperbetontes und wortloses Zwiegespräch. Der Mann ist durch seine größere physische Kraft und das höhere Gewicht grundsätzlich für die Stabilität des Paares beim Tanz verantwortlich. Er sichert seine Partnerin ab, wenn sie Figuren tanzt, bei denen sie kaum oder gar keinen Bodenkontakt hat und ihre weiblichen Reize zur Schau stellt. Es kann aber zu einem Rollentausch kommen, bei dem die Frau dominierend die Sicherung des Gleichgewichts übernimmt und der Mann seine Stabilität aufgibt, ins Schweben gerät.

Nur in vollkommener Einheit kann der Tango gelingen.

DER DIVA-QUICK-CHECK

Wie Schatten fliegt die Lieb,
indem man sie verfolgt;
sie folgt dem, der sie flieht
und flieht den, der ihr folgt.
WILLIAM SHAKESPEARE (1564–1616)

Haben Sie bereits Willen, Mut und Selbstbewusstsein, die Diva in sich voll auszuleben? Oder zögern Sie noch etwas, Launen ganz offen zu zeigen, nicht immer zu allem ja zu sagen und auch mal durch Ihre Ansprüche und Forderungen extravagant zu wirken? **Testen Sie hier Ihr Diva-Level!**

Wählen Sie unter den vier Möglichkeiten jeweils die Ihnen am plausibelsten erscheinende Antwort. Errechnen Sie dann anhand der Punktetabelle im Anhang Ihre Gesamtpunktzahl, lesen Sie die davon abhängige Analyse Ihres persönlichen Diva-Niveaus, und ziehen Sie Ihre Schlüsse daraus …

1. Ihr Begleiter erhebt sich kurz, wenn Sie im Restaurant aufstehen, um die Toiletten aufzusuchen.

A) Sie wundern sich, sagen aber nichts.
B) Sie denken nicht weiter darüber nach.
C) Sie werten es als Geste eines Gentlemans.
D) Sie sagen: »Sorry, ich wollte noch nicht gehen.«

2. Sie haben ein Date, der Mann ist aber nach zwanzig Minuten immer noch nicht erschienen.

A) Sie bestellen sich schon mal einen Drink und warten weiter.
B) Sie schreiben eine SMS: »Wo bleibst Du?«

C) Sie gehen.

D) Sie weisen den Mann deutlich zurecht, wenn er schließlich erscheint.

3. Sie sind auf dem Weg zu einer glamourösen Party und entdecken im Taxi an einem Ihrer Strümpfe eine Laufmasche.

A) Sie bitten den Taxifahrer, Sie nochmals zurück zur Wohnung zu bringen und wechseln dort die Strümpfe.

B) Sie ignorieren die Laufmasche.

C) Sie ziehen die Strümpfe aus.

D) Sie versuchen, irgendwo unterwegs neue Strümpfe aufzutreiben.

4. Sie sehen im Flugzeug beim Aussteigen einen Mann, der Ihnen gut gefällt.

A) Sie versuchen, mit ihm ein Gespräch zu beginnen.

B) Sie suchen seinen Blick, um mit ihm zu flirten.

C) Sie geben ihm wortlos Ihre Visitenkarte.

D) Sie sagen zu ihm im Vorbeigehen: »Sie haben vergessen, mir Ihre Telefonnummer zu geben.«

5. Bei einem Abendessen mit Freunden flirtet der Partner Ihrer besten Freundin ganz offensichtlich mit Ihnen.

A) Sie schütten ihm den Inhalt des Weinkühlers über den Kopf – mit den Worten: »Zur Abkühlung.«

B) Sie beachten ihn nicht weiter.

C) Sie fühlen sich geschmeichelt und nehmen am nächsten Tag Kontakt zu ihm auf.

D) Sie informieren Ihre Freundin über das Verhalten des Partners.

6. Sie haben in einem Restaurant das erste Date mit einem potenziellen Traummann, bei dem es aber im Moment beruflich nicht so gut läuft.

A) Stopp! Geht gar nicht, weil Sie sich grundsätzlich nicht mit erfolglosen Männern treffen.
B) Sie begleichen die Rechnung, ohne dass er es merkt.
C) Sie schlagen vor: »Lass uns doch die Rechnung teilen!«
D) Er hat zu zahlen. Basta!

7. Sie rufen einen Mann an, den sie kürzlich kennengelernt haben und mit dem Sie bereits ein Date hatten. Er sagt: »Schön, dass du anrufst. Aber sorry, ich bin gerade auf der anderen Leitung. Kann ich dich später zurückrufen?«

A) Sie sagen: »Klar doch. Gar kein Problem.«
B) Sie löschen seine Nummer sofort aus dem Speicher und rufen ihn nie mehr an.
C) Kann mir nicht passieren. Ich rufe grundsätzlich keinen Mann an. Er hat *mich* anzurufen!
D) Sie sagen: »Ich bin heute schlecht zu erreichen. Aber ich ruf dich morgen noch mal an.«

8. Sie wachen am Morgen nach einer Party schwer verkatert auf. Nach und nach realisieren Sie, dass Sie einige Peinlichkeiten begangen haben könnten.

A) Sie rufen Ihre beste Freundin an, die ebenfalls auf der Party war, und lassen sich in allen Details berichten, wie Sie sich danebenbenommen haben.
B) Sie nehmen ein Aspirin – und gut.
C) Sie schreiben der Gastgeberin eine Entschuldigungsmail.
D) Sie beschließen, künftig weniger zu trinken.

9. Sie müssen in Ihrem Lieblingsrestaurant ungewöhnlich lange auf Ihr Essen warten.

A) Sie machen dem Kellner richtig Druck.
B) Sie bleiben gelassen.
C) Sie zahlen den Aperitif und gehen.
D) Sie gehen in die Küche und bitten den Koch charmant, für Sie dort und sofort einen Teller mit einem persönlich kreierten Amuse-Gueule zusammenzustellen.

10. Sie wachen nach einem One-Night-Stand in einer fremden Wohnung neben einem Mann auf, der seine Zukunft mit Ihnen auch schon wieder hinter sich hat.

A) Sie ziehen sich an, ohne ihn zu wecken, schreiben mit Lippenstift »Was Du mich sicher noch fragen wolltest: Ja, Du warst gut!« auf den Badezimmerspiegel und gehen.
B) Sie ziehen sich an, ohne ihn zu wecken, schnitzen mit dem Brotmesser eine Kerbe in den Pfosten seines Designerbetts und gehen.
C) Sie frühstücken mit ihm. Und verabschieden sich dann mit den Worten: »Lassen wir doch das Schicksal entscheiden, ob wir uns wiedersehen.«
D) Sie holen sich als Kick für den Tag nochmals eine unverbindliche Dosis Sex.

11. Auf einer Party bricht ein Absatz Ihrer High Heels.

A) Sie leihen sich von der Gastgeberin Schuhe.
B) Sie feiern und tanzen barfuß weiter.
C) Sie bitten den Sohn der Gastgeberin, den Absatz mit Sekundenkleber wieder zu befestigen.
D) Sie übertragen einem starken Mann die Aufgabe, auch den zweiten Absatz abzubrechen und so aus den High Heels Ballerinas zu machen.

12. Welches der folgenden Adjektive beschreibt Sie Ihrer Meinung nach am treffendsten?

A) ehrlich
B) clever
C) kompromissbereit
D) witzig

13. Welches außergewöhnliche Haustier würden Sie am liebsten halten?

A) Koi-Karpfen
B) Vogelspinne
C) Papagei
D) Pfau

14. Wohin würden Sie am liebsten verreisen?

A) Indien
B) Sylt
C) Saint-Tropez
D) St. Barth

15. Welche Schauspielerin der Filmgeschichte ist Ihre Lieblingsschauspielerin?

A) Audrey Hepburn
B) Grace Kelly
C) Romy Schneider
D) Catherine Deneuve

Auflösung (Punktezahl):

1.	A = 0,	B = 2,	C = 4,	D = 0
2.	A = 2,	B = 0,	C = 4,	D = 1
3.	A = 1,	B = 4,	C = 3,	D = 1
4.	A = 1,	B = 1,	C = 3,	D = 4
5.	A = 4,	B = 2,	C = 0,	D = 0
6.	A = 0,	B = 2,	C = 0,	D = 4
7.	A = 0,	B = 4,	C = 2,	D = 0
8.	A = 0,	B = 4,	C = 0,	D = 1
9.	A = 0,	B = 2,	C = 0,	D = 4
10.	A = 3,	B = 4,	C = 0,	D = 1
11.	A = 0,	B = 4,	C = 1,	D = 3
12.	A = 1,	B = 2,	C = 0,	D = 4
13.	A = 2,	B = 0,	C = 1,	D = 4
14.	A = 4,	B = 0,	C = 1,	D = 2
15.	A = 2,	B = 1,	C = 4,	D = 3

47–60 Punkte

Kompliment! Sie sind der perfekten Diva schon sehr nahe. Sie haben das Gespür für große Auftritte, Sie wirken authentisch und werden von vielen um Ihr Selbstbewusstsein beneidet. Bleiben Sie diesem Stil weiterhin treu, und vertrauen Sie noch etwas mehr Ihrem intuitiven Urteil!

31–46 Punkte

Sie zeigen gute Diva-Ansätze, besitzen aber noch nicht die nötige Portion Mut, um auch einmal aufzufallen und gegen den Strom zu schwimmen. Dabei wissen Sie eigentlich ganz genau, was Sie wollen. Versuchen Sie also nicht, es allen recht zu machen, sondern leben und handeln Sie mehr nach dem Lustprinzip. Verwirklichen Sie Ihre Ideen und Träume!

30 Punkte und darunter
Sorry, aber auf dem Weg zur Diva haben Sie noch Nachholbedarf. Vertrauen Sie viel stärker Ihren individuellen Stärken! Sie sind einzigartig – also zeigen

Sie es auch. Verstecken Sie sich und Ihre Meinung nicht länger! Und nehmen Sie sich ganz bewusst vor, ab und zu auch Ihren verrückten Seiten eine Chance zu geben.

PERSONENVERZEICHNIS

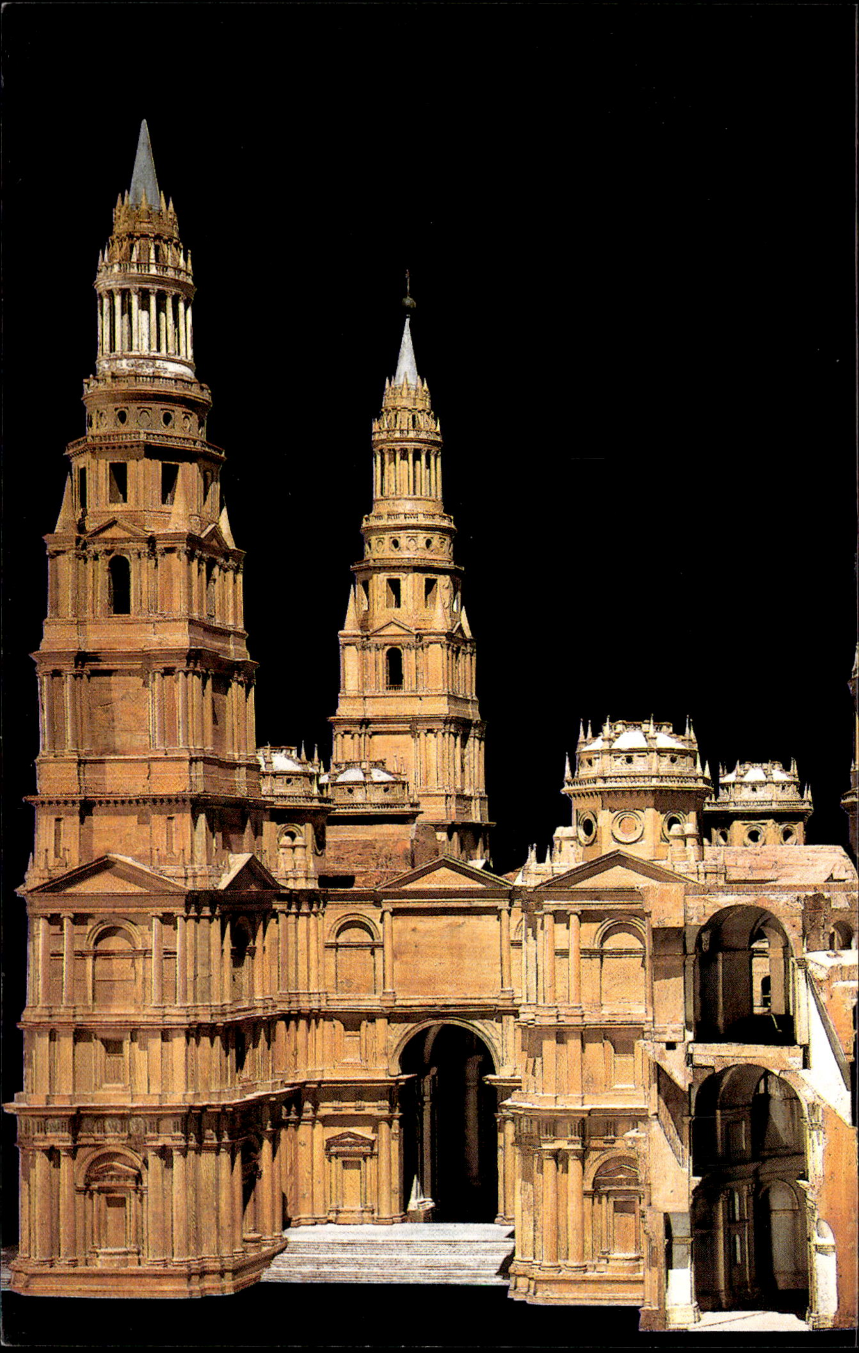

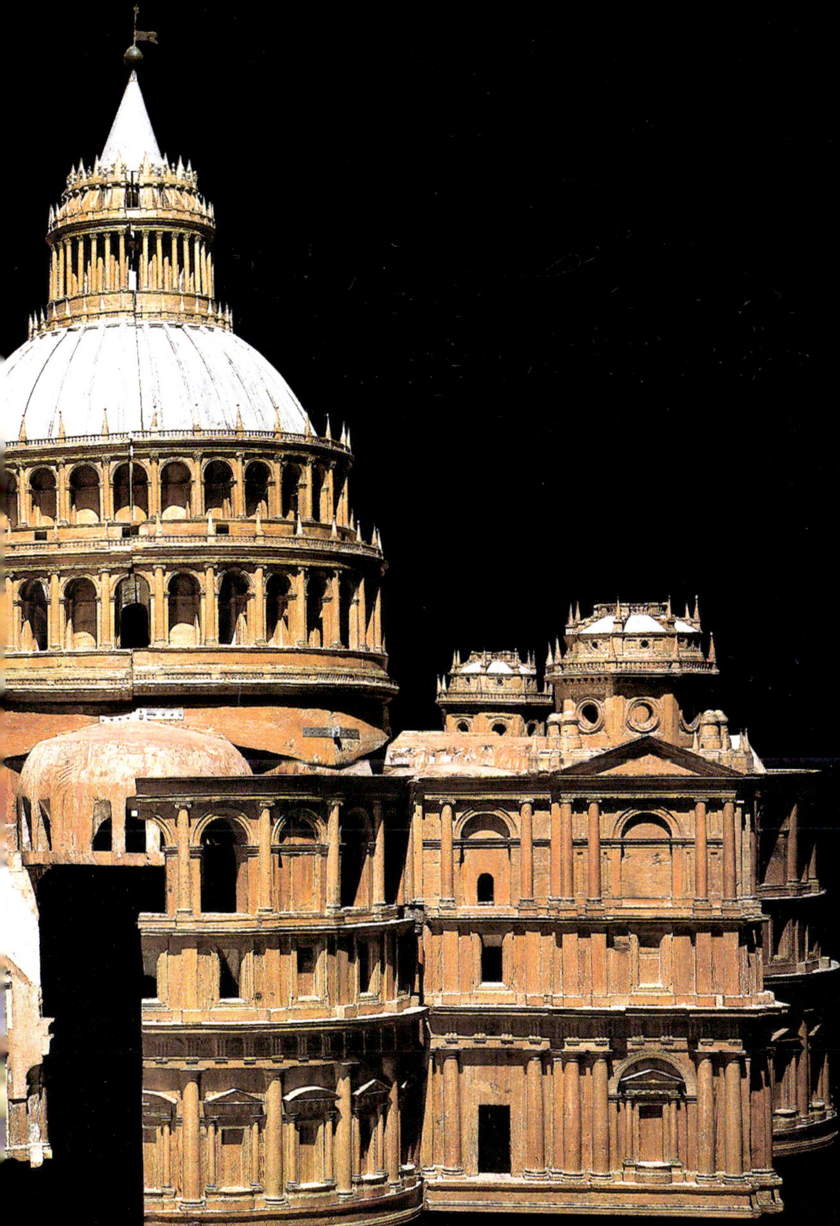

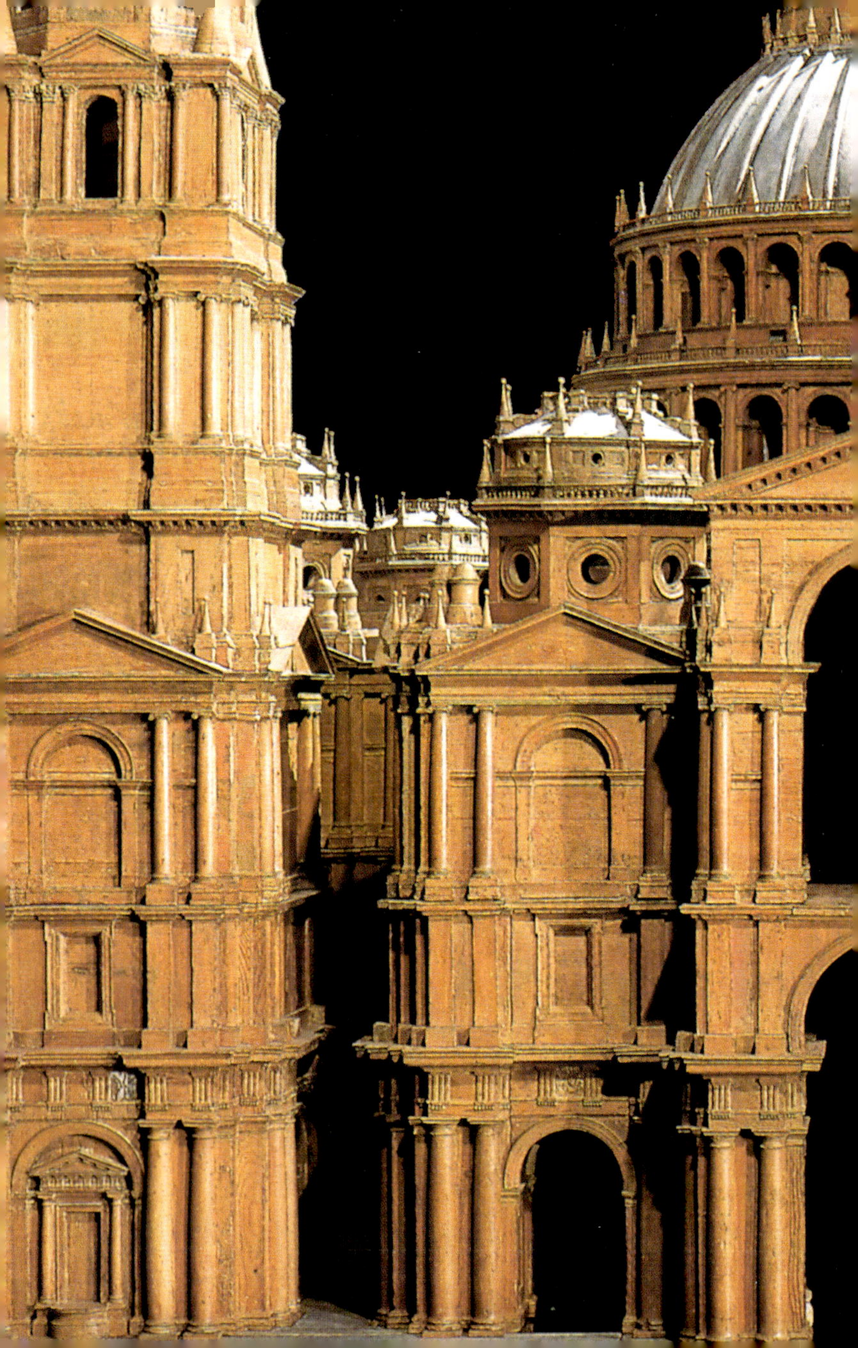

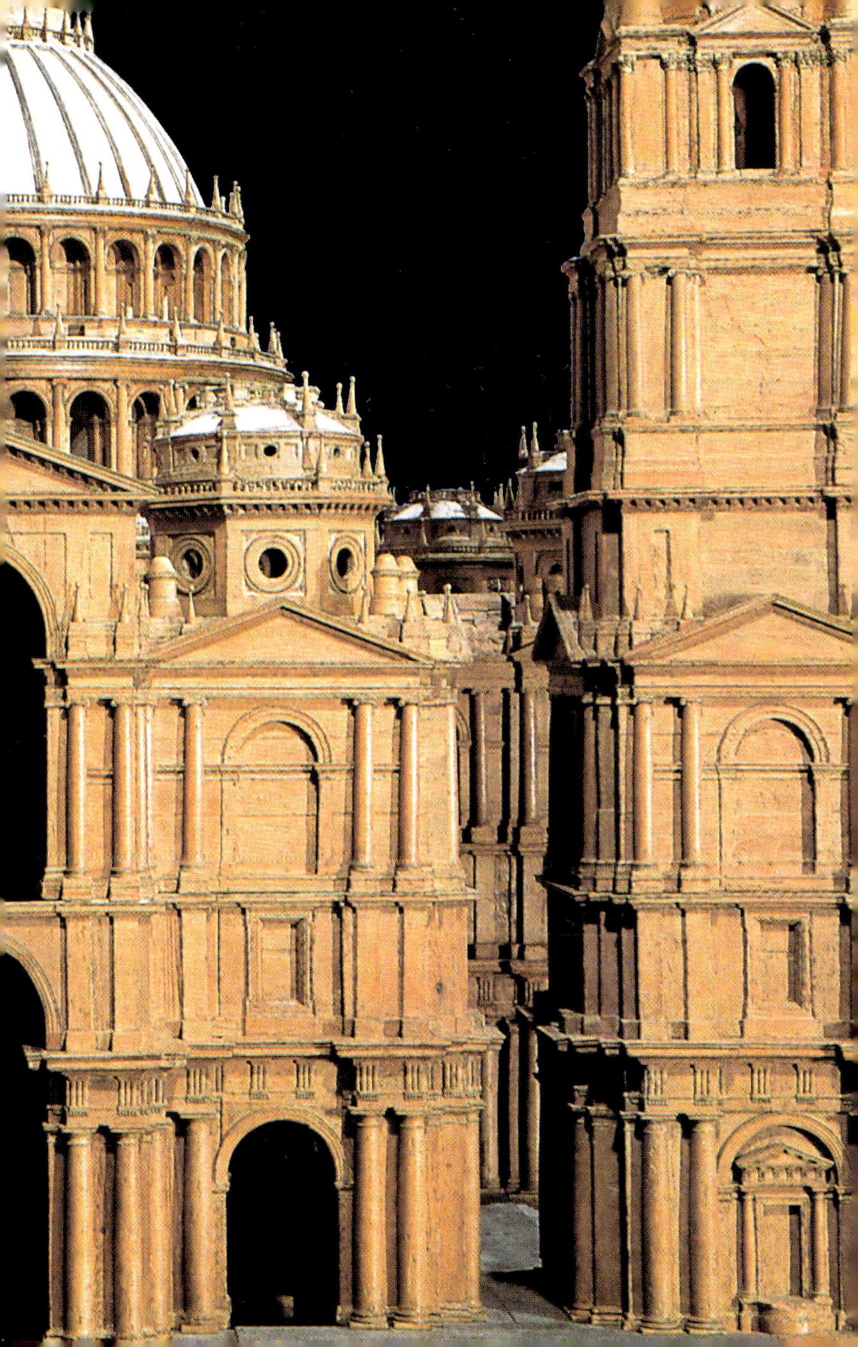

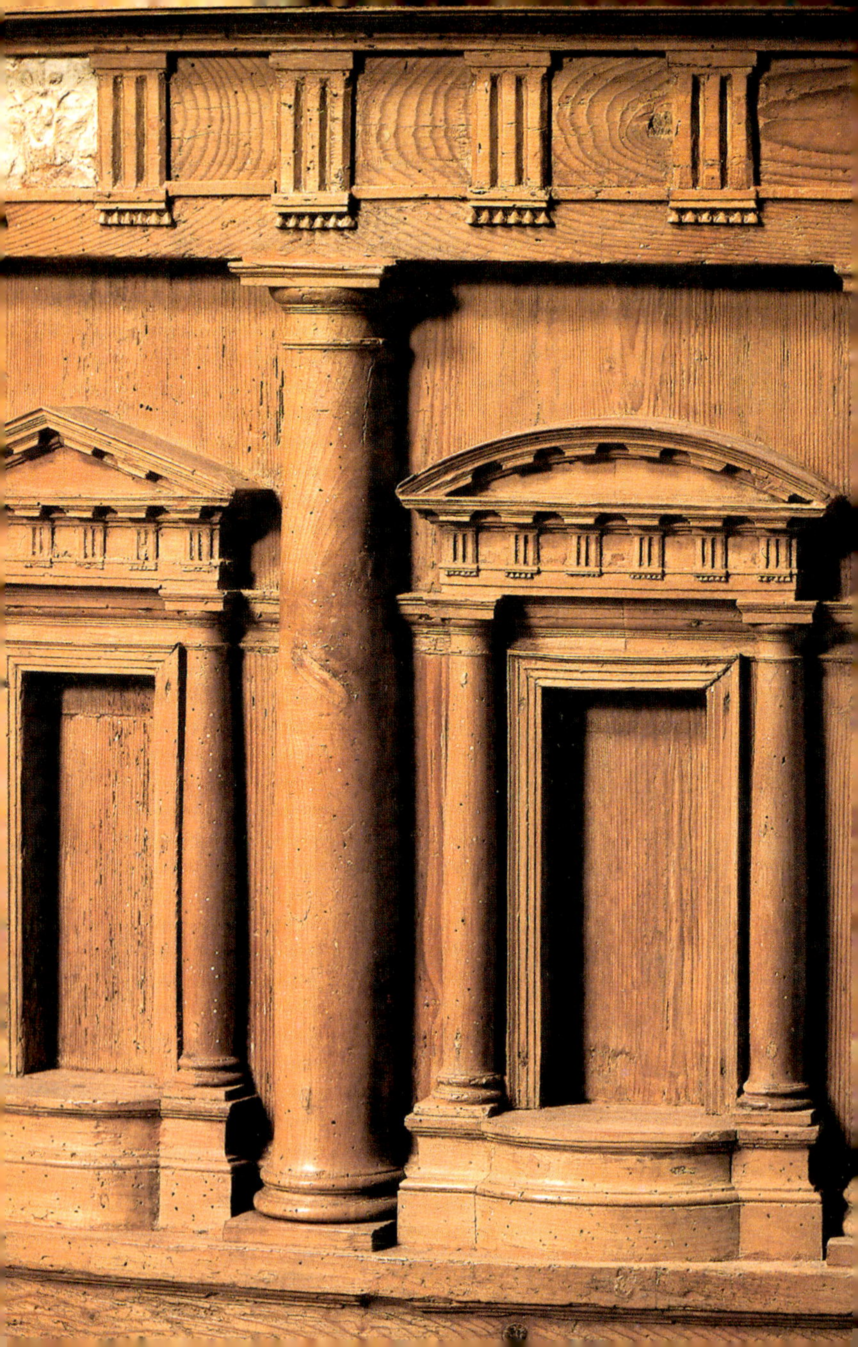

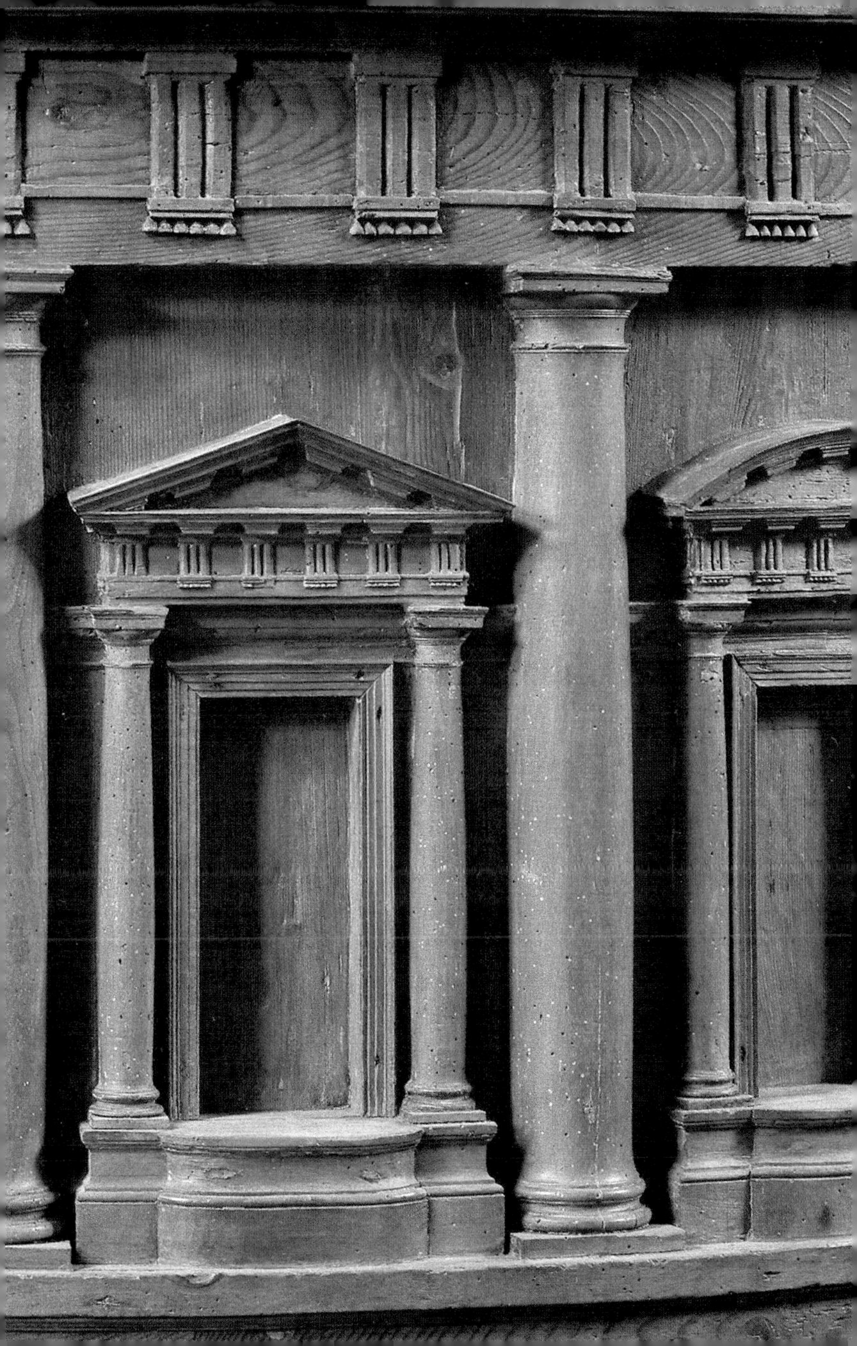

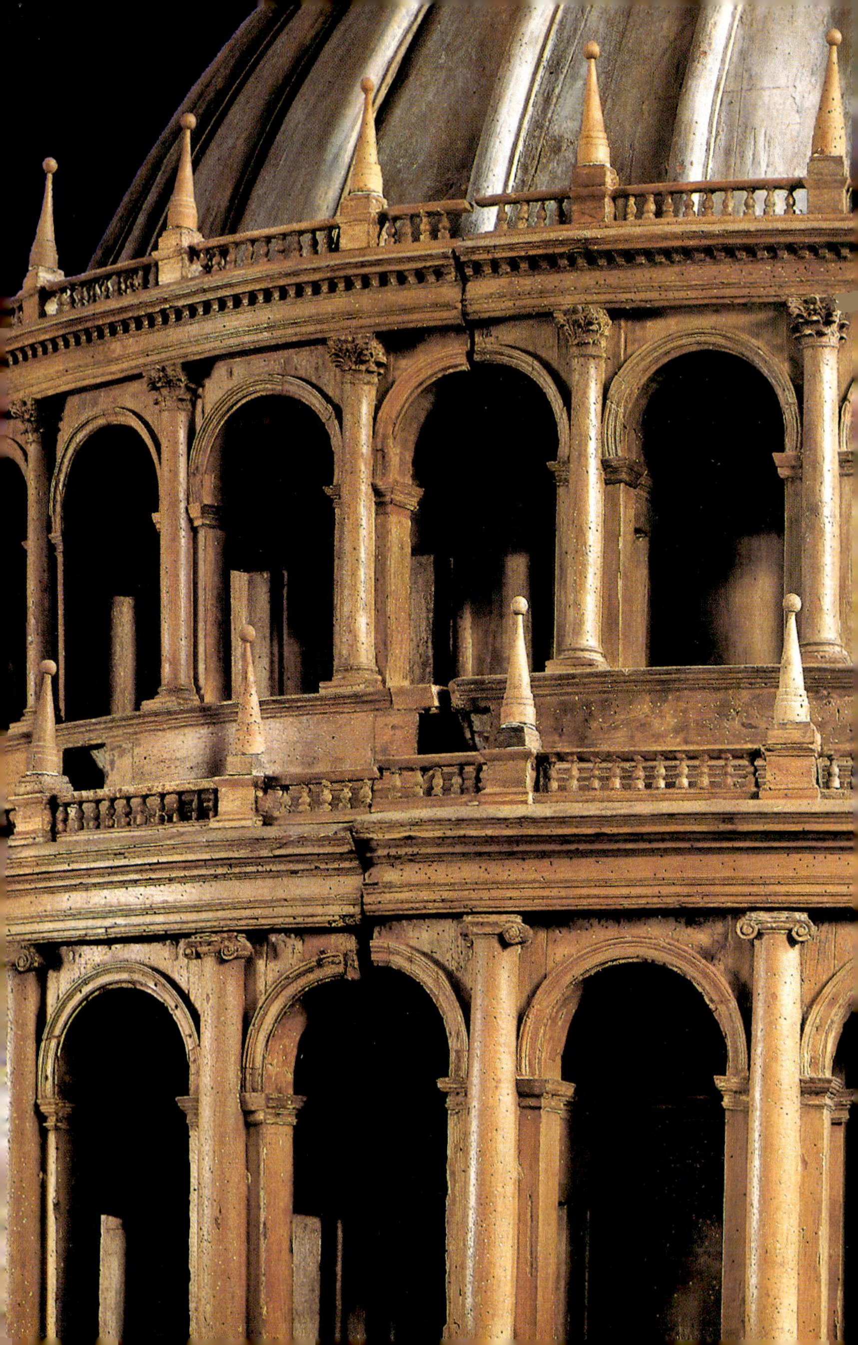

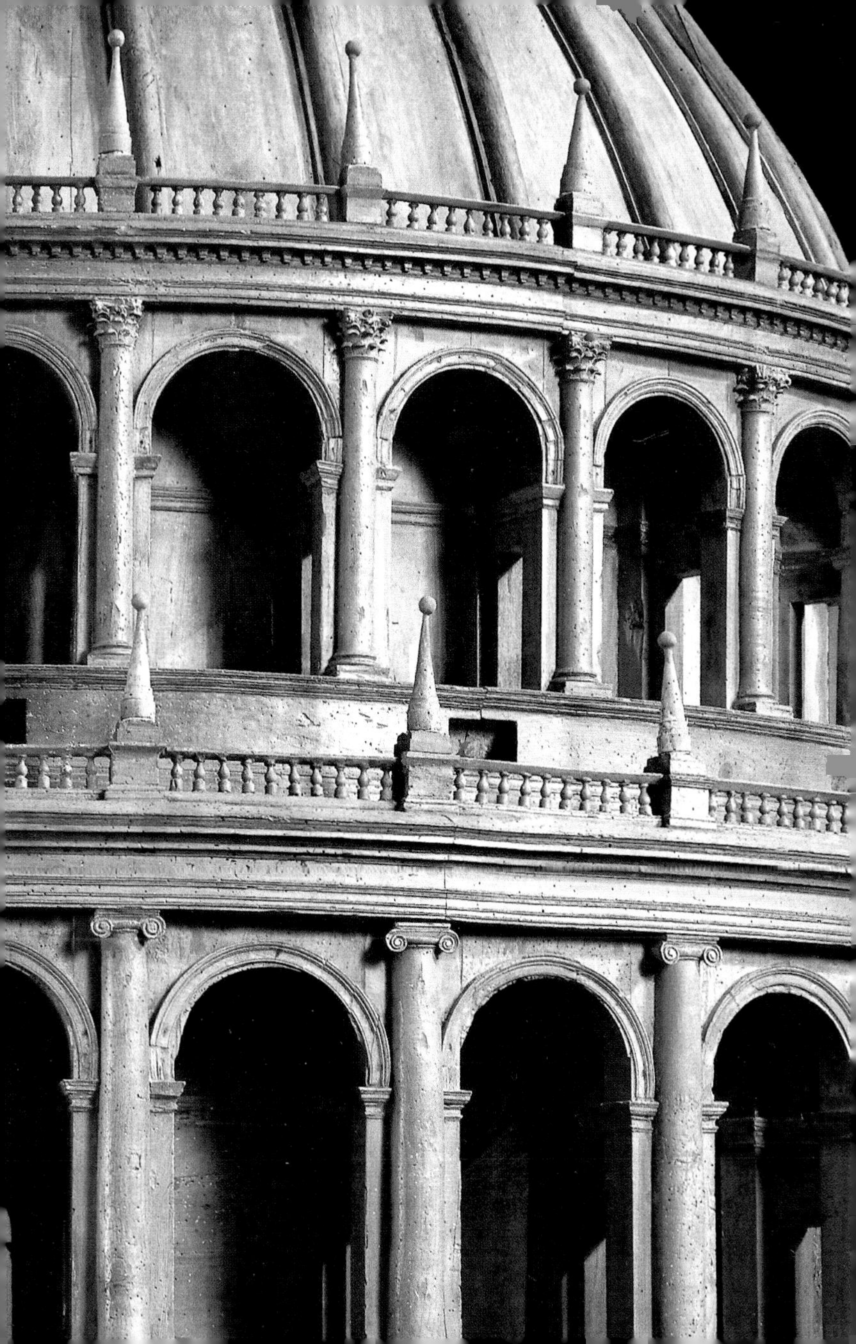

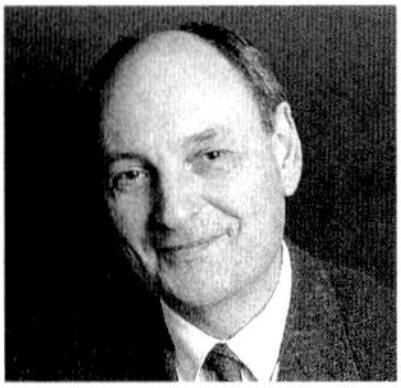

Bertrand Jestaz, diplomé de l'Ecole nationale des Chartes et de l'Ecole du Louvre, ancien membre de l'Ecole française de Rome, a été conservateur au musée du Louvre. Il est, depuis 1980, directeur d'études d'histoire de la Renaissance à l'Ecole pratique des Hautes Etudes. Il a publié, entre autres, *Le «Voyage d'Italie» de Robert de Cotte* (Rome, 1966), *L'Art de la Renaissance* (Mazenod, 1984), *La chapelle Zen à Saint-Marc de Venise* (Stuttgart, 1986), ainsi que les chapitres relatifs à l'art dans l'ouvrage collectif *L'Italie de la Renaissance* (Fayard, 1990). Il est vice-président de la Société française d'Archéologie.

Dépôt légal : avril 1995
Numéro d'édition : 71262
ISBN : 2-07-053313-1
Imprimerie Kapp Lahure Jombart, à Evreux

LA RENAISSANCE DE L'ARCHITECTURE

DE BRUNELLESCHI À PALLADIO

Bertrand Jestaz

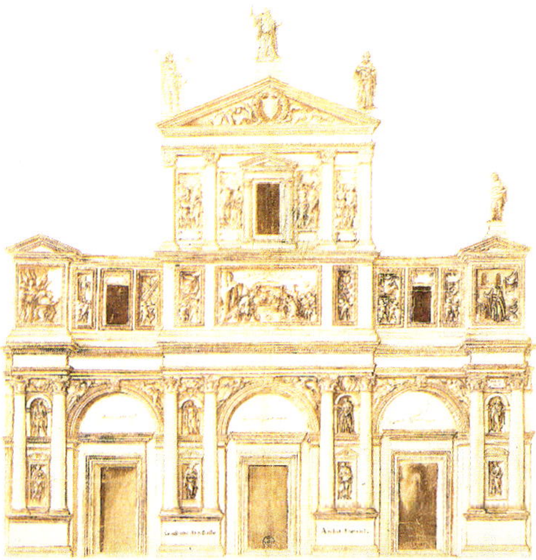

DÉCOUVERTES GALLIMARD
ARCHITECTURE

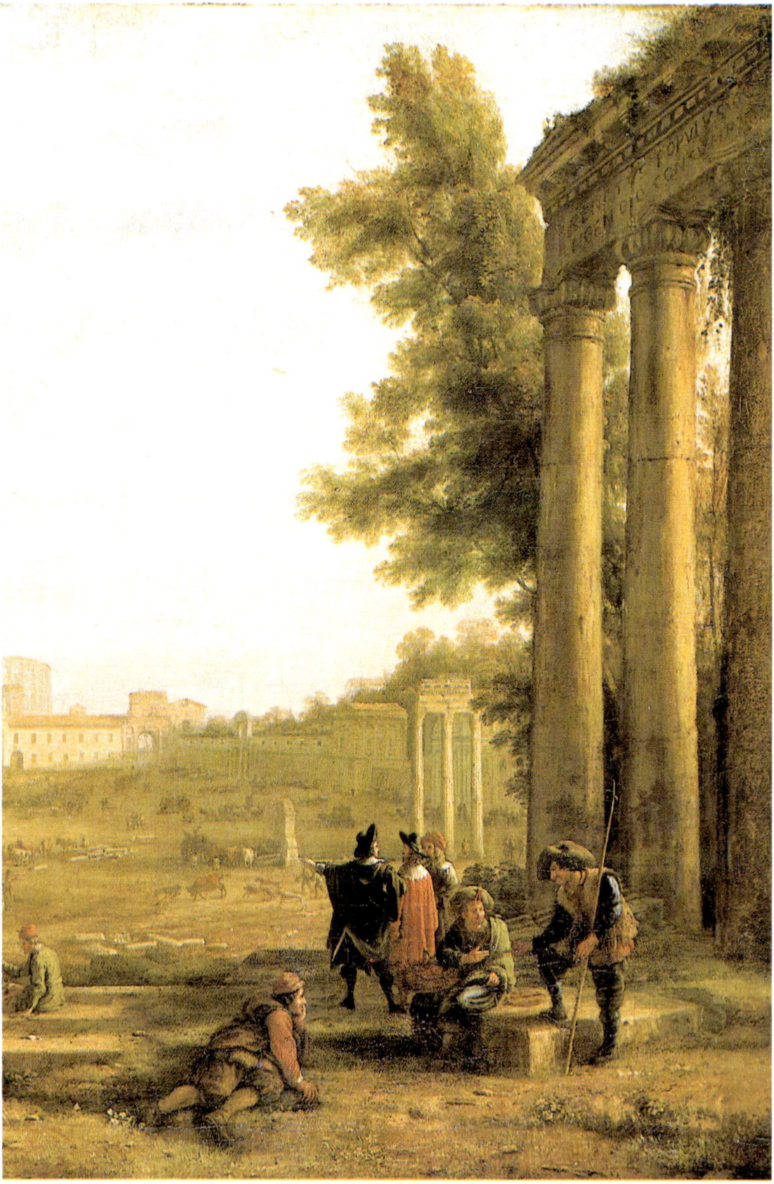

En Italie, où il est né, comme dans tous les pays d'Europe où il s'est ensuite répandu, le style de la Renaissance, qui puisait à la source de l'Antiquité, a remplacé celui qui avait été de règle pendant les derniers siècles du Moyen Age et que nous appelons gothique. Rarement succession fut aussi révolutionnaire.

CHAPITRE PREMIER

LE RETOUR À L'ANTIQUE

Si Florence a vu naître la Renaissance dans les arts comme dans l'architecture, c'est Rome qui fournit les modèles de l'Antiquité (à gauche, le forum) et qui verra l'apogée du style avec Bramante, Sangallo et Michel-Ange.

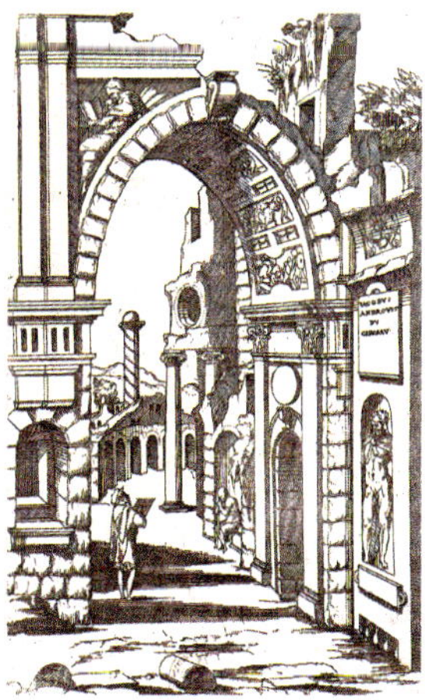

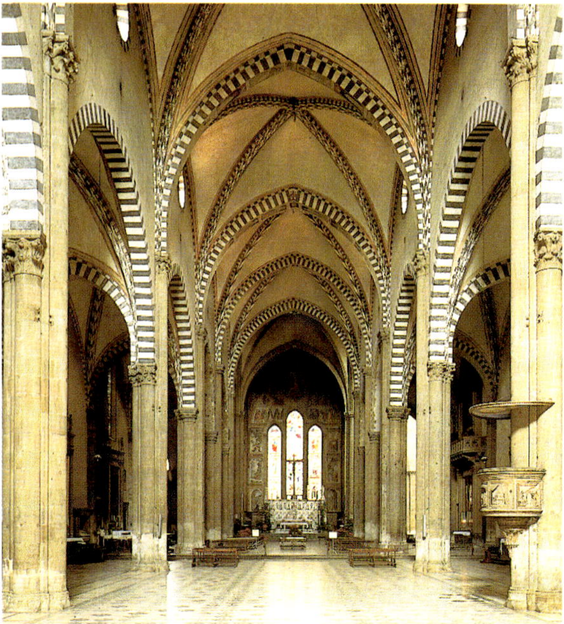

L'art gothique n'a pas connu en Italie le même succès qu'en France. Les églises y sont moins hautes, comme Santa Maria Novella à Florence (ci-contre), et elles sont obscures, car on n'a pas profité du report des pesées sur les piliers pour ouvrir les parois. Le système des contreforts exposé dans le dessin de Villard de Honnecourt (ci-dessous) y a été rarement employé et, dès le XVe siècle, les Italiens critiquèrent les pinacles qui devaient les charger : ils y voyaient des ornements barbares, « gothiques ».

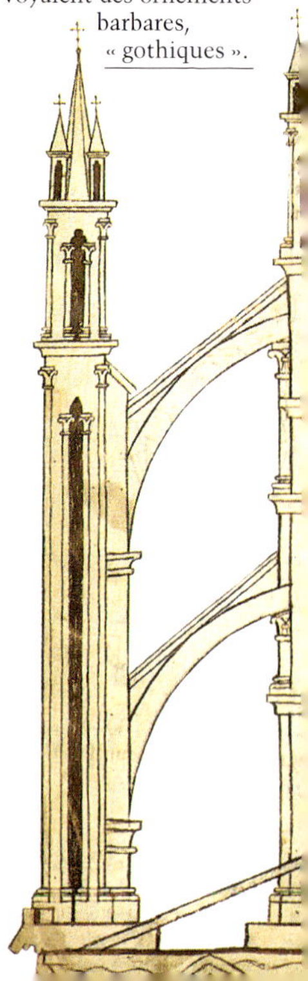

Le fondement technique du style gothique

L'architecture gothique peut se définir à partir d'une technique de construction – la voûte d'ogives – qui entraîne ses autres caractères distinctifs et par là même détermine ses mérites artistiques : emploi de l'arc brisé, plus résistant à la charge que le plein cintre; report des charges sur certains points qui seront renforcés (contreforts, arcs-boutants), d'où la possibilité d'ouvrir la paroi entre eux au bénéfice de l'éclairage et donc de la vitrerie ; élan vertical qui invite à développer le volume intérieur en hauteur. Les performances réalisées dans ces deux directions, allégement de la paroi et hauteur, avaient fait l'objet d'une surenchère constante que seuls des accidents spectaculaires parvinrent à limiter sans pour autant remettre en cause les principes de cette architecture. Le style était donc fonction d'une technique qui avait déterminé un goût, créé de nouveaux critères de beauté.

Le retour au style

La Renaissance revint à une démarche inverse : le style ne dépendit plus des possibilités de la technique, il était fondé sur des principes esthétiques supérieurs, des concepts abstraits – la symétrie, les proportions – et sur l'emploi d'une langue strictement réglementée dans son vocabulaire et sa syntaxe – le système des ordres. En plaçant la beauté dans le respect de ces principes au détriment de toute autre considération, en condamnant notamment l'arc brisé pour revenir au plein cintre, jugé plus pur de dessin, ou même à l'architrave horizontale, seule permise entre des colonnes, la Renaissance renonçait aux exploits des maîtres maçons du Moyen Age : elle revenait à la voûte en berceau, à une conception statique de la construction, où les maçonneries ne portent qu'à la verticale, sans report des charges, à une affirmation des masses acceptées comme telles ; elle s'interdisait toute performance, l'élévation excessive du volume, l'allégement des parois, l'ouverture à la lumière – et elle le paya aussitôt de la décadence du vitrail. En ce sens, elle constitua une véritable régression.

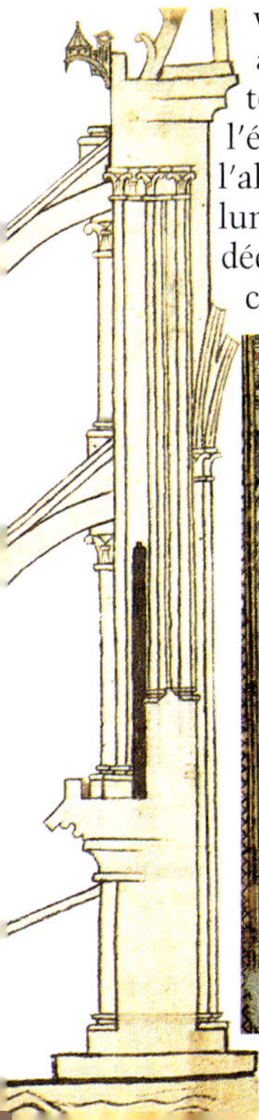

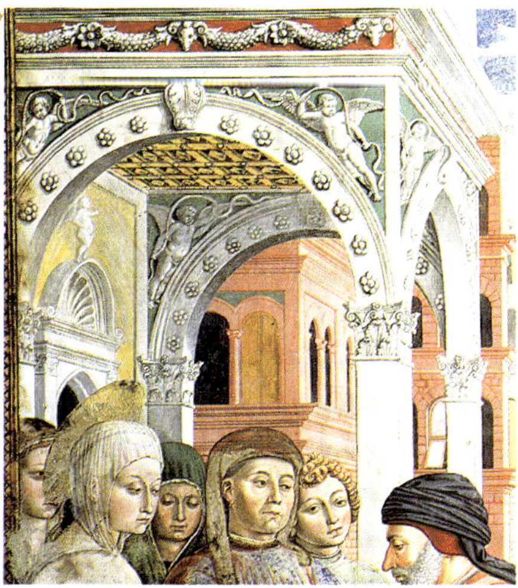

Le goût des formes classiques était resté si vif en Italie que les peintres les adoptèrent avant même qu'elles fussent devenues de règle dans la pratique de l'architecture. Un maître de second rang comme Benozzo Gozzoli (1420-1497), dans une fresque de San Gimignano (1460, ci-contre), représente déjà un ciborium avec les formes du nouveau vocabulaire à l'antique : il est porté par des colonnes, ouvert par des arcs en plein cintre dont les écoinçons sont décorés d'anges en vol imitant les Victoires de l'art antique et couronné par un entablement classique avec, dans la frise, des festons et des bucranes (ornements en forme de têtes de bœufs) ; à l'intérieur, il n'est pas voûté mais couvert d'un plafond à caissons.

La condamnation du gothique

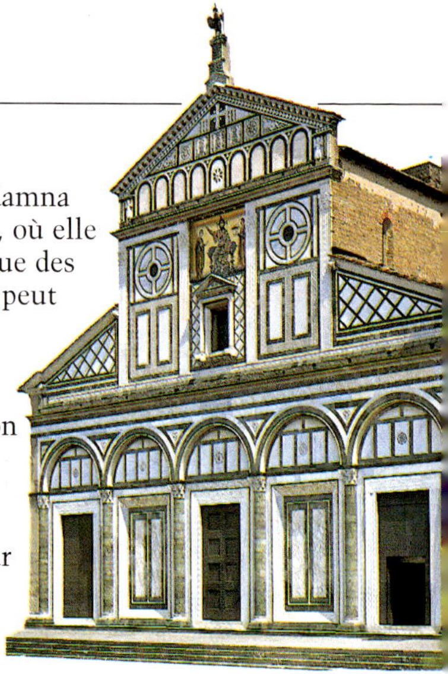

Elle n'en fut pas consciente, car elle condamna sans appel le dernier style du Moyen Age, où elle ne voyait, suivant les termes de Vasari, que des ouvrages « monstrueux et barbares qu'on peut appeler plutôt confusion ou désordre », une « malédiction d'édicules l'un au-dessus de l'autre », une accumulation d'ornements « qui ôtaient toute proportion aux bâtiments » ; c'étaient, disait-on, les Barbares germaniques, les Goths, « qui avaient couvert l'Italie de ces maudites bâtisses », d'où l'adjectif qui est resté pour désigner ce style. Pour se dégager de ces fâcheuses pratiques, les architectes recoururent aux leçons des Anciens, c'est-à-dire aux exemples fournis par les monuments antiques subsistants.

Les monuments romans de Florence, qui avaient conservé les formes de l'architecture antique, furent les premières sources d'inspiration. Parmi eux, la façade de San Miniato al Monte (XIIe siècle, ci-dessus) était admirée pour l'harmonie géométrique de sa composition, ses arcs en plein cintre, son frontispice et son décor géométrique.

L'intérêt pour l'art roman

Le fait que le mouvement du retour à l'antique ait pris naissance dans une ville qui n'avait conservé aucun vestige de son passé antique, Florence, peut passer pour un paradoxe, mais il rappelle utilement que l'art ne dépend pas de l'opportunité. Brunelleschi et les premiers Florentins à défendre l'idée d'une Renaissance étudièrent d'abord des monuments de l'art roman dans lesquels ils percevaient non sans raison un dernier écho des principes et des formes de l'art antique : l'église San Miniato, avec son harmonieuse façade, et surtout le baptistère tant aimé, *« il bel San Giovanni »*, que son plan centré, son décor géométrique et ses mosaïques firent passer jusqu'au XVIIIe siècle pour un édifice antique. Ce dernier

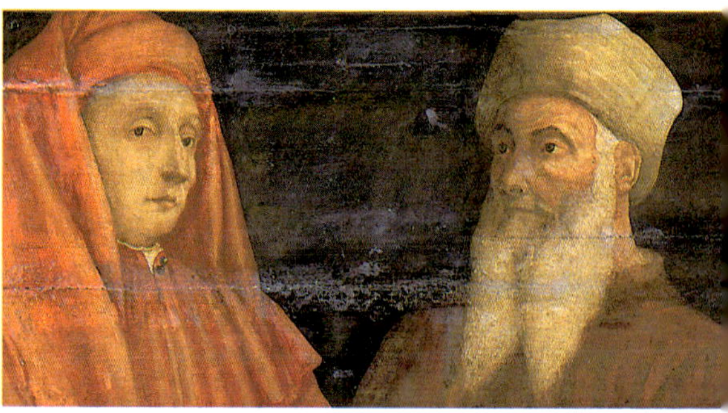

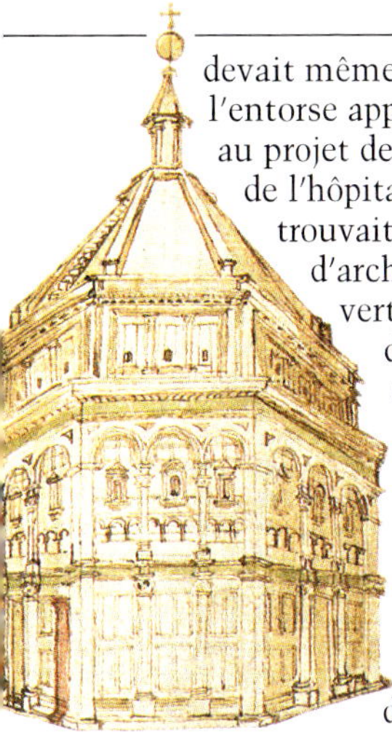

devait même fournir une justification à l'entorse apportée par Francesco della Luna au projet de Brunelleschi pour la façade de l'hôpital des Innocents, puisqu'on y trouvait l'exemple d'une mouluration d'architrave retournée d'équerre, à la verticale. Brunelleschi toutefois, dès son échec face à Ghiberti au concours de la porte de bronze du baptistère (1401), se serait rendu à Rome en compagnie de Donatello pour y étudier les monuments antiques, donnant ainsi l'exemple d'une pratique qui devait devenir impérieuse dans la formation des architectes.

Le Baptistère de Florence (à gauche), au plan centré octogonal, passait pour un temple antique. On y trouva l'exemple d'une architrave – élément horizontal de l'architecture antique – retournée à la verticale qui servit à justifier l'anomalie apportée à la façade de l'Hôpital des Innocents (ci-dessous). En bas, cinq parmi les fondateurs de la Renaissance : Giotto, Paolo Uccello, Donatello, Antonio di Manetto Ciaccheri et Filippo Brunelleschi.

Les antiquités de Rome

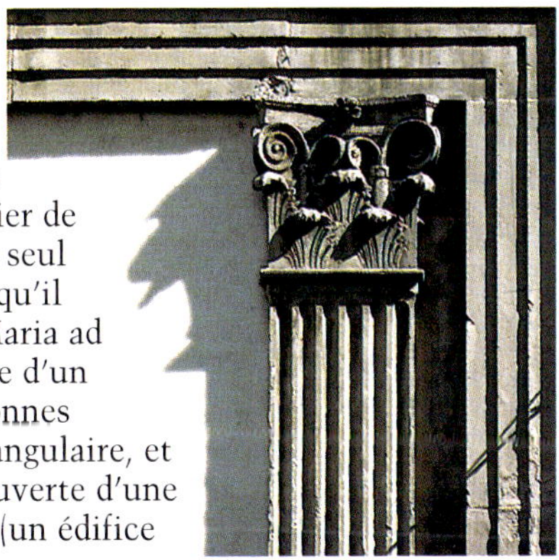

Rome en effet conservait encore un bon nombre de monuments qui allaient devenir des modèles décisifs de la nouvelle architecture. Le premier de tous était sans doute le Panthéon, le seul qui ne fût pas en l'état de ruine puisqu'il avait été converti en église Sancta Maria ad Martyres ; il offrait le parfait exemple d'un pronaos antique, un portique de colonnes colossales supportant un fronton triangulaire, et du plan centré idéal, une rotonde couverte d'une coupole. Le Colisée, le Septizonium (un édifice

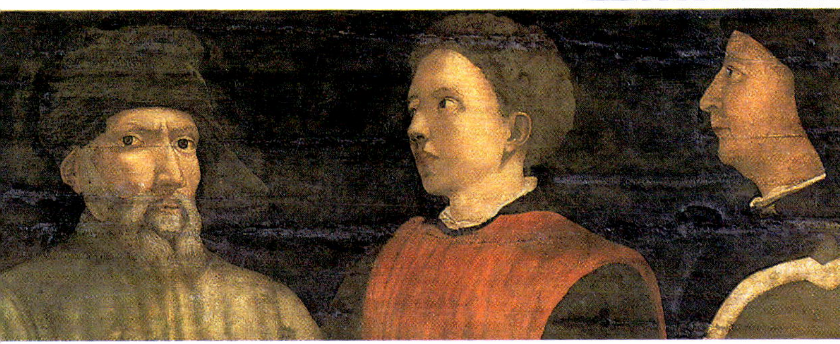

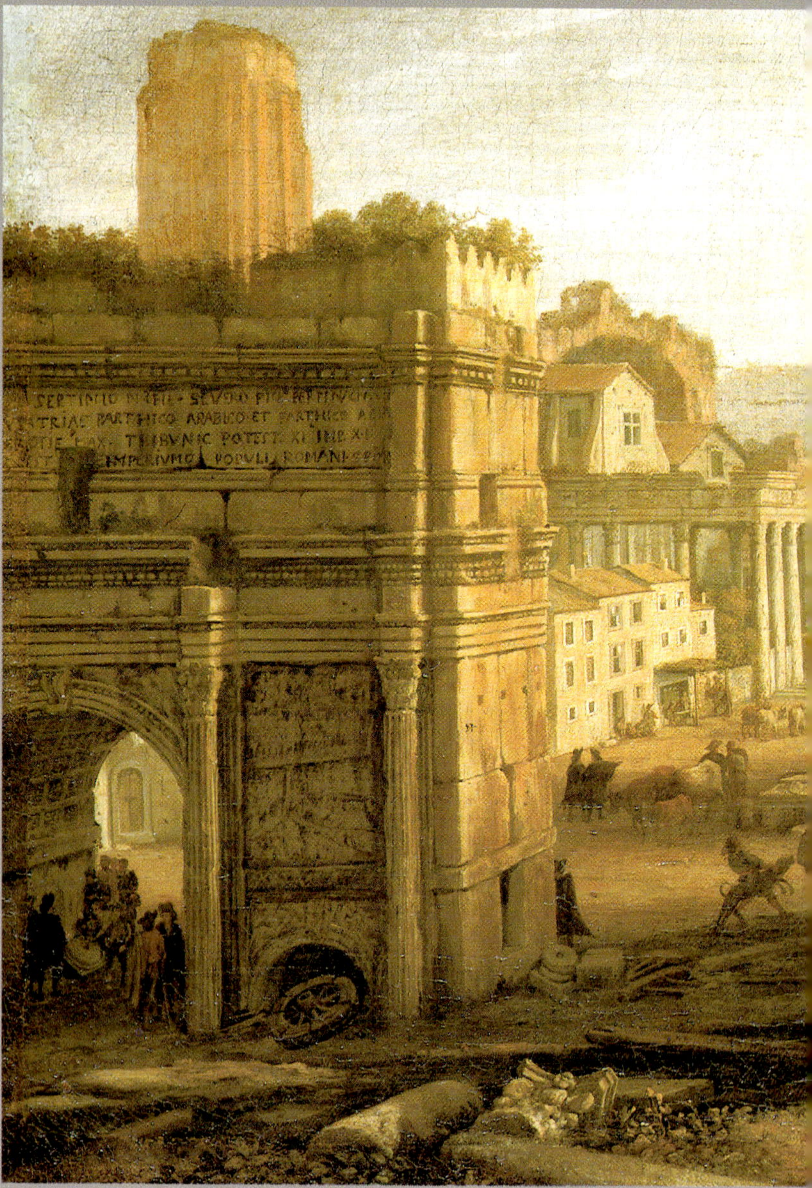

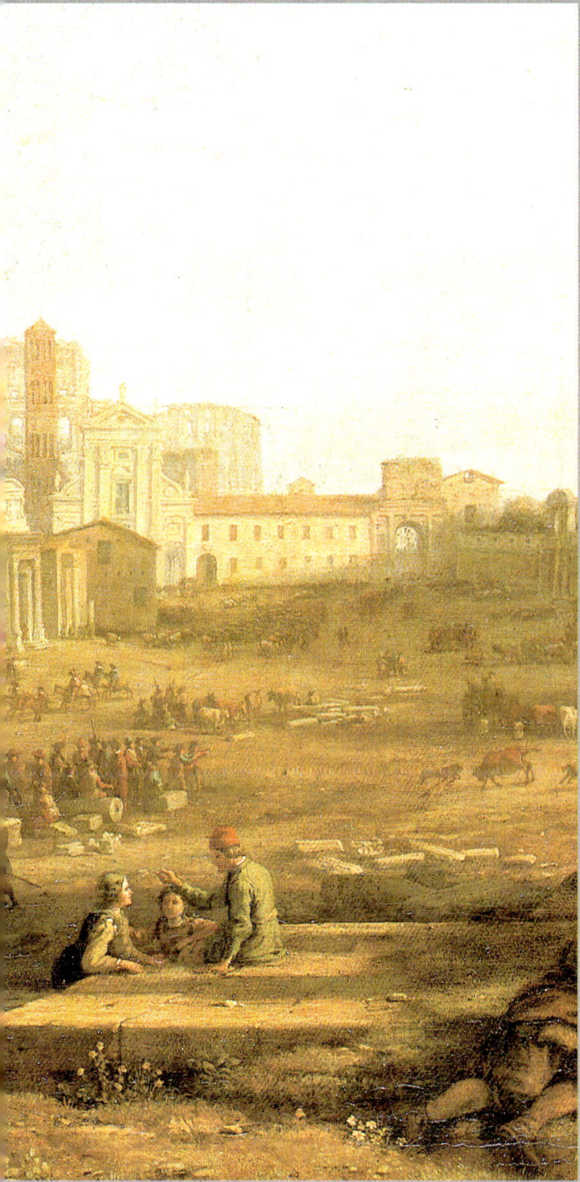

Le forum était le champ d'études obligé pour tous les visiteurs de Rome. Claude Lorrain, au milieu du XVIIe siècle, en a détaillé les monuments sur cette vue classique prise depuis la pente du Capitole. Au premier plan à gauche, l'arc de Septime Sévère, dominé au prix d'une légère distorsion de la perspective par la tour médiévale dite des Milices (qui en fait s'élève plus à gauche au-dessus du forum de Trajan); puis le portique du temple d'Antonin et Faustine, au-dessus duquel émergent les voûtes puissantes de la basilique de Maxence et Constantin; au loin à gauche, la masse du Colisée et, à droite, l'arc de Titus encore enclavé dans des constructions parasites. Sur le sol, des troncs de colonnes et des chapiteaux épars.

à sept étages qui s'élevait en bordure du Palatin et qui ne fut détruit qu'à la fin du XVIe siècle) et, à une échelle moins colossale, le théâtre de Marcellus fournissaient à l'architecture civile des modèles de superposition des ordres. Ceux-ci pouvaient aussi être étudiés sur les vestiges des temples du forum, mais plus pour le détail des chapiteaux et des entablements que pour les proportions, car le pied en était encore fortement enterré. Les arcs de Septime Sévère et de Titus pouvaient inspirer toute entrée de ville ou tout portail de façade. Les thermes de Dioclétien et de Caracalla, qu'on dégagea progressivement au cours du XVIe siècle, ou encore la basilique de Maxence au forum révélèrent des plans savants, combinant des pièces de formes variées dans des symétries spectaculaires, et des volumes colossaux, couverts de voûtes massives. Les basiliques constantiniennes, à commencer par l'antique Saint-Pierre, qui ne fut démoli qu'au début du XVIe siècle,

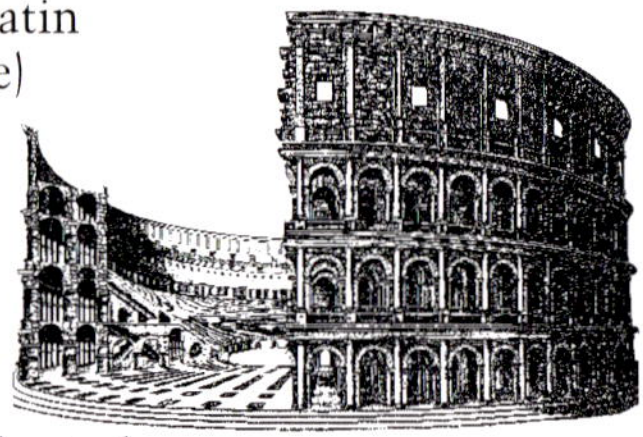

Le Colisée (ci-dessus) offrait le modèle parfait de trois étages d'arcades portées par des piliers auxquels s'appliquent les trois ordres de colonnes. Le Septizonium (à gauche), construit par Septime Sévère au pied du Palatin, était aussi élevé que le palais impérial. La superposition des ordres en fut étudiée par les artistes avant sa destruction par Sixte Quint entre 1585 et 1590. Le Panthéon d'Hadrien (ci-dessous) était, par son plan et sa coupole à caissons, le type idéal du plan centré.

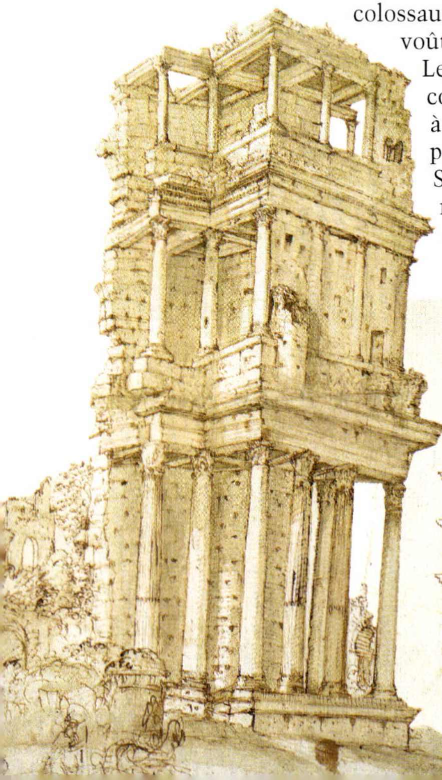

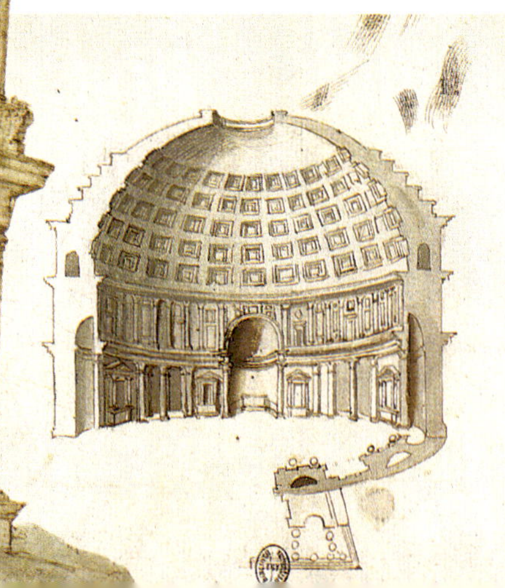

remettaient en mémoire la noblesse du type basilical, la beauté des longues colonnades de leur nef ou de leur atrium. La campagne romaine enfin et les bords de la via Appia regorgeaient de tombeaux qui étaient autant de variations sur le thème du plan centré. Aussi la Ville, après avoir initié au XVe siècle les premiers Toscans convertis à la Renaissance – Brunelleschi, Francesco dal Borgo, Giuliano da Sangallo –, devint peu à peu le but d'un nouveau pèlerinage, pour les architectes italiens (de Bramante à Palladio) comme pour les étrangers (Herrera, Philibert Delorme).

Les antiquités d'Italie

Paradoxalement encore, les richesses de l'Italie méridionale restèrent peu étudiées, en dehors des sépulcres et des villas de la campagne napolitaine relevés par Francesco di Giorgio. L'amphithéâtre de Capoue, les temples de Paestum et ceux de Sicile demeurèrent pratiquement inconnus jusqu'au XVIIIe siècle. Le Nord en revanche conservait des édifices qui influencèrent les écoles locales. Les Lombards disposaient à San Lorenzo de Milan d'un modèle admirable de plan centré à coupole précédé d'un atrium colossal. Les architectes de Vénétie allaient à Vérone dessiner ses arènes et ses arcs, à Pola, en Istrie, l'arc des Sergii et l'amphithéâtre. Les Vénitiens toutefois, comme les premiers Florentins, restaient sensibles à leur passé prégothique, c'est-à-dire byzantin ; un Moro Codussi hérita à Saint-Jean-Chrysostome le plan d'église « en quinconce » (une croix grecque à coupole centrale cantonnée de quatre coupoles mineures) avec un dessin d'une touchante simplicité.

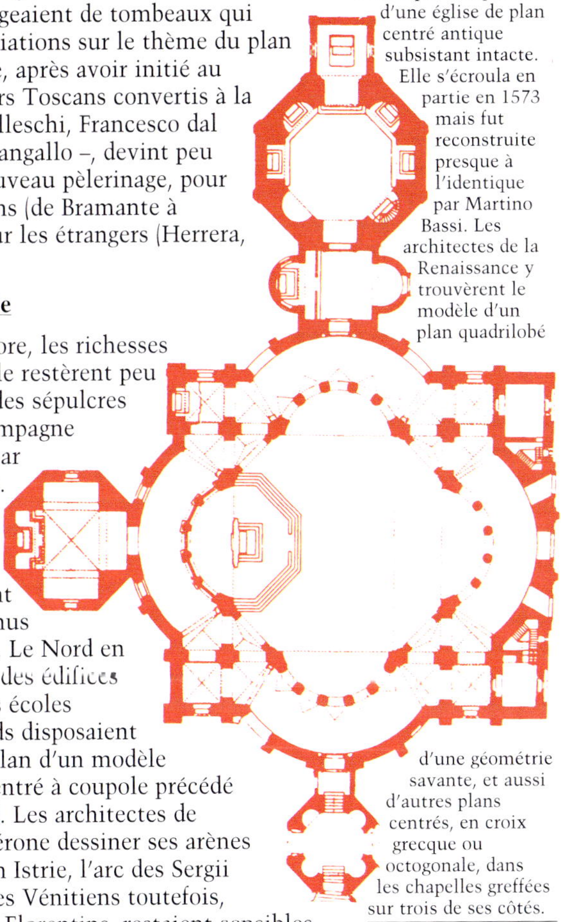

L'église San Lorenzo à Milan (milieu du IVe siècle) était l'exemple exceptionnel d'une église de plan centré antique subsistant intacte. Elle s'écroula en partie en 1573 mais fut reconstruite presque à l'identique par Martino Bassi. Les architectes de la Renaissance y trouvèrent le modèle d'un plan quadrilobé d'une géométrie savante, et aussi d'autres plans centrés, en croix grecque ou octogonale, dans les chapelles greffées sur trois de ses côtés.

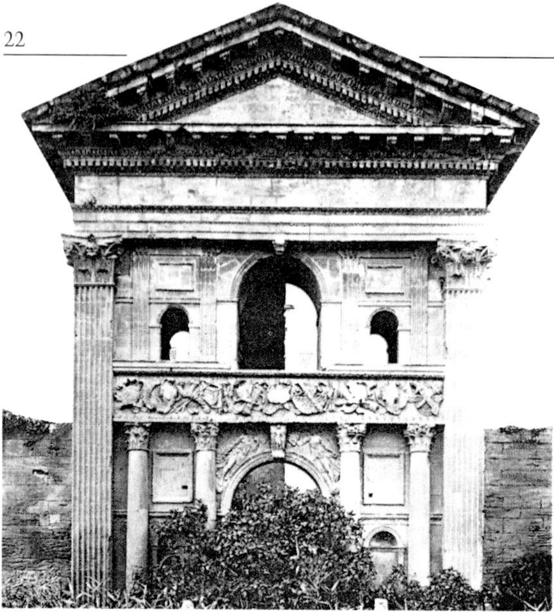

Les antiquités de la Provence ont directement influencé le style de ses monuments au XVIe siècle. Ainsi, le portail du château de La Tour d'Aigues (1571, ci-contre) adopte la forme générale et le vocabulaire d'un arc de triomphe antique. L'architecte s'est sans doute inspiré de l'arc du pont de Saint-Chamas, encore conservé.

Les monuments romains hors d'Italie

L'Italie n'avait pas le monopole des vestiges antiques, mais seuls ceux de France reçurent quelque attention. En Provence, la Maison Carrée et les arènes de Nîmes, celles d'Arles, l'arc et le théâtre d'Orange furent étudiés au moins par des Italiens qui vinrent les dessiner, d'abord Giuliano da Sangallo vers 1495, plus tard Palladio, mais leur influence est sensible sur l'architecture locale, ainsi celle de l'arc élevé devant le pont de Saint-Chamas sur le portail du château de La Tour d'Aigues. Les « piliers de tutelle » (le péristyle d'un temple, détruit à la fin du XVIIe siècle) à Bordeaux, la porte d'Autun furent sans doute admirés, mais non étudiés comme les modèles italiens. On ne connaît pas davantage de dessins effectués à partir des monuments de Trèves ou d'autres villes romaines de Germanie. Manifestement, lorsqu'au XVIe siècle les architectes du nord des Alpes ressentirent le besoin d'étudier l'Antiquité, ils préférèrent faire le voyage de Rome, car la Ville leur offrait en exemple, avec les vestiges les plus fameux de l'Antiquité, les chefs-d'œuvre des grands maîtres modernes.

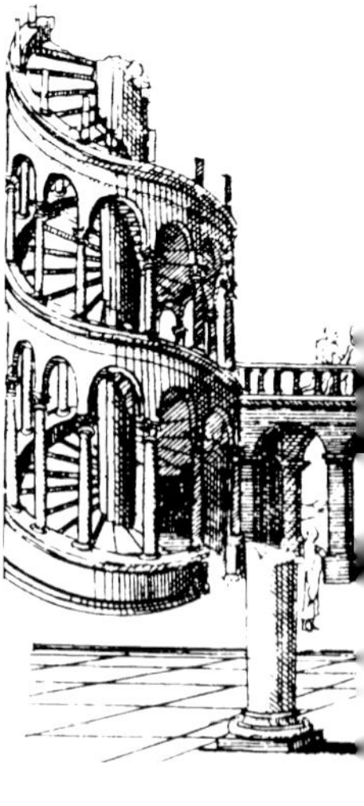

Une leçon incomplète

Ce bilan rapide permet une autre constatation importante. De tous les édifices étudiés, seuls le Panthéon, San Lorenzo de Milan et les basiliques chrétiennes étaient des édifices complets, dotés d'un volume intérieur – et ils ne pouvaient inspirer que des églises. Les autres n'offraient à l'admiration que des élévations sans plan (ainsi les arcs, les arènes et toutes les colonnes encore debout) ou bien des plans sans élévation (ou très mutilée, comme dans les thermes). Il appartenait aux artistes de la Renaissance de faire la synthèse de ces enseignements disparates et incomplets. Dans tous les cas, d'autre part, il s'agissait de monuments romains, le plus souvent tardifs, jamais grecs. La leçon de l'Antiquité ne comporta pas les raffinements attiques (corrections optiques, décor sculpté), mais les compositions savantes et les effets monumentaux, voire colossaux, de l'architecture impériale.

Dans ses prétendues vues de monuments antiques, purement imaginaires, Jacques Androuet du Cerceau révèle clairement la difficulté qu'éprouvent les architectes de la Renaissance à concevoir l'architecture antique en volume, faute d'en avoir l'expérience : les façades sont des écrans sans épaisseur, et l'escalier en vis à la vénitienne débouche dans le vide. Le vocabulaire à l'antique se suffit à lui seul et justifie toutes les inventions.

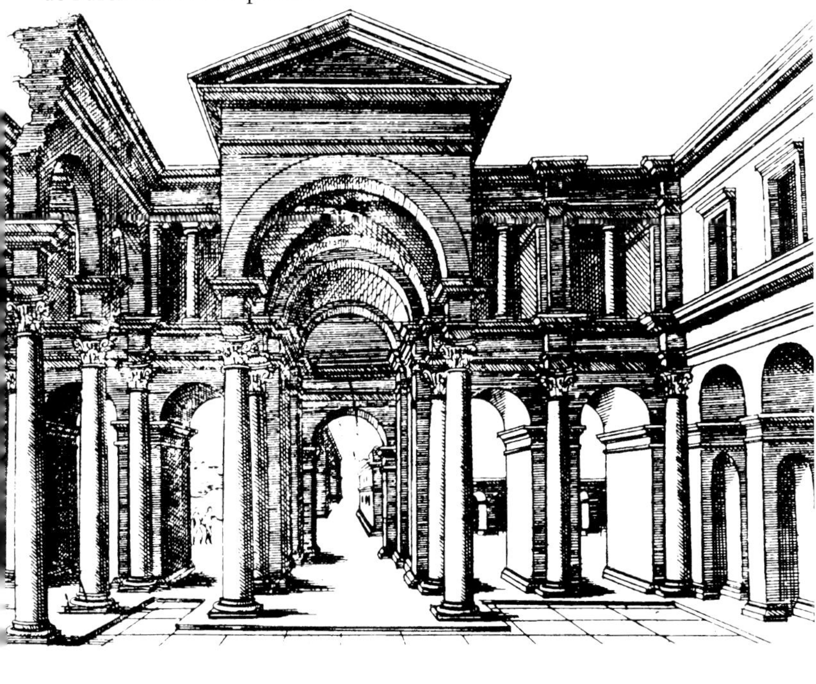

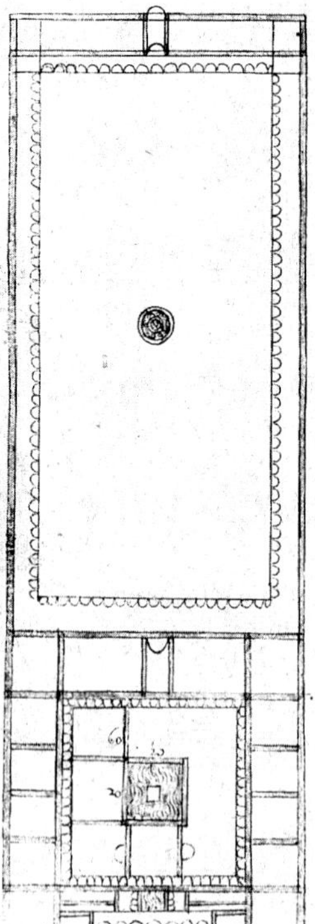

& uoleuano più presto saperlo quanti erano cheno. Ancora tutti esacerdoti po
teuano auere una donna. Gli egiptij quante neuoleuano & questo faceuano pfa
re assai gente & non stimauano nessuno bastardo tutti teneuano ligitimi:

ET ancora dice che iloro figliuoli glinutricauano cradice derbe & aderbe & altre
cose molto uili credo cheplagrande moltitudine che erano faceuano ancora exe
citargli cosacerdoti & conualenti huomini a imparare scientia & maxime astro
logia & arismetrica:

EXPLICIT·LIBER·XX·
INCIPIT·LIBER·VIGESIMVS·PRIMVS·

INQVESTO·VIGESIMO·PRIMO·LIBRO
sitrattera daltre cose & dibagni & duna casa fatta inluo
gho pantanoso. Percerto queste sono belle cose chesono i
questo libro doro & buoni ricordi & amaestramenti ma
guarda unpoco seue altri edificij perche unaltra uolta in
tenderemo tutti questi hordini & modi chedice cheper cer
to sono begli. Ora uediamo sece altro maisi chemipare
chequi tratta duno casamento ilquale era inuno luogho
pantanoso & aquatico malacqua era salmatra chein
sbocchaua dentro ilmare pparechi luoghi sicheglierano molti ca
samenti degni infralialtri fa mentione solo duno ilquale dice chestaua inque
sta forma era lasua misura cento braccia puno uerso & trecento pelaltro il
suo disegnio & forma uoi ilpotete uedere percheglie disegniato qui apresso la
quale era inuno quadro dicento braccia prima doue che uenti braccia era
dicasamenti intorno intorno poi restaua uno chiostro dibraccia sessanta p
ogni uerso. Perintendere bene questo casamento e mestiere chesiueggha pri
ma come staua ilcasamento ilquale secondo chequi inquesto libro e discrip
to & disegniato cosi io uinarrero. Prima come disopra hauete inteso elle
ra trecento braccia plunghezza & cento plarghezza uno quadro dicento
braccia nera spartito inhabituri come qui sipuo uedere lemura dique
sto quadro dicento braccia erano grosse braccia due & questo perche erano
inmolta tutte ilprimo solare & daquello insu erano uno braccio & mezzo pi
fino incima. Erano queste stanze disotto & cosi disopra larghe braccia sedici:
& cosi aueuano ilmuro grosso dentro come difuori siche ueniua arimanere:
uno chiostro dibraccia sessanta doue che inmezzo sifaceua uno quadro diuenti
braccia ilquale aueua lui ancora ilmuro grosso due braccia cheueniua a
rimanere disedici braccia di uacuo doue che intorno intorno acquesto gli
rimaneua spatio diuenti braccia circuncircha donde chediqueste uenti bra
ccia dispatio cheua intorno acquesto quadro delmezzo senetoglie tre bra
ccia netto intorno intorno secondo ua questo spatio ditre bracia & inarcha

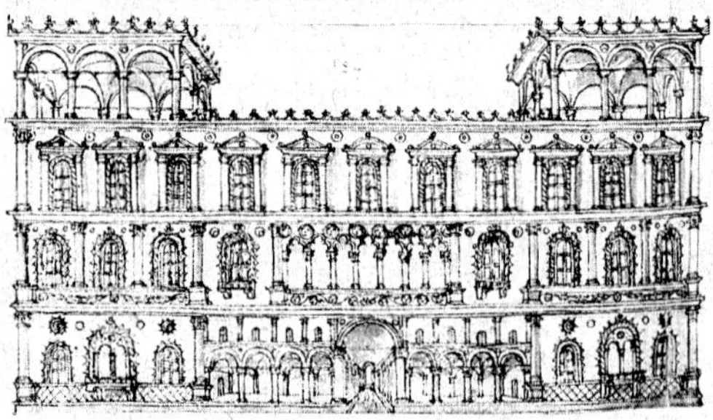

En revenant au style de l'Antiquité, la Renaissance se soumettait implicitement à un certain nombre de règles générales – régularité, symétrie, proportions – qui devaient présider à toute création architecturale. Ces principes fondamentaux sont devenus si usuels depuis lors qu'il faut faire effort pour réaliser qu'ils représentèrent un changement et en même temps une réaction contre les pratiques empiriques du Moyen Age.

CHAPITRE II
DE NOUVEAUX PRINCIPES

Avant même la fin du XVe siècle, des tableaux qui sont d'abord des démonstrations de perspective proposent une sorte de cité idéale. Celle-ci (à droite) est organisée autour d'une église en rotonde à l'antique. À gauche, un projet de palais par Filarete.

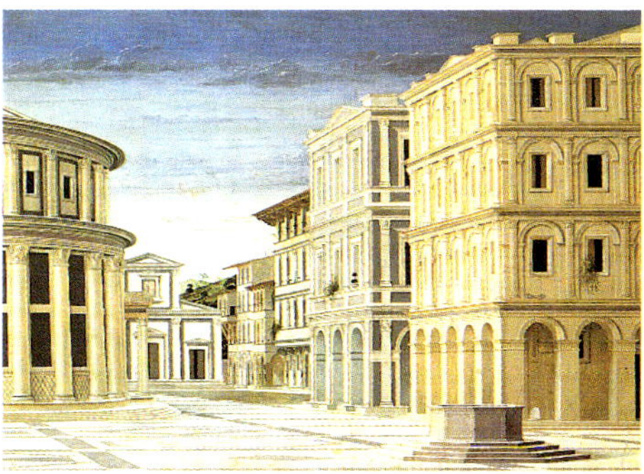

Le plan régulier

Le premier principe et le plus simple fut sans doute le recours obligatoire à la règle, à l'équerre et éventuellement au compas pour tracer l'implantation des édifices. La régularité orthogonale, si elle s'était maintenue dans les églises grâce à une typologie contraignante, avait disparu de l'architecture civile, qui obéissait aux suggestions ou aux contraintes du site plus qu'elle ne les dominait. La Renaissance revint à des tracés rigoureux, des façades rectilignes et des raccords à angle droit. Les plans irréguliers, les angles obtus ou aigus

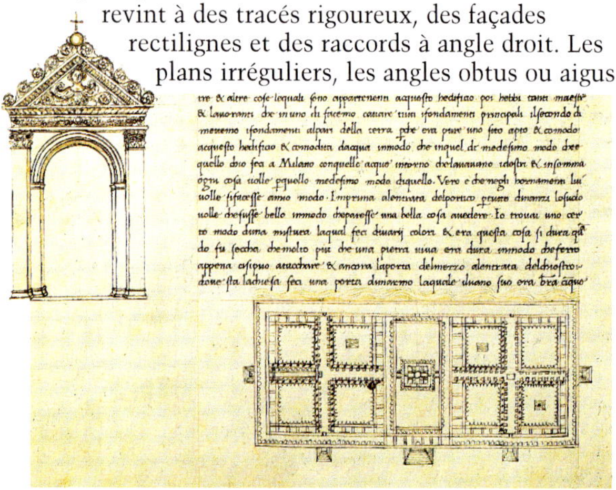

furent proscrits. Ce ne fut pas un grand changement en Italie, où les leçons de l'Antiquité s'étaient mieux conservées au cours du Moyen Age, mais il fut sensible dans les autres pays, notamment en France. Les constructions effectuées à Amboise, à Blois ou à Gaillon autour de 1500 juxtaposèrent de façon significative des bâtiments droits et d'équerre à d'autres plus anciens qui avaient été irrégulièrement implantés et raccordés : la disparate qui en résulta souligne clairement l'opposition des principes nouveaux et de l'empirisme ancien. Bientôt le tracé régulier s'imposa, et c'est pourquoi les châteaux qui

Dans son traité rédigé entre 1461 et 1464, Filarete propose des plans d'une géométrie qui paraît trop simpliste pour être efficace (ci-contre). Celui-ci pourtant n'est que le reflet du plan qu'il avait donné à l'Ospedale Maggiore de Milan en 1456 et qui resta longtemps un modèle.

La régularité du plan et les raccords à angle droit sont les traits obligés de la nouvelle architecture. C'est pourquoi on distingue clairement à Fontainebleau, ci-dessous, la partie reconstruite sur le plan du château médiéval (à droite) – la cour dite ovale (abusivement car le tracé en était très irrégulier) –, des compléments bâtis de neuf, la grande basse-cour, à gauche, et la cour de la Fontaine, au centre, l'une et l'autre rectangulaires.

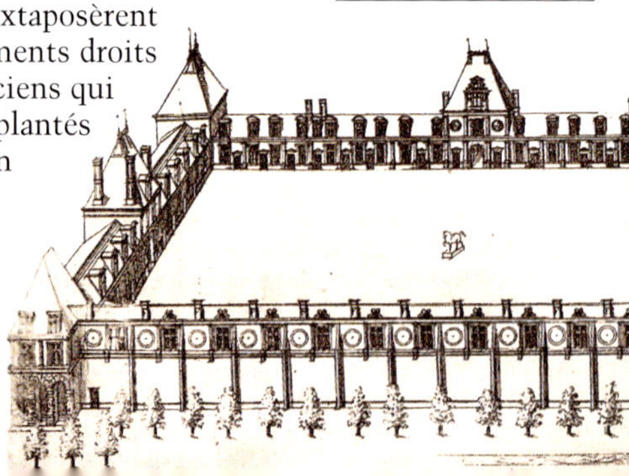

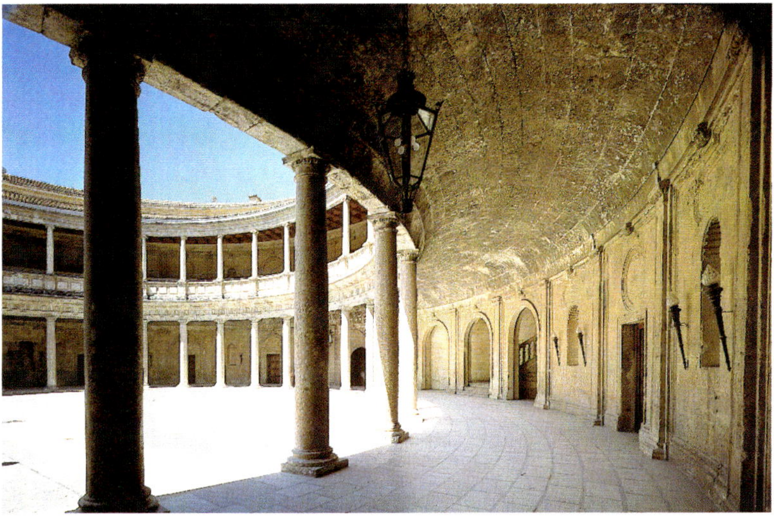

furent reconstruits dans le deuxième quart du XVIe siècle sur une implantation médiévale comme le premier Fontainebleau, Saint-Germain-en-Laye ou Chantilly présentent une irrégularité anormale, sinon choquante. Les mêmes problèmes se posèrent en Allemagne et restèrent visibles dans des châteaux comme Heidelberg ou Trausnitz à Landshut et dans les résidences de Munich ou de Dresde. En règle générale, on peut dire que dans les créations du XVIe siècle, les cas d'implantation non orthogonale restent rarissimes. On peut citer les cours circulaires de Caprarola en Italie ou du palais de Charles Quint à Grenade, le plan pentagonal à l'extérieur de Caprarola, imposé d'ailleurs par celui de la forteresse qui lui servit de

La seule forme admise en dehors du quadrangle était le cercle : ainsi la cour du palais de Charles Quint dans l'Alhambra de Grenade (ci-dessus), où Pedro Machuca reprit une idée lancée par Raphaël à la villa Madame à Rome.

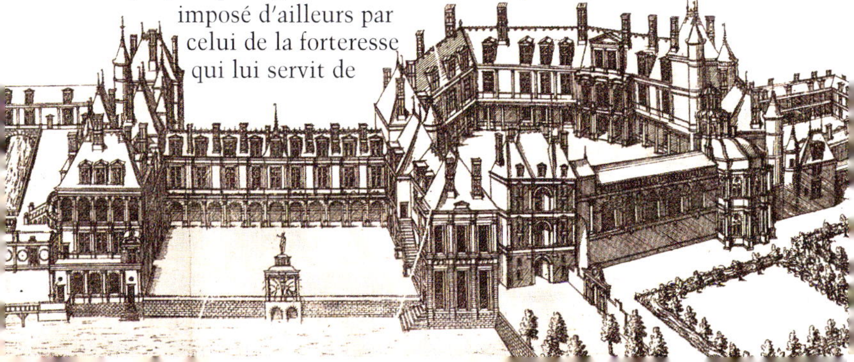

base. Mais dans ces cas, il s'agissait encore de tracés géométriques, et le recours au compas est tout le contraire de l'empirisme. On peut donc presque poser en principe que la présence d'un mur d'implantation oblique dans un bâtiment de la Renaissance révèle un remploi ou n'est que le souvenir d'une disposition plus ancienne.

En centrant les baies du palais Rucellai de Florence (ci-dessous) dans des travées de pilastres, Alberti a donné en 1455 le premier exemple d'une façade régulièrement composée. En 1560, quand Ammannati dessina la façade sur la cour du palais Pitti (à gauche), c'était devenu un principe.

L'égalité des travées

La régularité dans le rythme des ouvertures devint également obligatoire. De ce principe aussi, l'architecture religieuse avait conservé le souvenir, même si les travées de beaucoup d'églises gothiques sont loin de présenter une égalité rigoureuse, mais les constructions civiles l'avaient oublié : les baies s'ouvraient dans les façades en fonction des besoins en lumière et non de l'apparence, elles étaient de dimensions variables et les trumeaux entre elles de largeurs inégales. A cet égard encore, l'Italie n'eut pas grand mal à retrouver les bons usages : déjà Brunelleschi à la façade de l'hôpital des Innocents, puis Michelozzo au palais Médicis et Alberti au palais Rucellai donnaient aux baies des largeurs égales ainsi qu'un

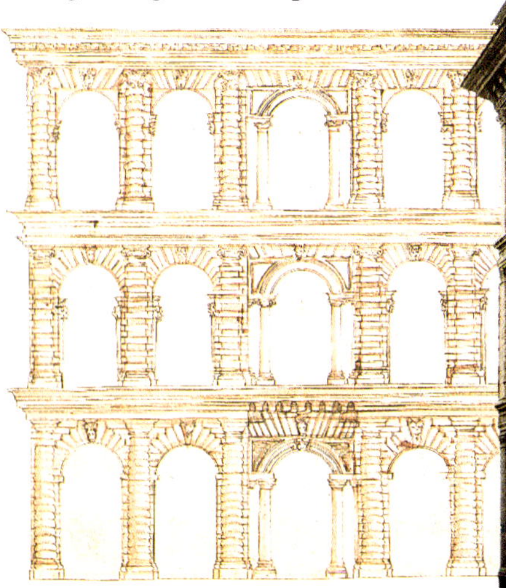

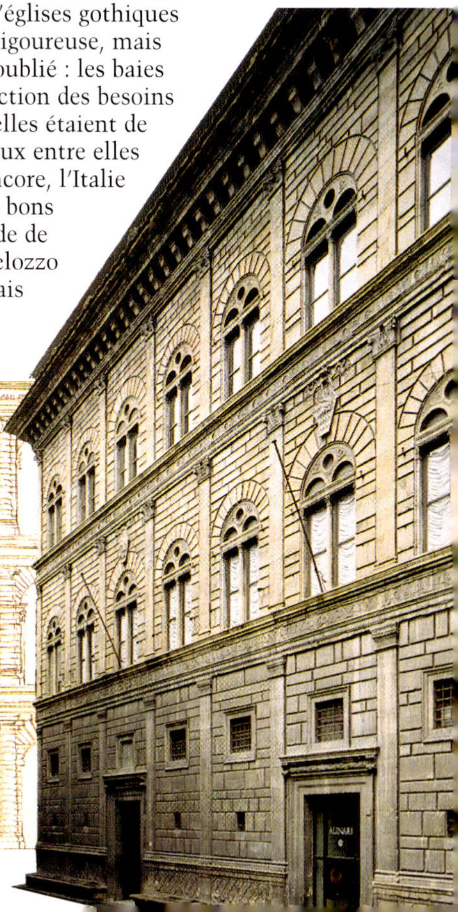

espacement régulier, et le principe s'imposa partout dans la seconde moitié du XVe siècle; l'irrégularité de la façade sur cour du palais ducal à Venise, reconstruite après l'incendie de 1483, doit être considérée comme une véritable anomalie, imputable seulement au remploi des maçonneries anciennes.

Ce fut apparemment le premier des nouveaux principes à gagner la France, car il était à la fois le plus nécessaire et le plus efficace à première vue pour remédier à l'empirisme : les logis de Charles VIII à Amboise s'y conformaient déjà. Il fallut néanmoins du temps pour que l'application en devînt rigoureuse : elle n'était qu'apparente encore à Blois, sur la façade extérieure de l'aile Louis XII comme sur celles de l'aile François Ier, imparfaite sur la cour ovale de Fontainebleau ou à Ecouen, et elle ne devint usuelle qu'au milieu du XVIe siècle. Mais jusqu'au XVIIe siècle la notion de demi-croisée, qui par principe aurait dû être bannie comme incompatible avec l'égalité des travées, resta bien admise et en usage : elle s'affirme encore en 1545 à l'aile nord du château de Bournazel, qui témoigne pourtant d'une recherche de classicisme méritoire. L'Allemagne dut faire également un effort pour se contraindre à la régularisation des baies, mais à partir du milieu du siècle les grandes demeures comme l'aile d'Othon-Henri à Heidelberg ou la résidence de Landshut l'observèrent.

La régularité devint obligatoire, même dans les palais qui se passaient de tout ordre, comme souvent à Florence : ci-dessous, la maquette du palais Strozzi (1489) aligne exactement à la verticale les travées de baies. La fantaisie pouvait seulement se manifester dans les effets de l'appareil en bossage.

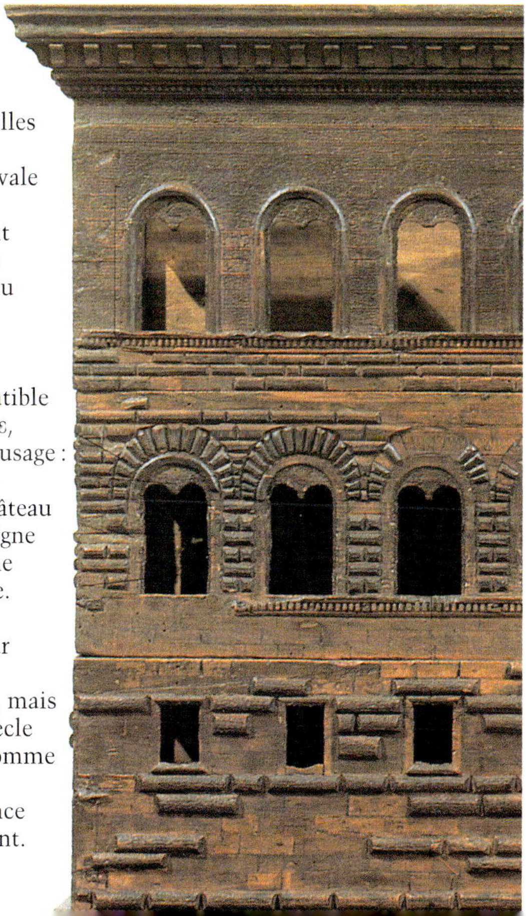

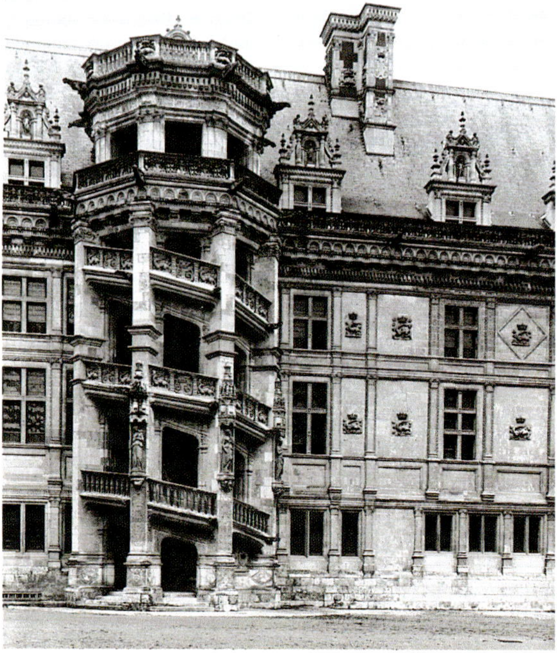

La régularité des baies et leur alignement eurent du mal à s'imposer en dehors d'Italie. Dans l'aile François Ier du château de Blois (1515-1519, ci-contre), les travées sont encore irrégulières et l'escalier en vis perturbe les niveaux.

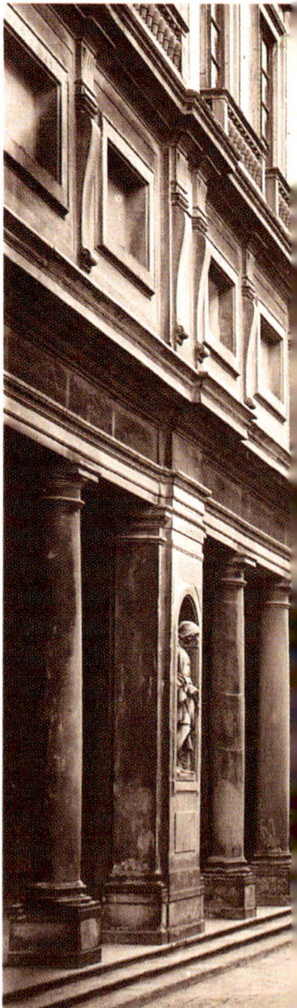

L'alignement des baies

La régularisation des ouvertures impliquait aussi leur alignement à un même niveau. Ce principe qui aujourd'hui semble aller de soi dut également être réinventé et réimposé avec le précédent après des siècles d'empirisme. Il rencontra pourtant une difficulté avec l'éclairage des escaliers. Les grandes vis traditionnelles présentaient dans leurs pans des baies obliques qui suivaient la pente de la montée, comme à Chaumont, à l'aile François Ier de Blois ou encore vers 1535 au château Hartenfels à Torgau. L'escalier droit à l'italienne qui les remplaça, axé ordinairement à la perpendiculaire de la façade, comporte nécessairement au raccord des deux volées un repos qui ne peut s'éclairer qu'à un niveau intermédiaire des étages d'habitation. Il en résulte une rupture dans l'alignement des baies qui est presque de règle dans les châteaux français et qui révèle au premier coup d'œil la position de l'escalier : ainsi à Azay-le-Rideau, au Louvre de Lescot sur sa face postérieure, à Assier, et jusque dans le premier tiers du XVIIe siècle quand subsiste l'escalier à l'italienne (Beaumesnil, Cheverny). Cette anomalie cessa seulement avec l'adoption de l'escalier tournant, qui peut s'éclairer au même niveau que les étages d'habitation. Paradoxalement, elle ne se trouve guère en Italie, parce que l'escalier droit n'y est pas placé en façade mais dans un angle de la cour et s'éclaire donc sur une face latérale, comme à Urbino ou au palais Farnèse à Rome.

En Italie, en revanche, régularité et symétrie sont des principes indiscutés. Vasari les applique rigoureusement dans le dessin des Offices de Florence (1560, ci-dessous), un vaste ensemble à vocation administrative dont la perspective débouche sur l'Arno.

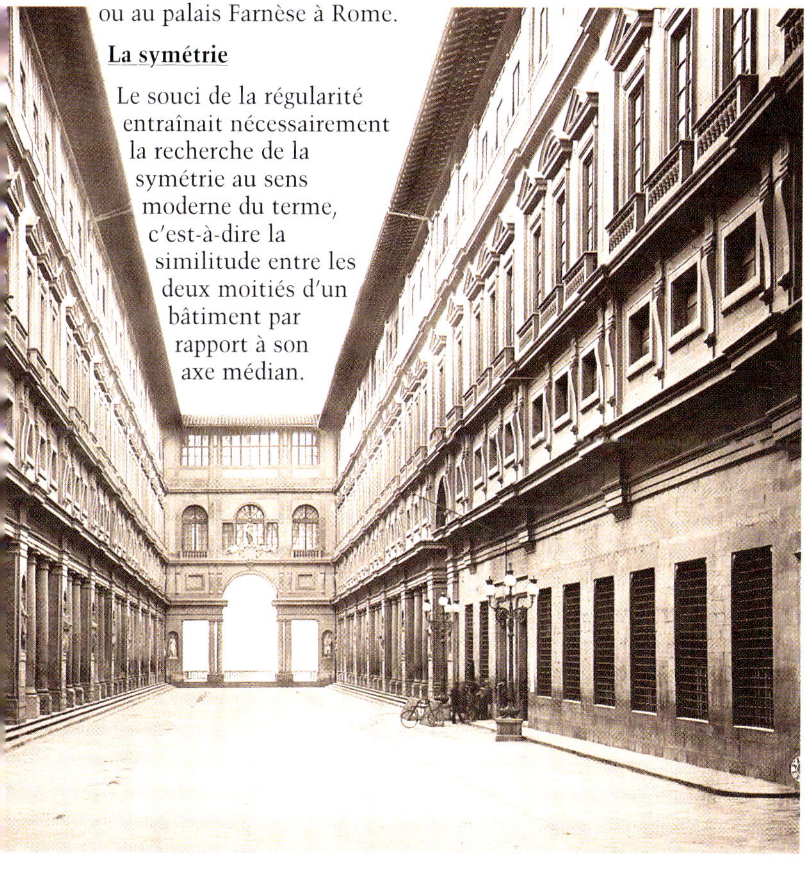

La symétrie

Le souci de la régularité entraînait nécessairement la recherche de la symétrie au sens moderne du terme, c'est-à-dire la similitude entre les deux moitiés d'un bâtiment par rapport à son axe médian.

Celle-ci, pour apparaître en élévation, doit d'abord exister dans le plan, et elle provoqua donc une rationalisation fondamentale dans la création architecturale. Le palais d'Italie et d'Espagne, qui était traditionnellement un bloc à cour quadrangulaire, s'y plia aisément. L'église de croix latine s'y conformait déjà, mais avec le recours au plan centré, la tentation d'établir cette symétrie dans tous les axes de l'édifice devint irrésistible. Elle est donc à l'origine de toutes les variations sur le thème de la croix grecque qui fleurirent dans l'Italie de la Renaissance et constituent un des chapitres les plus séduisants de son histoire monumentale.

En France, où la création fut presque inexistante dans l'architecture religieuse, c'est dans la conception du château que la symétrie exerça une influence décisive. Elle élimina progressivement le plan « en potence », une disposition en équerre qui restait répandue dans les demeures de moyenne importance (Azay-le-Rideau, Villesavin, Fleury-en-Bière, Vallery) et qui fut remplacée par un plan à deux ailes dit en *pi*. Elle favorisa le plan carré (Chenonceaux, Chambord, Challeau, la Muette de Saint-Germain, Ecouen, Ancy-le-Franc), ou rectangulaire (Madrid au bois de Boulogne, les

Filarete a présenté dans son traité l'image qu'il avait rêvée pour l'Ospedale Maggiore de Milan (ci-dessous et, en plan, page 26), différente de la réalisation. Les loggias d'arcades continues à la manière antique devaient assurer une régularité répétitive où seuls les pavillons auraient introduit une scansion verticale. C'est moins la dimension de la porte que le haut escalier d'accès (détail, à droite) qui aurait dû mettre en valeur l'entrée d'axe.

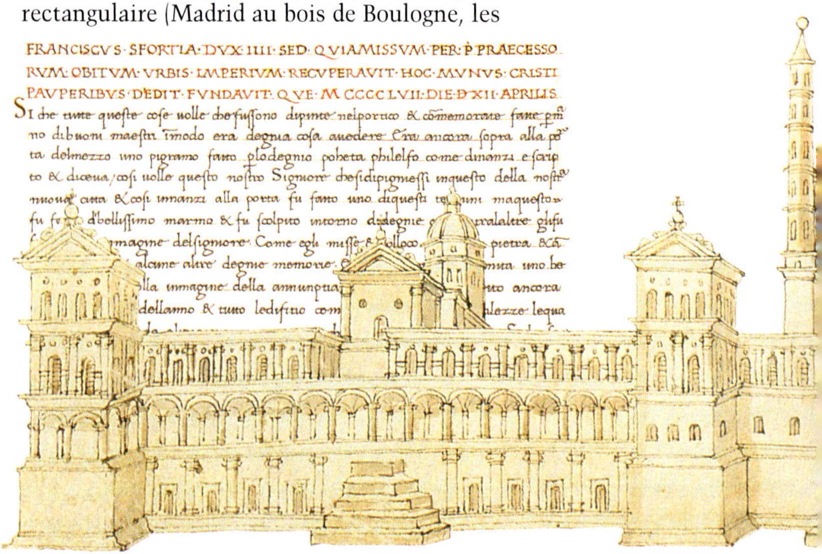

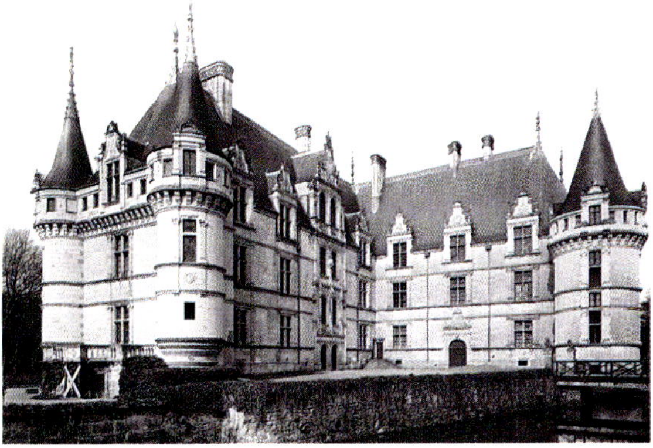

La forme en équerre d'Azay-le-Rideau (ci-contre), reconstruit à partir de 1518, était à l'époque complétée par une courte aile gauche plus ancienne et un mur d'enceinte oblique, disparus par la suite, qui déterminaient une cour irrégulière. Elle constituait toutefois l'élément essentiel de la demeure de la Renaissance, dans une dissymétrie bien admise. L'entrée, non centrée dans la façade, se distingue par un pavillon plus élevé dont les baies sont décalées en élévation parce qu'elles éclairent un escalier droit.

Tuileries). Serlio, retiré à Fontainebleau à partir de 1540, en fit le principe directeur de tous les modèles d'architecture civile exposés dans son *Sixième Livre*, quel qu'en fût le tracé géométrique de base. Androuet du Cerceau s'inspira sans doute de son manuscrit pour tracer ceux qu'il conçut dans le même esprit et publia dans un premier livre en 1559, dans un dernier en 1582.

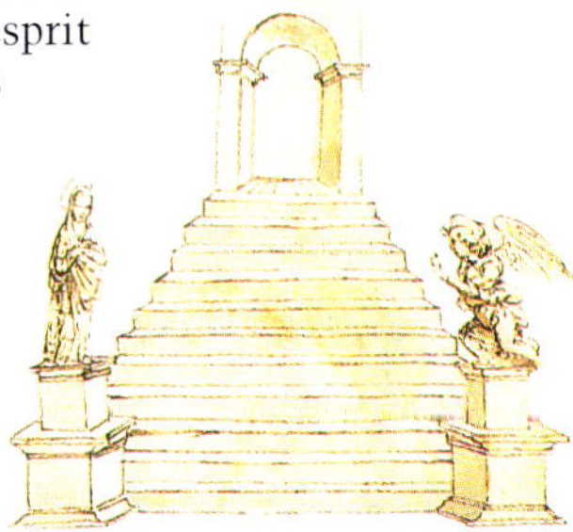

L'entrée d'axe

La symétrie impliquait la notion d'un axe médian. Les Italiens, fidèles à la continuité régulière de l'architecture antique où les travées des colonnades sont toutes égales, ne cherchèrent pas à le mettre en valeur

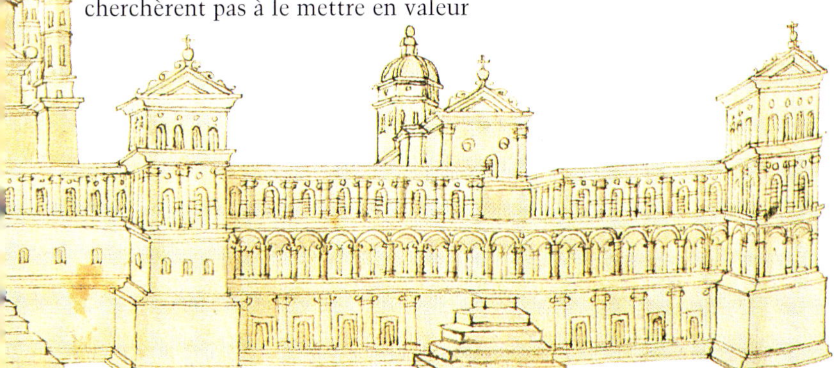

et se contentèrent généralement de faire passer cet axe au milieu d'une travée, ce qui impliquait de leur donner un nombre impair. Les grands palais publics, comme la Bibliothèque, la Monnaie ou les Procuraties de Venise, la Basilique de Vicence, les Offices de Florence, les palais latéraux du Capitole de Rome, et beaucoup de palais privés (ceux de Bramante et de Raphaël à Rome, de Sanmicheli à Vérone) présentent une façade continue, sans accent médian particulier. Les autres pays, marqués probablement par la tradition des portails d'église, mirent en valeur la travée médiane en en faisant une

Le palais de la Chancellerie à Grenade (à gauche) souligne l'entrée d'axe en l'encadrant de colonnes. De même, Philibert Delorme à Anet avait encadré la travée centrale de la façade sur toute sa hauteur avec trois ordres de colonnes superposés qui créaient un avant-corps distinct (ci-dessous) ; celui-ci fut admiré au point d'être épargné lors de la démolition de la façade.

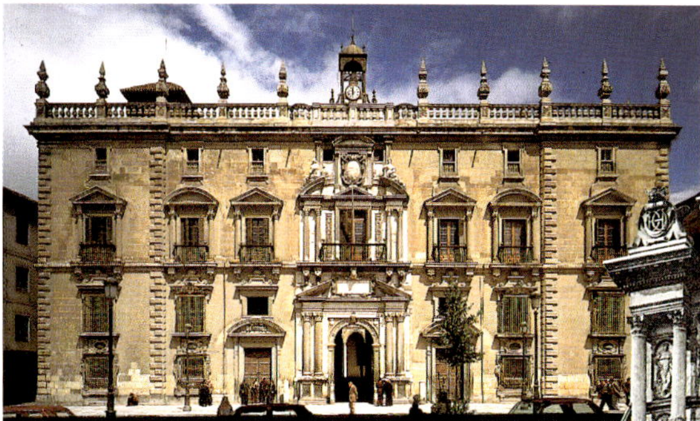

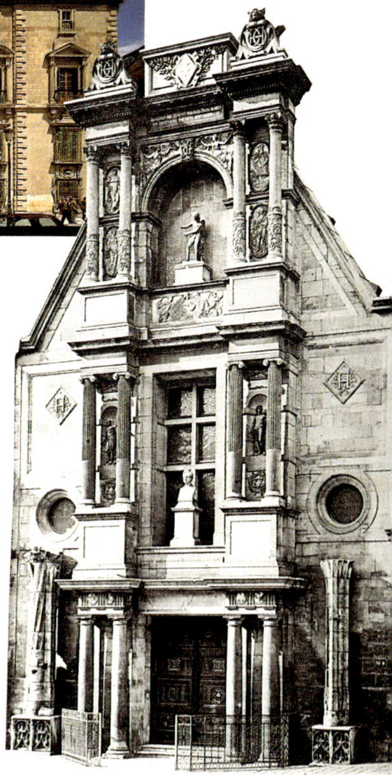

entrée monumentale. C'est le cas du château français : dans le Blois de Louis XII, ce portail était encore désaxé, mais sous le règne de François Ier, l'axe médian prévalut et à partir de 1540 l'usage se répandit d'en faire un avant-corps à colonnes superposées, comme une sorte d'arc de triomphe moderne : ainsi à Ecouen, à Anet, au Louvre. Ce renforcement de l'élément médian devait aboutir à sa transformation en pavillon distinct du corps de façade, magnifié par un décor particulier (ordres, appareillage, sculptures) et par un comble prédominant, qui devint la solution courante jusqu'à la fin du XVIIe siècle. L'Espagne, tout en s'inspirant plus étroitement des modèles de palais italiens, tendit comme la France à mettre en valeur l'entrée médiane par un frontispice à colonnes (palais de Charles Quint et Chancellerie de Grenade, Alcazar de Tolède). L'Allemagne en revanche, tout en soulignant volontiers l'entrée par un décor particulier, ne l'érigea pas aux dimensions d'un avant-corps ou d'un pavillon distinct.

L'église Santo Spirito à Florence est la démonstration la plus complète des recherches de Brunelleschi. Non seulement il y évoque les basiliques antiques par le plafond à caissons et les colonnes de la nef, mais il en fonde le plan sur un quadrillage régulier et l'élévation sur un rapport d'égalité entre le niveau des grandes arcades et celui des fenêtres hautes. C'est ce qui confère au volume intérieur la régularité harmonieuse qui frappe tous les visiteurs depuis la Renaissance.

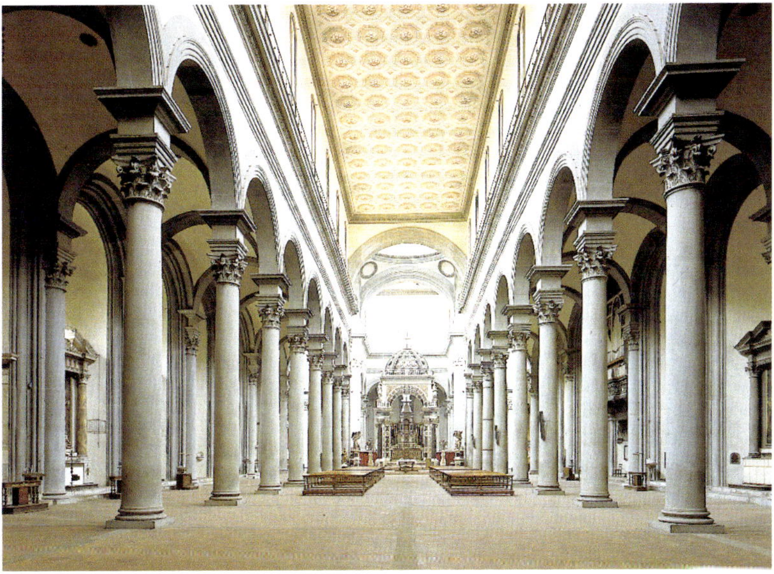

La proportion, une harmonie calculée

La proportion enfin, c'est-à-dire le rapport entre les dimensions, fut un des soucis prédominants de la Renaissance. Le Moyen Age n'en avait eu qu'une notion simpliste, réservée à l'architecture religieuse, où dans les meilleurs cas on tentait de fonder le rapport entre la hauteur et la largeur d'une nef sur une figure géométrique simple, le carré ou le triangle. La Renaissance, consciente de la vertu des nombres et soucieuse de mesures précises, voulut retrouver par le calcul le principe même de l'harmonie. Dès le début du XVe siècle, Brunelleschi s'y appliqua : alors qu'à San Lorenzo, dont les proportions lui furent imposées par les parties plus anciennes, la hauteur des grandes arcades et celle de la nef sont dans un rapport empirique de 7 à 11, à Santo Spirito, dont il conçut intégralement le projet, il est de 6 à 12, ce qui ne peut être le fait du hasard. Il fallait toutefois un véritable humaniste comme Alberti pour remonter à la théorie des proportions harmoniques élaborée dans l'Antiquité : Pythagore avait établi que les intervalles consonants en musique reposaient sur des rapports de longueurs – celles des tuyaux d'orgue ou des cordes vibrantes – qui étaient de 1 à 2 (l'octave), de 2 à 3 (la quinte) et de 3 à 4 (la quarte) ; Platon dans le *Timée* en avait déduit que l'harmonie immanente du monde, qui se révélait par les consonances musicales, reposait sur la progression géométrique des nombres au double (1-2-4-8) ou au triple (1-3-9-27) de l'unité. Alberti vit dans de tels rapports le moyen d'établir les proportions idéales : ainsi l'architecture posséderait la même harmonie naturelle que la musique, et l'idée d'une parenté fondamentale entre les deux arts devint courante dans les traités d'harmonie.

Ce principe fut à nouveau préconisé par un humaniste vénitien, Francesco Giorgi, à l'occasion du

Le frontispice du traité d'harmonie de Gafurio (1518) illustre la soumission de la musique et de l'architecture aux mêmes lois de proportion. A la droite de l'auteur, des tuyaux d'orgue de longueurs déterminées évoquent les intervalles

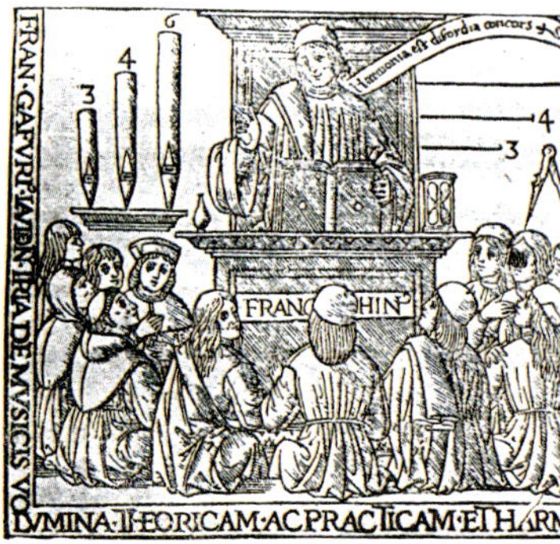

musicaux. A sa gauche, les mêmes longueurs, données par des cordes accompagnées d'un compas, expriment leur adéquation à l'architecture.

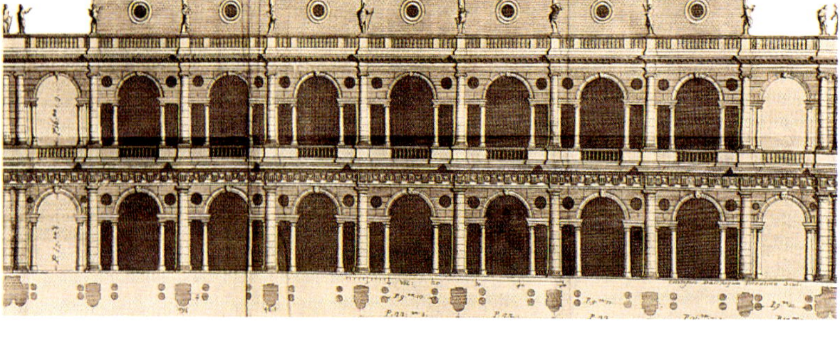

projet de construction de l'église San Francesco della Vigna (1535) : en fondant toutes les dimensions de l'église sur des multiples de 3, toutes ses parties se trouveraient dans des rapports de quinte ou d'octave, et sa longueur totale serait assimilable à un intervalle de double octave et quinte. Palladio, qui se forma dans le même milieu vénitien, en vint à établir entre les dimensions une relation soit arithmétique (6-9-12, par exemple), soit géométrique (4-6-9, 4 étant à 6 ce que 6 est à 9), soit harmonique (6-8-12, 6 étant séparé de 8 par son tiers, comme 12 de 8). On peut douter de l'efficacité d'une recherche aussi sophistiquée, c'est-à-dire de notre faculté visuelle à percevoir des rapports aussi subtils. Elle eut en tout cas le mérite de remettre les architectes de la Renaissance sur la voie du principe majeur de l'art grec, la commensurabilité (cette « symétrie » à laquelle ils avaient donné un tout autre sens), suivant lequel toutes les dimensions d'un monument, pour être harmonieuses, devaient être des multiples d'un module de base. Certes très peu d'architectes furent capables d'assimiler et de pratiquer des calculs aussi savants que ceux de Palladio. Mais l'idée de proportion modulaire était dans l'air et devait les détourner désormais de l'empirisme. Tous d'ailleurs devaient en bénéficier partiellement, d'une façon plus ou moins consciente, par le biais du système des ordres, le formulaire du nouveau langage, qui reposait justement sur elle.

L'architecte de la Basilique de Vicence (à gauche), Palladio, est sans doute celui qui poussa le plus loin la réflexion sur les proportions harmoniques. Mais la géométrie et la théorie des proportions passionnaient depuis longtemps les humanistes. Parmi eux, Luca Pacioli (ci-dessous) s'était illustré par la publication en 1494 d'une *Somme d'arithmétique*. Jacopo de' Barbari l'a représenté en 1495 en train de tracer la figure d'un théorème d'Euclide; sur la table, un compas et un dodécaèdre.

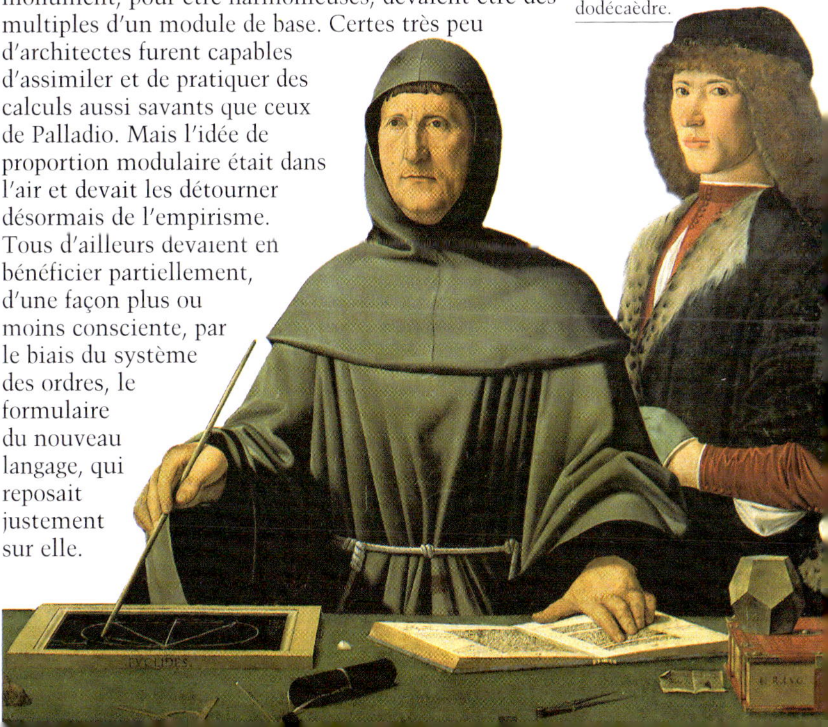

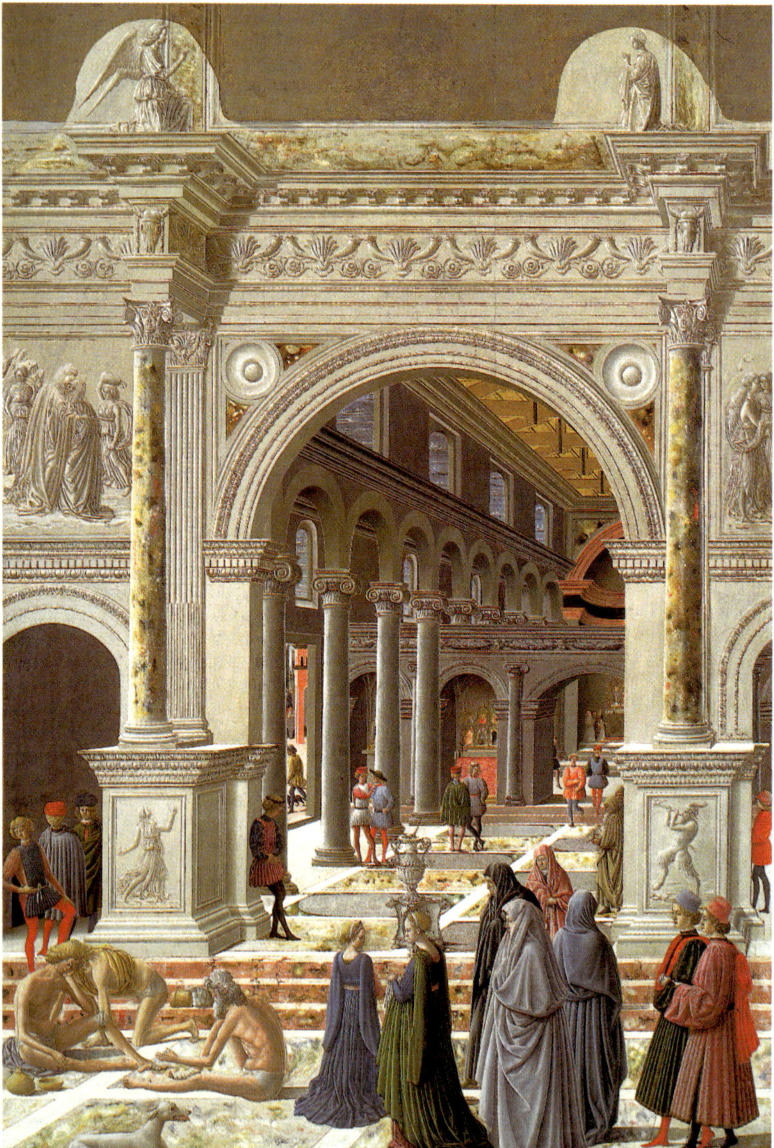

La Renaissance, en architecture, s'exprime par des formes nouvelles, tirées de l'art antique – colonnes, chapiteaux et entablements, coupoles et dômes, ornements enfin –, qui sont comme les mots d'un nouveau langage et constituent son style. Les ordres, à la fois système de proportions et langage décoratif, en sont le fondement.

CHAPITRE III
LE NOUVEAU LANGAGE

La petite église Saint-Eloi des Orfèvres à Rome (à droite) est une des rares œuvres d'architecture de Raphaël. Ce relevé fait valoir en un seul dessin son plan en croix grecque, sa structure cubique couronnée par une coupole à tambour et son sobre décor de pilastres doriques.

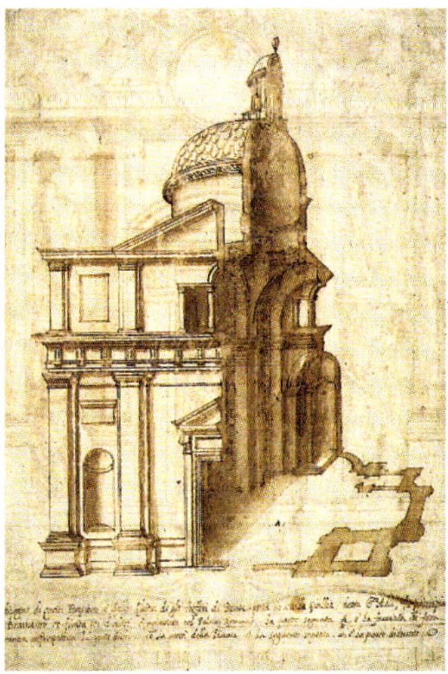

L'élément caractéristique de l'architecture antique était la colonne, à laquelle on peut assimiler son double le pilastre, qui n'est qu'une colonne aplatie et plaquée sur un mur. C'était une sorte de chef-d'œuvre par son élaboration complexe et raffinée. Son fût était galbé pour corriger l'impression d'amincissement que produit en son milieu un cylindre étiré ; comme une statue, il reposait sur un piédestal, par l'intermédiaire d'une base moulurée ; il était surmonté d'un chapiteau, et il portait impérativement, en souvenir de l'architecture de bois primitive, un entablement horizontal composé de trois éléments, une architrave (du latin *architrabs*, poutre maîtresse), une frise et une corniche saillante. Lorsqu'un édifice antique associait les arcs et les colonnes, comme le Colisée, il les traitait comme des systèmes indépendants qu'il juxtaposait sans les relier entre eux : les arcs reposaient sur des piliers, les colonnes étaient plaquées devant ces piliers et supportaient un entablement tangent aux arcs. Le Moyen Age n'avait pas complètement perdu la notion de la colonne mais l'avait réduite à sa plus simple expression, un support cylindrique sans galbe ni proportion, et il s'en servait pour porter des arcs, car l'entablement avait pratiquement disparu : les piles rondes des nefs, les colonnettes des triforiums ou des cloîtres ne supportaient que des files d'arcades.

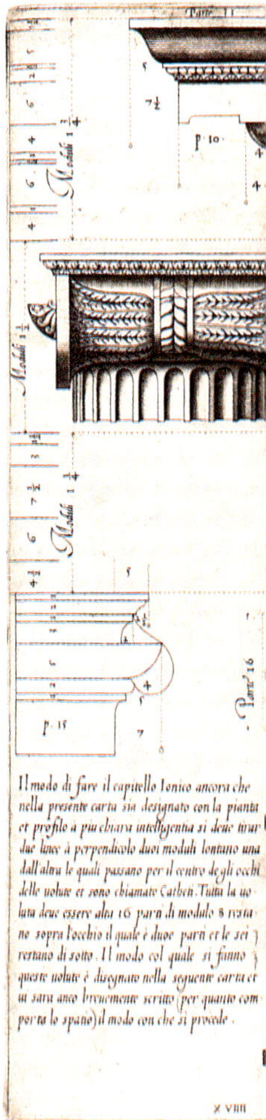

Les ordres seront définitivement fixés par le manuel de Vignole en 1562 (ci-dessus), dont les planches détaillent tous les éléments en plan et en profil.

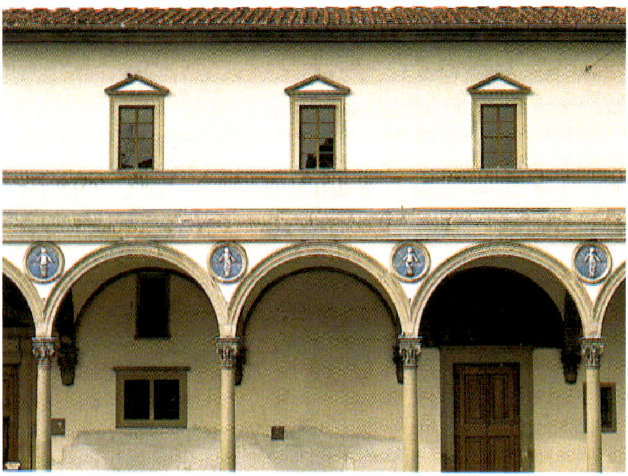

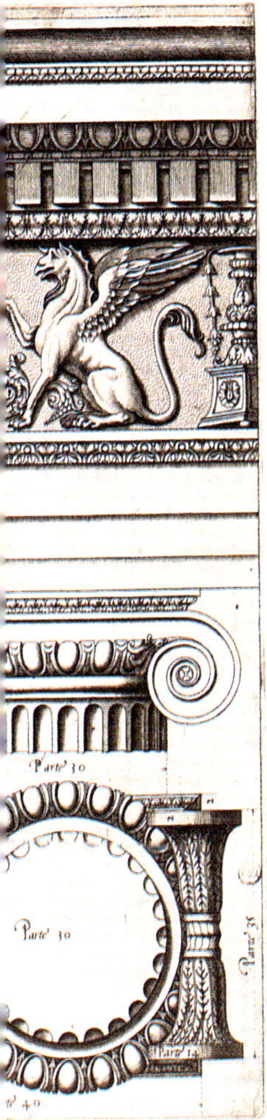

Le retour à la colonne

L'un des premiers gestes de Brunelleschi, le père de la Renaissance en architecture, fut de revenir aux supports antiques. Dès 1421, à la façade de l'hôpital des Innocents de Florence, il plaçait un portique de colonnes, mais il suivait encore l'usage médiéval de leur faire porter des arcs; cependant il encadrait ce portique de grands pilastres cannelés auxquels il faisait porter un entablement continu : déjà les éléments décisifs avaient été remis à l'honneur. A l'intérieur de la sacristie de San Lorenzo et de la chapelle des Pazzi, il fit courir un entablement au-dessus des pilastres ; dans les nefs de San Lorenzo et de Santo Spirito, il conciliait la règle antique avec l'usage médiéval en interposant un segment d'entablement entre les grandes arcades et les colonnes de la nef, mais dans les bas-côtes de San Lorenzo, il retrouvait exactement l'usage antique en faisant porter par des pilastres un entablement continu qui passait tangent aux arcades des chapelles ouvertes entre eux. Le vocabulaire de l'Antiquité était désormais rétabli. Le segment d'entablement inventé par Brunelleschi devait même rester le *truc* usuel pour faire admettre la présence d'arcs sur des colonnes. Le retour à l'emploi de l'entablement devait marquer de façon décisive le style de la Renaissance, en substituant aux effets de feston décoratif inhérents aux files d'arcades une rigueur géométrique, une continuité horizontale et aussi une certaine raideur.

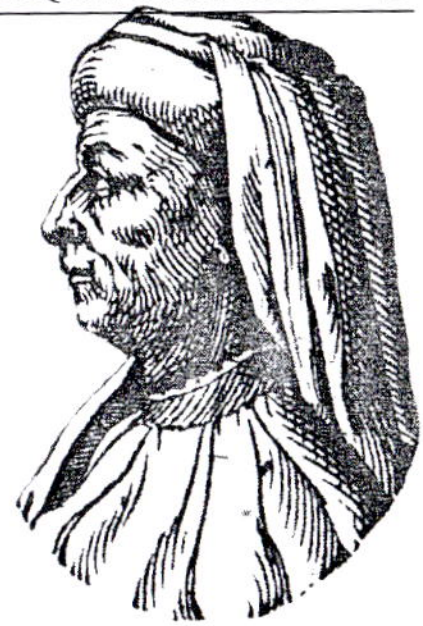

L'hôpital des Innocents de Florence (à gauche), la première œuvre civile de Brunelleschi (ci-dessus), présente déjà colonnes, arcs en plein cintre, médaillons dans les écoinçons, entablement classique, baies axées sur les travées du portique. A Santo Spirito, il perfectionnera ses supports en interposant un segment d'entablement entre le chapiteau et l'arc (ci-dessous).

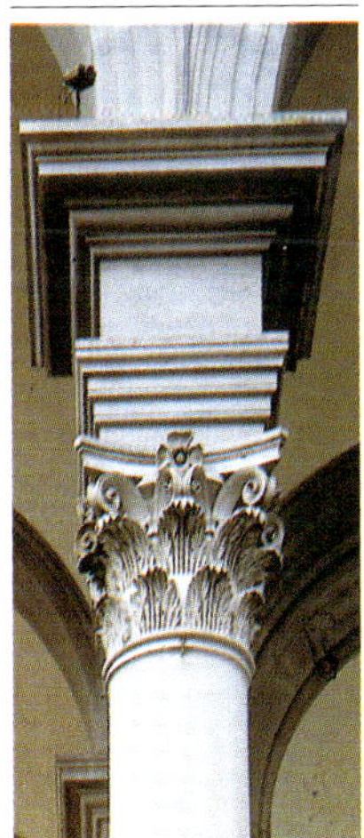

Le principe des ordres

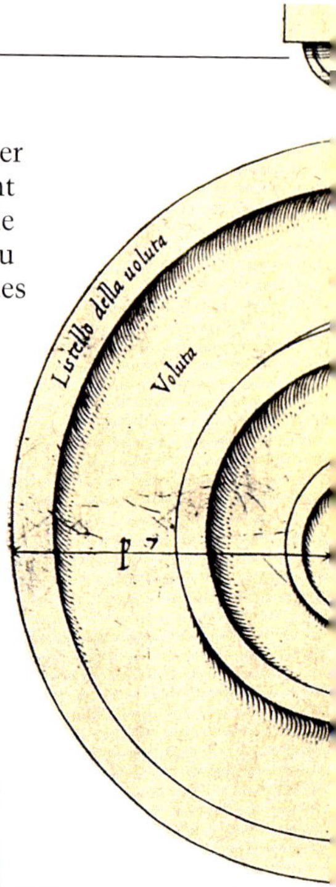

Brunelleschi et ses successeurs ne pouvaient manquer d'observer que les proportions des colonnes variaient en fonction de leurs « ornements » (pour reprendre le terme de Vitruve), c'est-à-dire des types de chapiteau et d'entablement qui leur étaient affectés. L'étude des vestiges et la lecture de Vitruve les amenèrent à retrouver la théorie qui avait présidé à la définition des différents types et à la ré-élaborer. Ces types restèrent désignés par le style des ornements qui avaient servi à les définir dans l'Antiquité, mais comme ils étaient le support de tout un système de proportion, ils reçurent le nom d'ordre.

L'idée du système était née de l'observation d'une illusion d'optique élémentaire : si un bâtiment possède plusieurs étages et qu'ils sont égaux en hauteur, les étages supérieurs, du fait de leur éloignement par rapport à un spectateur situé au niveau du sol, paraissent perdre de leur hauteur d'autant plus qu'ils sont situés à un niveau plus élevé; l'édifice semble se tasser au fur et à mesure qu'il s'élève. Il convenait de corriger cette illusion en donnant aux étages des hauteurs progressivement croissantes. Les ordres servaient à fixer ces hauteurs dans un rapport judicieux. Chaque ordre

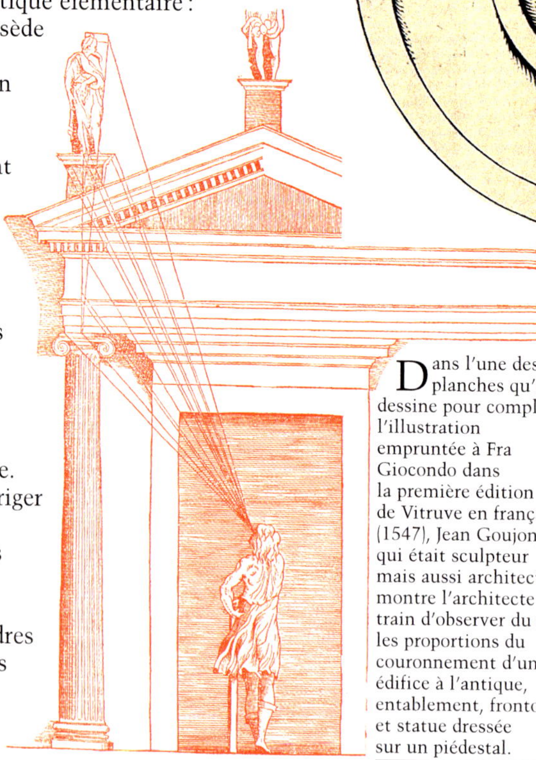

Dans l'une des planches qu'il dessine pour compléter l'illustration empruntée à Fra Giocondo dans la première édition de Vitruve en français (1547), Jean Goujon, qui était sculpteur mais aussi architecte, montre l'architecte en train d'observer du sol les proportions du couronnement d'un édifice à l'antique, entablement, fronton et statue dressée sur un piédestal.

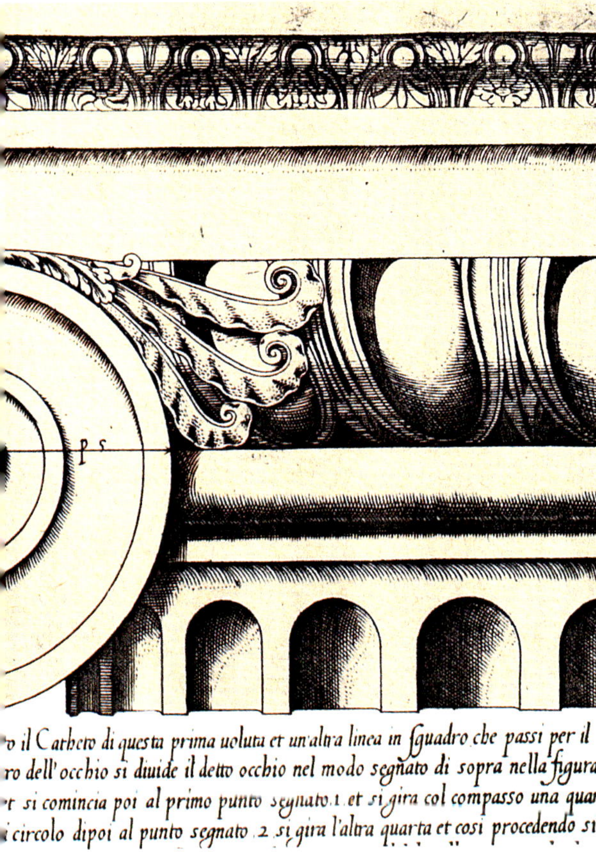
P S
o il Catheto di questa prima uoluta et un'altra linea in squadro che passi per il
ro dell'occhio si diuide il detto occhio nel modo segnato di sopra nella figura
t si comincia poi al primo punto segnato 1 et si gira col compasso una quar-
circolo dipoi al punto segnato 2 si gira l'altra quarta et cosi procedendo si

L'ordre ionique se caractérise par son chapiteau à volutes présentées de face qui encadrent un rang d'oves. Le dessin de cette volute a beaucoup préoccupé les architectes, qui cherchaient un procédé géométrique pour établir un tracé parfait. Celui-ci fut établi seulement en 1552 par le peintre vénitien Giuseppe Porta dit Salviati, qui publia spécialement une « Règle pour tracer au compas la volute du chapiteau ionique », et la méthode confirmée par l'architecte de la cour de Mantoue Giovanni Battista Bertani dans « Les passages obscurs et difficiles de l'ionique de Vitruve » (1558). La planche du manuel de Vignole (1562, ci-contre) en assura la diffusion.
Par opposition au viril dorique, l'ordre ionique passait pour avoir été inspiré par les proportions du corps de la femme, et on lui prêtait un caractère féminin.

en effet possédait ses proportions, c'est-à-dire une hauteur fixée par rapport à la largeur de la colonne. Il suffisait donc d'en affecter un à chaque niveau d'un édifice et de les superposer par ordre croissant. Ainsi l'élévation d'ensemble échappait à l'apparence de tassement et donnait au contraire l'impression d'un épanouissement en hauteur. Un édifice comme le Colisée apparaît encore comme une sorte de manifeste de cette théorie.

Les Grecs avaient défini trois ordres fondamentaux : le dorique, l'ionique et le corinthien. Les Romains leur avaient ajouté deux variantes, le toscan et le composite. Les premiers maîtres de la Renaissance, dans l'Italie du XVe siècle, éprouvèrent quelque difficulté à s'y reconnaître dans ces différents types, d'autant plus que le seul traité antique conservé, celui de Vitruve, émanait d'un architecte du temps d'Auguste, alors que les monuments subsistants, plutôt tardifs – de la fin de l'Empire pour la plupart –, ne se conformaient pas à ses prescriptions. Il leur fallut résoudre les contradictions entre la réalité visible et une théorie dépassée. Une nouvelle théorie s'élabora, qui trouva finalement dans la *Règle des cinq ordres* publiée par Vignole en 1562 sa codification définitive, imposée par sa logique et sa simplicité.

En juxtaposant les différents ordres sur une même planche, Vignole en expose clairement les traits distinctifs et les rapports.

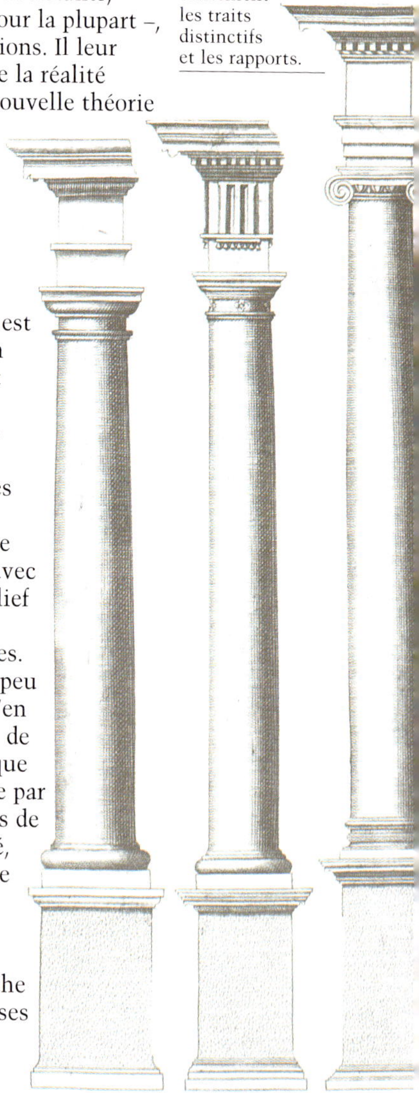

Les cinq ordres classiques

L'ordre dorique, de proportion trapue, est le plus robuste. Il se caractérise par un chapiteau sans ornement, simplement mouluré, et par le type d'entablement qui le surmonte : une architrave toute simple, puis un niveau de panneaux étroits à triple cannelure, les triglyphes (souvenir de la section des poutres transversales superposées à l'architrave dans l'architecture de bois) alternant avec les métopes décorées d'un motif en relief (bucrane, patère), enfin une corniche portée par de simples consoles cubiques. Le toscan n'en est qu'une variante un peu plus trapue et encore plus sobre, qui s'en distingue à première vue par l'absence de métopes et de triglyphes. L'ordre ionique est un peu plus élancé, il se caractérise par un chapiteau à deux volutes présentées de face et par un entablement plus décoré, comportant une frise sculptée continue au-dessus de l'architrave. L'ordre corinthien est encore plus élevé ; son chapiteau est censé représenter une corbeille recouverte de feuilles d'acanthe d'où émergent aux diagonales des crosses et aux médianes une rose, et les rangs d'ornements se multiplient dans son

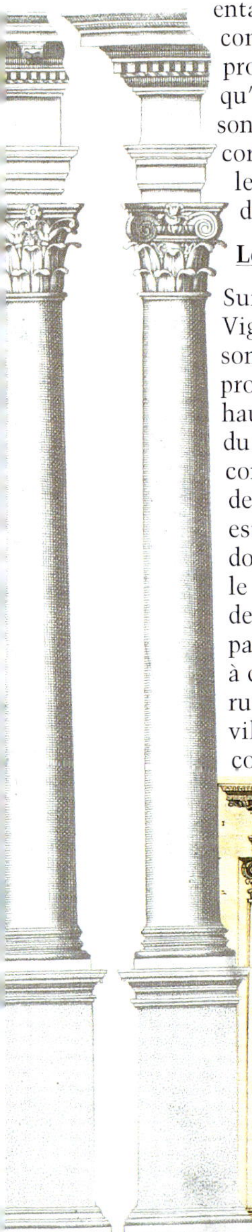

entablement. Le composite, de même proportion, n'en est qu'une variante décorative, son chapiteau combine la corbeille du corinthien avec les volutes de l'ionique, mais disposées sur les diagonales.

Le rapport entre les ordres

Suivant le canon fixé par Vignole, ces cinq ordres sont reliés entre eux par une proportion constante, car leur hauteur est calculée à partir du module commun constitué par le diamètre de la colonne : le toscan est haut de 7 modules, le dorique de 8, l'ionique de 9, le corinthien et le composite de 10. En principe, le toscan par son austérité était réservé à des emplois de caractère rustique, comme des fabriques de villa par exemple, ou encore défensif comme les portes de ville ou de forteresse ; le dorique, le plus robuste des ordres courants, donc viril, était voué au niveau du rez-de-chaussée, qui porte le poids de l'édifice, l'ionique au premier étage, le corinthien ou le composite au second. Mais la norme ne fut fixée qu'assez tard.

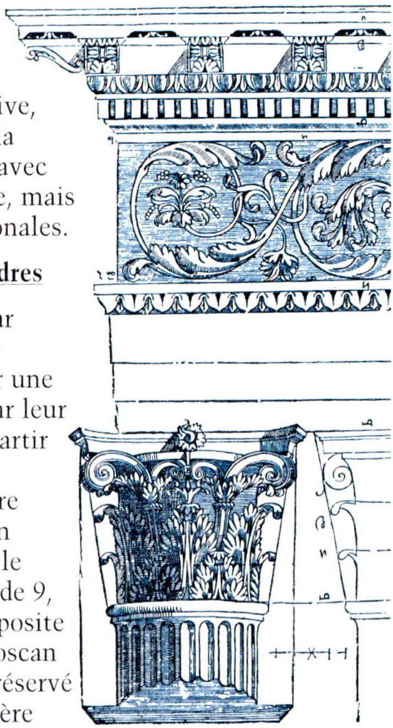

Tous les auteurs de traités se sont plu à donner leur propre version des ordres antiques. Ainsi Philibert Delorme dans son *Architecture* détaille le chapiteau et l'entablement de l'ordre corinthien qu'il avait utilisé à la chapelle du château de Villers-Cotterêts (1552, ci-dessus). Le module ordinaire de tout ordre était le diamètre de la colonne. G. B. Montano a voulu l'exprimer visuellement (à gauche) en superposant à l'intérieur d'un fût le nombre de circonférences requis.

Lorsque Alberti au milieu du XVe siècle réintroduisit la superposition des ordres à la façade du palais Rucellai, il les utilisait encore au hasard. La première imitation fidèle se fit vers 1470 dans la cour du palais dit de Venise à Rome, manifestement sous l'influence directe des meilleurs modèles antiques. En 1514

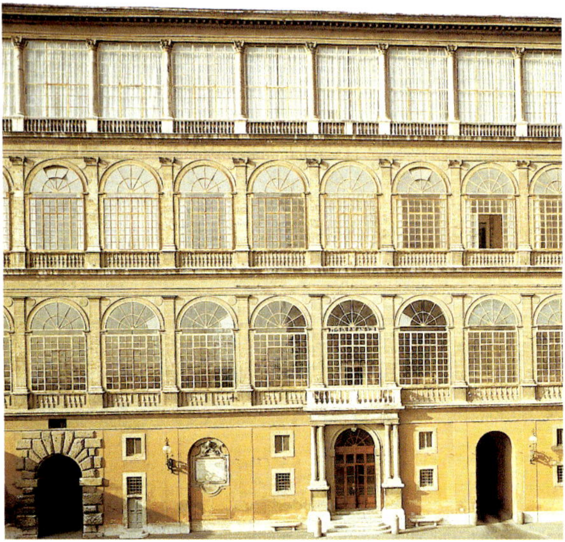

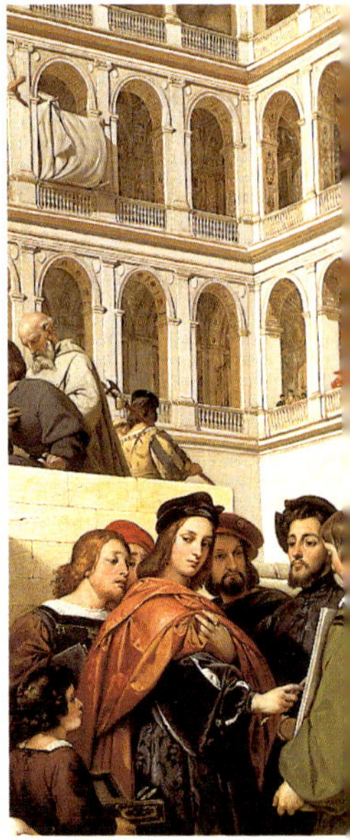

Bramante a élevé au Vatican un nouveau bâtiment – devenu l'aile gauche de la cour Saint-Damase (ci-contre) – où il appliquait exactement le modèle antique des étages d'arcades séparées par des pilastres doriques puis ioniques.

Bramante donna au palais du Vatican le premier exemple d'une superposition correcte des trois ordres fondamentaux. Leur hiérarchie et leur dessin étaient dès lors établis, leur emploi quasi obligé : ils assurent la composition des plus nobles fabriques du siècle, la cour intérieure du palais Farnèse à Rome, le cloître de Palladio au couvent de la Carità à Venise ou les Procuraties Neuves sur la place Saint-Marc.

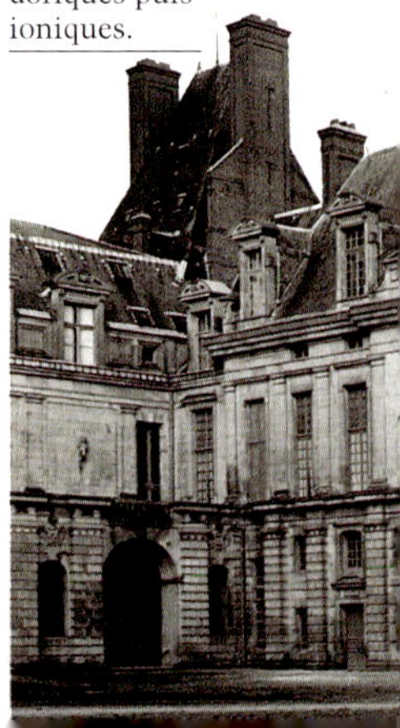

Le choix de l'ordre

Mais l'usage connut toujours des exceptions et les fantaisies furent toujours possibles. Rien n'interdisait d'employer un autre ordre que le dorique au rez-de-chaussée – pourvu qu'on ne lui superposât pas un ordre moins élevé. Encore après le milieu du siècle, Sanmicheli à Venise, au palais Grimani sur le Grand Canal, utilisait le corinthien au rez-de-chaussée et le surmontait au premier étage d'un autre corinthien. Le Primatice en 1568 plaçait un ordre toscan au premier étage de la nouvelle aile de Fontainebleau. Au demeurant, lorsqu'un seul ordre était utilisé dans un bâtiment, par exemple à l'intérieur d'une église, c'était ordinairement le corinthien qui était choisi pour l'élégance de ses ornements, et c'est donc le plus généralement répandu.

Bramante au début du XVIe siècle donna l'exemple d'un nouveau type de façade où seul l'étage noble était doté d'un ordre tandis que la maçonnerie du rez-de-chaussée était traitée en bossage rustique. Ce modèle eut un grand succès et fut repris dans toute l'Italie, ainsi par Sanmicheli à Vérone ou par Palladio au palais Thiene de Vicence.

L'ordre colossal

Il existe toutefois une autre manière d'utiliser un seul ordre de colonnes ou de pilastres, qui consiste à lui donner une hauteur égale à deux étages de l'édifice. Cette pratique appelée ordre colossal (étant entendu que l'échelle colossale peut s'appliquer à tout ordre) produit un effet plus monumental. Brunelleschi encore en avait déjà donné un exemple au palais du parti Guelfe, qui toutefois était resté inachevé. L'idée fut reprise au XVIe siècle dans des façades ambitieuses. L'ordre colossal pouvait être monté sur un rez-de-chaussée

Après la mort de Bramante (1514), son successeur Raphaël couronna cette aile d'une loggia de colonnes ouverte sous l'entablement, les « Loges ». Horace Vernet, au XIXe siècle, s'est plu à représenter Raphaël dans un angle de la cour (à gauche).

Le Primatice, dans la nouvelle aile qu'il ajouta au château de Fontainebleau en 1568 (en bas), tout en recopiant dans l'avant-corps central un projet de façade d'église corinthienne publié par Serlio, a placé un ordre de pilastres toscans au premier étage. Pour extraordinaire que fût la solution, elle ne fut pas critiquée, et cet ordre toscan a été progressivement étendu à toutes les façades de la cour, jusque même au «gros pavillon» élevé par Ange Jacques Gabriel en 1751.

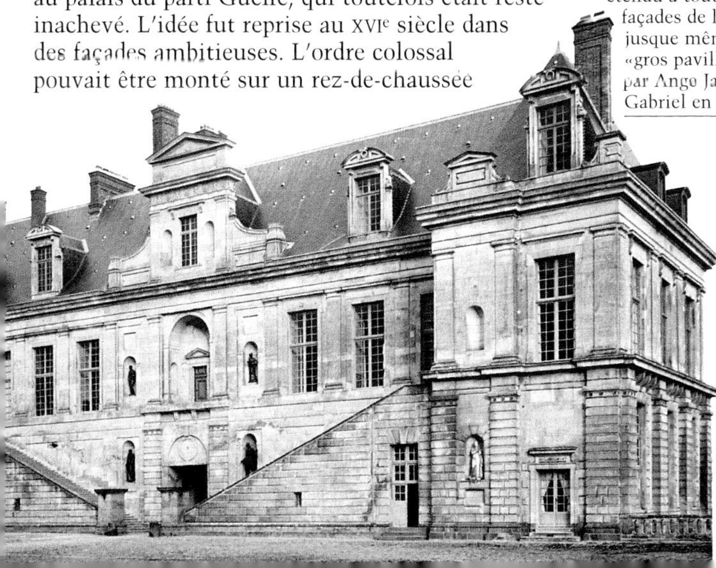

rustique, ainsi dans les palais de Sanmicheli à Vérone ou encore au palais des Sénateurs sur le Capitole de Rome, mais le plus souvent il partait du sol : c'est ainsi que l'employa Jules Romain au palais du Té à Mantoue, Michel-Ange au palais des Conservateurs sur le Capitole, Palladio au palais Valmarana et à la Loggia del Capitanio à Vicence.

Le portique de colonnes colossales supportant un fronton placé en façade d'un temple, ou pronaos, était une composante essentielle de l'architecture antique. Dans le dernier tiers du XVe siècle, Alberti en reprit le dessin à la façade de l'église Sant'Andrea de Mantoue, mais en se contentant de pilastres. Le véritable portique était presque incompatible avec les programmes de l'architecture moderne, et il serait tombé dans l'oubli si Palladio dans la seconde moitié du XVIe siècle n'avait réussi à le réutiliser. Il en fit l'ornement distinctif des façades de ses villas, ainsi entre autres à la Malcontenta de Mira ou à la Rotonda de Vicence, et à défaut de pouvoir toujours détacher les colonnes, il les plaqua sur le mur, ainsi à la villa Barbaro de Maser et surtout aux façades de ses églises de Venise, San Pietro di Castello, San Francesco della Vigna, le Redentore. A la veille de sa mort toutefois (1580), il réaffirma sa préférence pour le pronaos en l'utilisant à la façade de la chapelle ou *tempietto* de Maser.

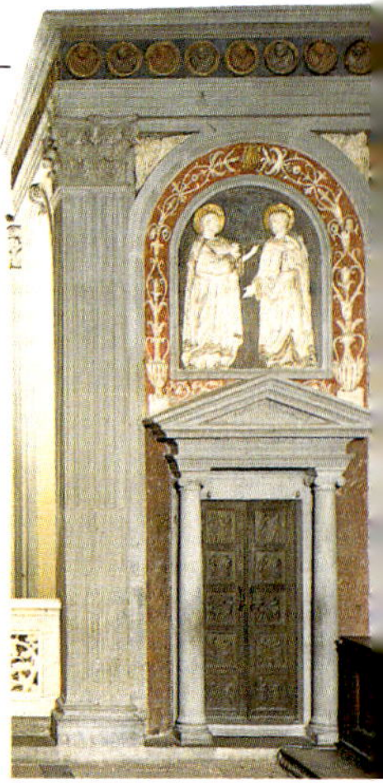

Dans la sacristie vieille de San Lorenzo, Brunelleschi utilise déjà un ordre de pilastres qu'on pourrait dire colossal puisqu'il englobe les deux niveaux définis par la porte et le relief supérieur (ci-dessus). En encadrant la porte de colonnes ioniques d'un module réduit, il proposait en tout cas la juxtaposition d'un ordre «majeur» et d'un ordre «mineur» qui allait devenir d'un usage courant.

Diffusion des ordres

Les ordres se répandirent hors d'Italie au cours du XVIe siècle. En France, leur emploi resta empirique pendant presque tout le règne de François Ier. Les premiers exemples de superposition

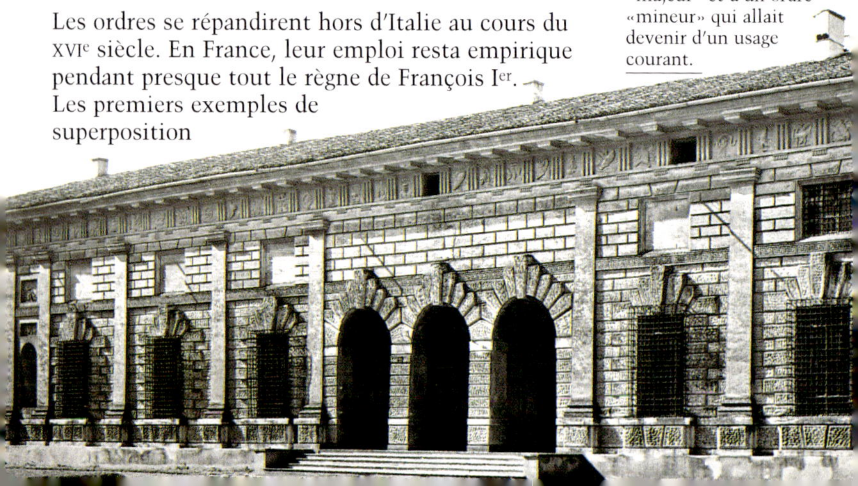

correcte furent donnés à l'entrée (disparue) d'Ecouen vers 1545, probablement par Jean Goujon, et par Philibert Delorme à l'avant-corps central d'Anet (remonté depuis la Révolution dans la cour de l'Ecole des Beaux-Arts à Paris) peu avant 1550. Jean Bullant dans sa *Reigle générale d'architecture* (1564) en publia le premier manuel pratique, qui devait être vite éclipsé par celui de Vignole. Leur cheminement était un peu plus lent en Espagne, bien que dès 1526 Diego de Sagredo en eût traité dans son adaptation de Vitruve intitulée justement les « Proportions de l'antique » (*Medidas del Romano*) : leur emploi au collège des Irlandais de Salamanque autour de 1530 était encore empirique, le dessin meilleur mais les proportions encore inversées à la façade de l'hôpital du Saint-Sang de Séville dans les années 1560 ; toutefois dans les années suivantes l'Escorial en faisait enfin un emploi judicieux. La pénétration dans les pays germaniques fut encore plus lente, à moins que n'intervinssent des architectes italiens comme Pasqualini à Juliers ou le Flamand italianisé Frédéric Sustris à Landshut et à Munich. Rivius pourtant

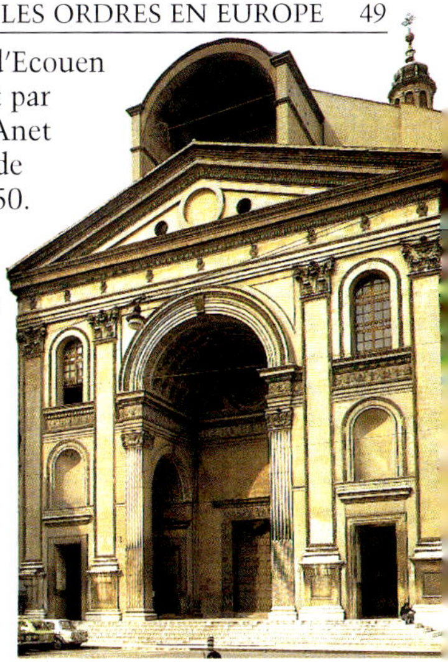

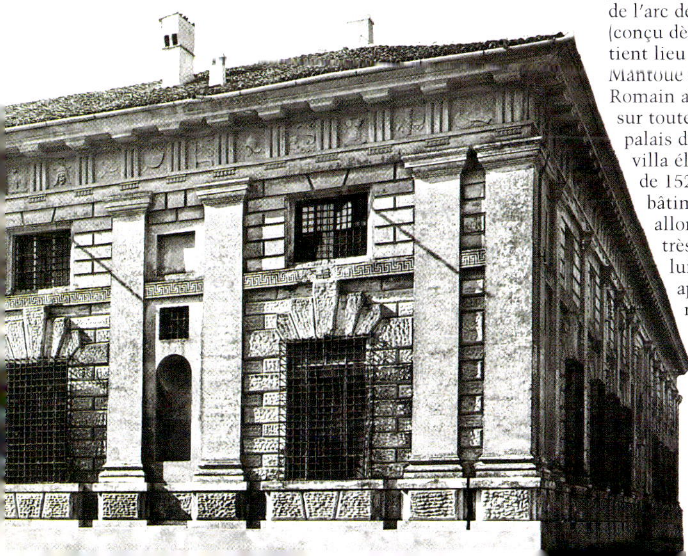

C'est en façade des monuments que l'ordre colossal devait trouver son emploi ordinaire. A Sant'Andrea de Mantoue (ci-dessus), Alberti l'appliquait aux pilastres corinthiens de l'arc de triomphe (conçu dès 1472) qui tient lieu de façade. A Mantoue encore, Jules Romain allait l'utiliser sur toutes les faces du palais du Té – une villa élevée à partir de 1525. Ce bâtiment bas et allongé, d'un effet très horizontal, lui doit son apparence monumentale (ci-contre).

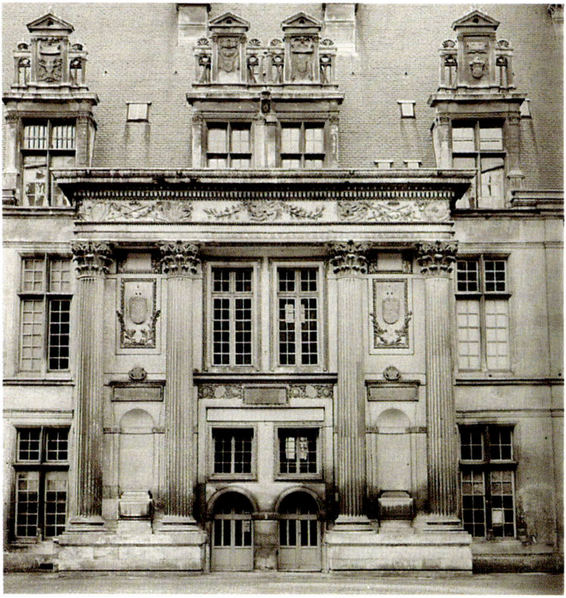

Pour faire pendant à l'avant-corps qu'il plaçait sur l'aile Nord et pour assurer une présentation monumentale aux *Esclaves* de Michel-Ange que le connétable de Montmorency venait d'acheter, Jean Bullant a ajouté à l'aile Sud du château d'Ecouen (bâtie avant 1544 dans un style très simple) ce portique colossal de colonnes corinthiennes qui écrase quelque peu l'élévation originale (ci-contre). Les statues de Michel-Ange sont depuis longtemps passées au Louvre, mais des moulages sont venus récemment en prendre la place dans les grandes niches latérales pour redonner tout son sens à la composition.

y publia dès 1547 un manuel des cinq ordres, mais leur maniement est encore très maladroit dans l'aile d'Othon-Henri à Heidelberg, vers 1560, et on ne connaît pas d'exemple de superposition correcte des trois ordres dans l'Empire au cours du XVIe siècle.

Quant à l'ordre colossal, hors d'Italie, seule la France semble l'avoir pratiqué. Bullant, que son goût portait au grandiloquent, l'utilisa au petit château de Chantilly, à Fère-en-Tardenois, dans la cour d'Ecouen, et il devint à la mode sous les derniers Valois, où l'on cultivait volontiers le colossal. On le trouve dans tous les grands projets de leur temps (Charleval, Verneuil, Saint-Maur) dont Androuet du Cerceau nous a conservé le souvenir, et encore sous Henri IV dans la partie extra-muros de la Grande Galerie du Louvre. L'hôtel de Diane d'Angoulême (devenu Bibliothèque historique de la Ville de Paris) est un des rares témoins subsistants de cette mode. L'Espagne cependant n'a pas ignoré l'ordre colossal ; on le trouve du moins dans l'architecture religieuse, à l'intérieur de la cathédrale de Grenade ou de l'église de Jaén.

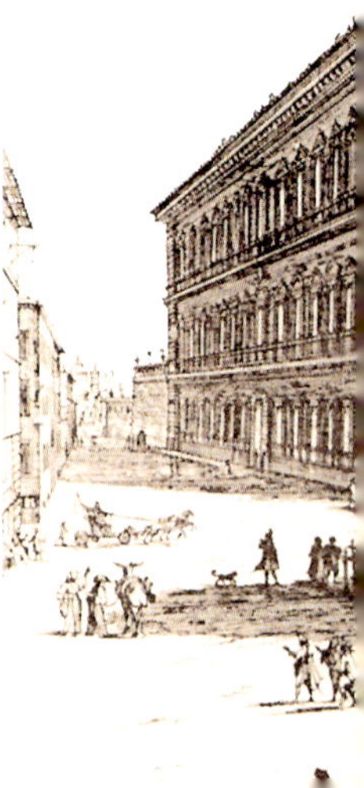

Une option facultative

La prédilection de la Renaissance pour les ordres antiques ne doit toutefois pas être interprétée comme une loi contraignante. Le recours aux colonnes ou aux pilastres n'a jamais été une obligation. Il suffisait pour atteindre la beauté de se conformer aux grands principes de régularité, symétrie, géométrie et proportion. On peut donc citer de grands monuments de la Renaissance et même significatifs de son style qui se passent de tout ordre en façade. C'est le cas, en général, du palais florentin tel qu'il s'est défini au cours du XVe siècle avec les palais Médicis, Pitti et Strozzi, et l'influence s'en fit sentir, par l'intermédiaire d'Antonio da Sangallo, sur les grands palais romains du XVIe siècle, à commencer par le chef-d'œuvre du genre, le palais Farnèse. La Lonja de Saragosse, les faces extérieures du Louvre de Lescot ou encore le château d'Aschaffenburg en sont d'autres exemples.

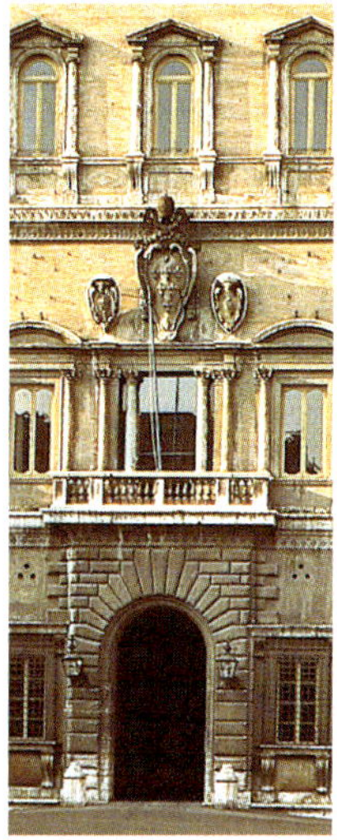

Antonio da Sangallo a traité la façade du palais Farnèse à Rome (ci-dessous et, ci-dessus, l'entrée) dans le mode florentin, qui ordinairement évitait les ordres en façade extérieure pour les réserver à la cour intérieure : on n'y trouve que des colonnettes pour encadrer les fenêtres, et des bossages aux angles.

La coupole

Les ordres ne constituent pas davantage tout le langage architectural de la Renaissance. D'autres éléments doivent être pris en considération : les modes de couvrement, les ornements, la mouluration. Parmi les premiers, la coupole sur pendentifs et la voûte en pendentifs constituent les nouveautés caractéristiques. La coupole avait été utilisée par les

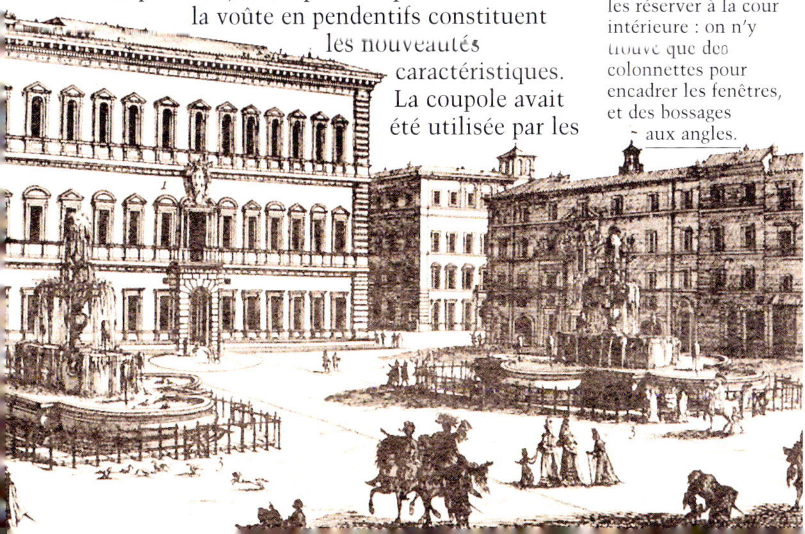

Romains, et encore à l'époque romane, où elle était ordinairement portée par des trompes, c'est-à-dire des voûtes en demi-cône ou en cul-de-four placées dans les angles, mais elle avait pratiquement disparu de l'architecture gothique. La Renaissance la remit à l'honneur en la faisant porter par des pendentifs, c'est-à-dire des triangles concaves qui auraient été comme découpés dans une sphère. Le pendentif assure avec souplesse le passage du plan carré, usuel dans les croisées d'église, à l'ouverture circulaire de

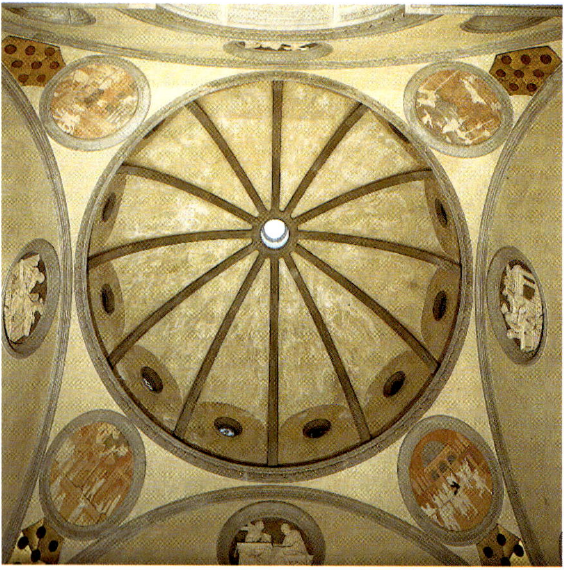

la coupole ou de son tambour, et il offre en même temps une surface propice à l'installation d'un décor : l'usage en Italie fut d'y placer un médaillon peint, ordinairement consacré aux Evangélistes. La construction de l'énorme coupole de la cathédrale de Florence par Brunelleschi a souvent fait considérer cet ouvrage comme le point de départ de la Renaissance en architecture. C'est un abus, car le projet en remontait au XIVe siècle, et l'exploit de Brunelleschi fut de la construire sans échafaudage au sol ni cintre de charpente : ce fut moins une création architecturale qu'une performance d'ingénieur. Mais

Les premières coupoles de la Renaissance, comme celle de Brunelleschi à la sacristie vieille de San Lorenzo (ci-contre), ne sont que des voûtes d'ogives circulaires, « en ombrelle », montées directement sur les pendentifs, sans tambour. Elles manquent donc de hauteur et même de lumière, en dépit des oculi ouverts à la base des voûtains. La coupole de la cathédrale de Florence (au centre), conçue au XIVe siècle, est montée sur un haut tambour octogonal et son galbe en arc brisé est encore gothique.

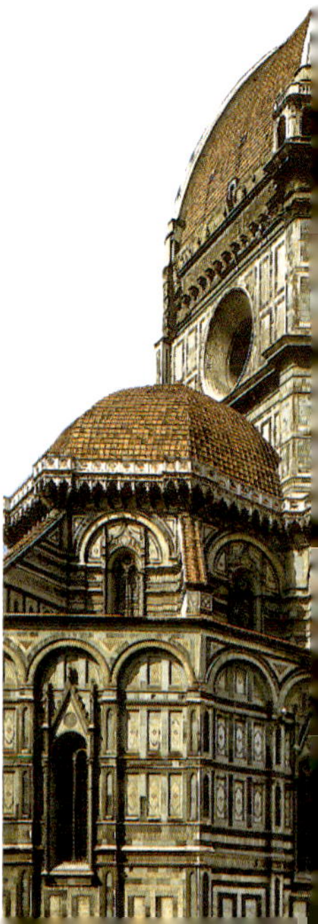

sa réussite contribua incontestablement à la diffusion de la coupole, qui devint un des thèmes essentiels de l'architecture de la Renaissance.

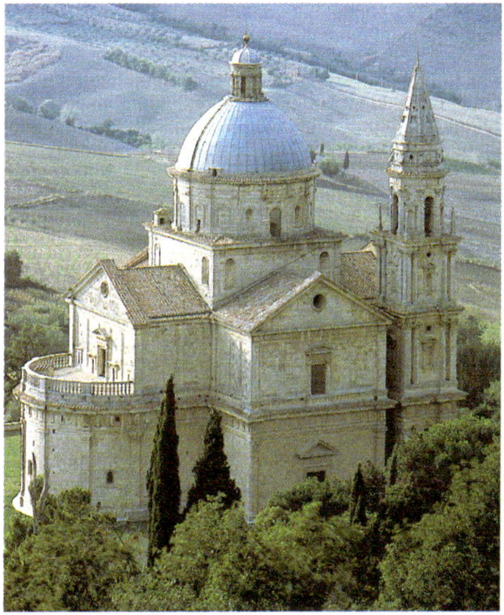

Le tambour et le dôme

En dehors de celle de la cathédrale de Florence (qui est aussi par son tambour une exception), les premières coupoles furent bâties directement au-dessus des pendentifs, et l'usage était même de les dissimuler à l'extérieur derrière un *tiburio* (tambour) de maçonnerie vertical. Ainsi encore à Santa Maria della Carceri de Prato, dans toutes les églises à coupole de Lombardie de la fin du XVe siècle, et même encore plus tard à Santa Maria della Passione de Milan. Ce mode de construction avait l'inconvénient de priver la croisée de lumière et de ne rien laisser présager de la coupole à l'extérieur. C'est seulement à l'aube du XVIe siècle que l'on se mit à interposer entre les pendentifs et la coupole un tambour cylindrique par les fenêtres duquel on pouvait éclairer la croisée ; en même temps on relançait l'antique usage (entretenu par Saint-Marc de Venise et la basilique du Santo de Padoue) d'exprimer la forme de la coupole à l'extérieur en la couvrant d'un dôme de charpente.

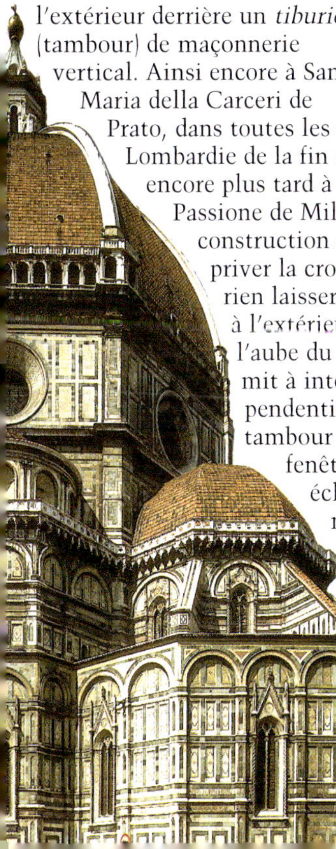

L'église de plan centré s'était définie au cours du XVe siècle comme le type architectural le plus parfait. Le modèle courant était le type en croix grecque, avec une coupole sur la croisée. Le XVIe siècle y ajouta le tambour, qui a l'avantage de surélever la coupole et de permettre l'éclairage de la croisée. La Madonna di San Biagio à Montepulciano, commencée en 1518 sur les dessins d'Antonio da Sangallo l'Ancien, en est un des plus beaux exemples (ci-dessus). Seule la présence d'une abside au chevet et de deux clochers en façade indique l'orientation de cette composition symétrique.

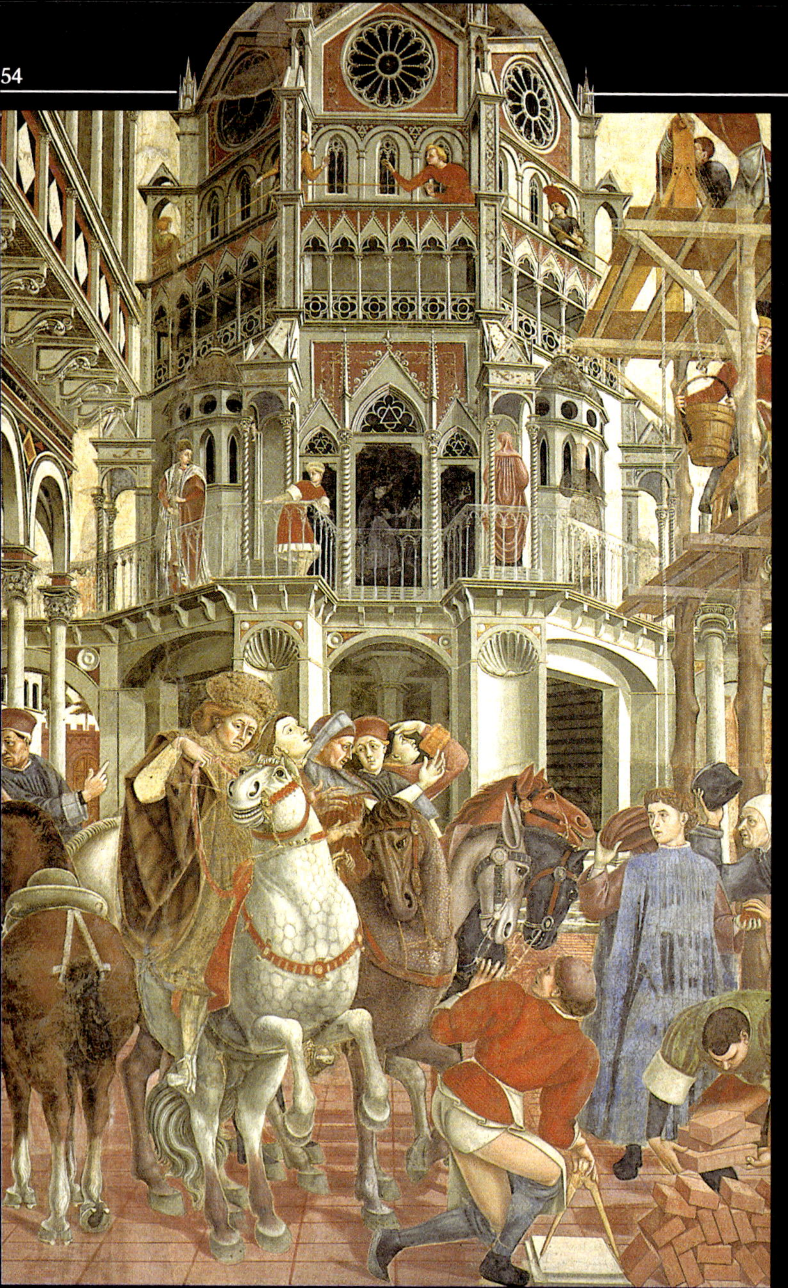

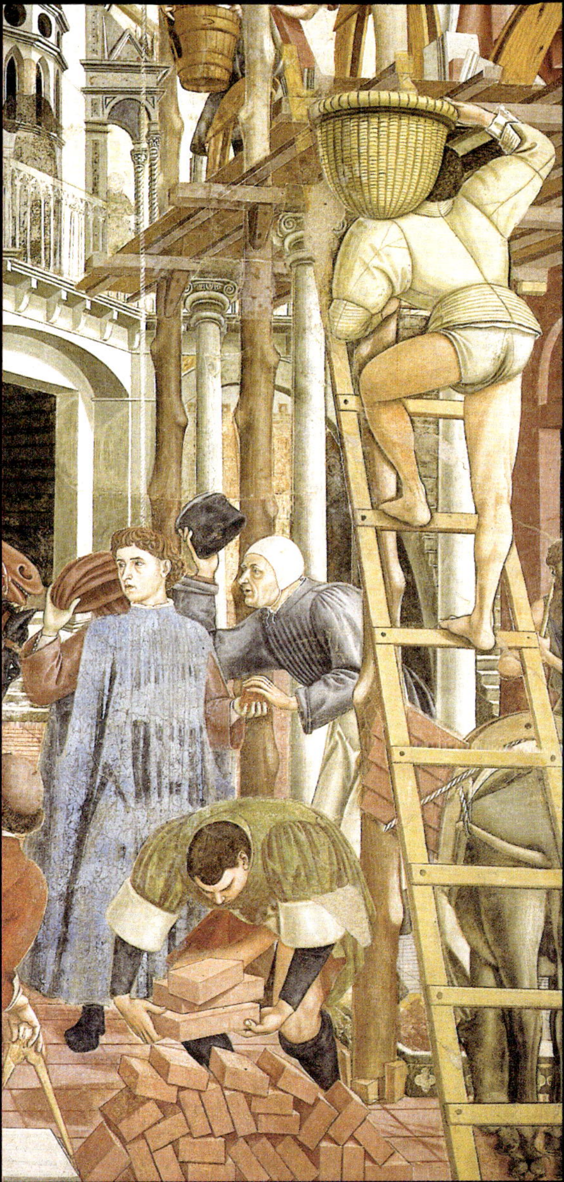

Un chantier de construction au XVe siècle

Domenico di Bartolo, dans une fresque de l'hôpital de Santa Maria della Scala à Sienne (1440), montre un évêque distribuant des aumônes sur une place où s'affairent des ouvriers du bâtiment. L'un au premier plan semble avec un compas relever une dimension sur un patron, tandis qu'un autre ramasse des briques; un troisième monte à l'échelle avec une hotte sur l'épaule; sur l'échafaudage on reçoit le seau de ciment qui a été hissé par le treuil. En dépit de ces notations réalistes, les bâtiments représentés, par l'incohérence de la structure et l'exubérance décorative, présentent un caractère irréel et arbitraire, caractéristique de la peinture siennoise.

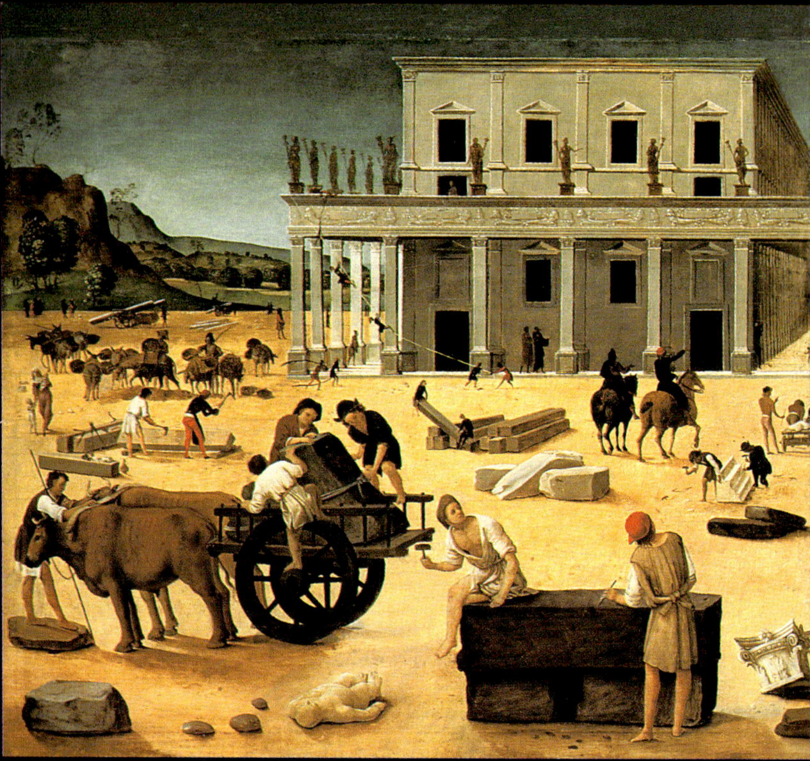

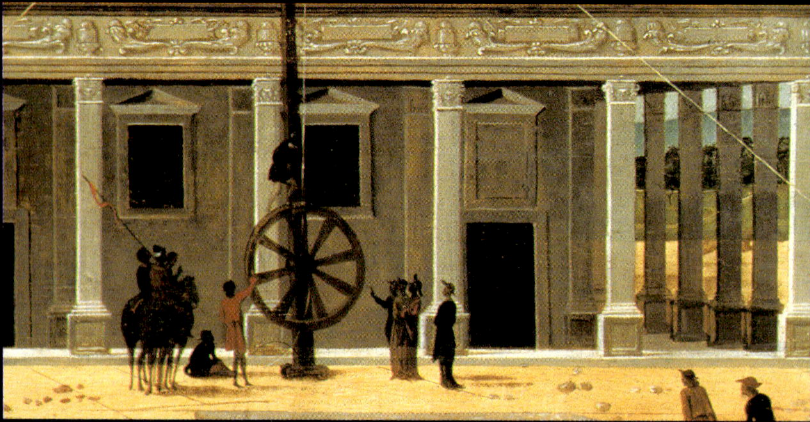

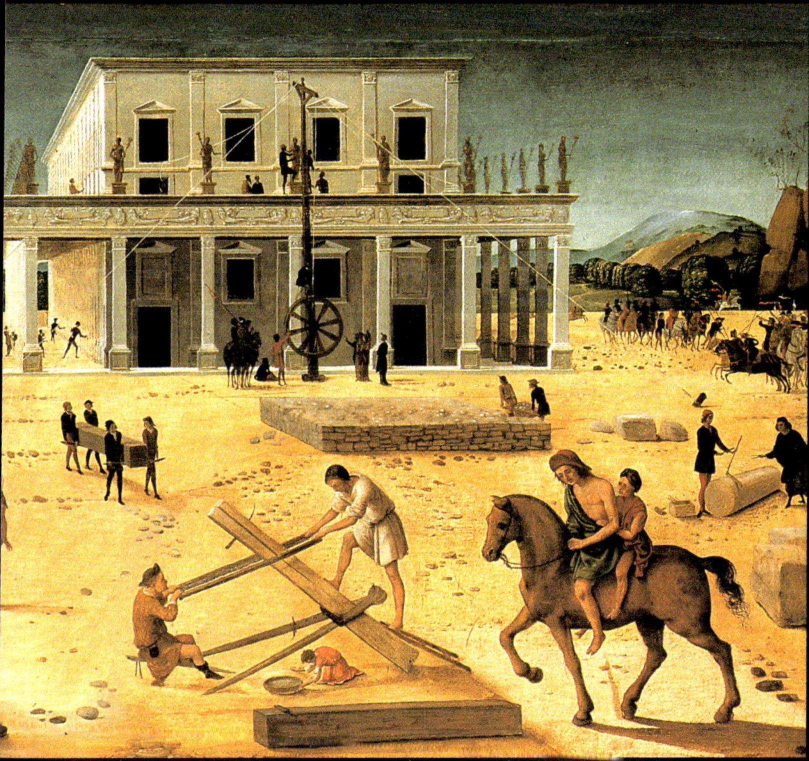

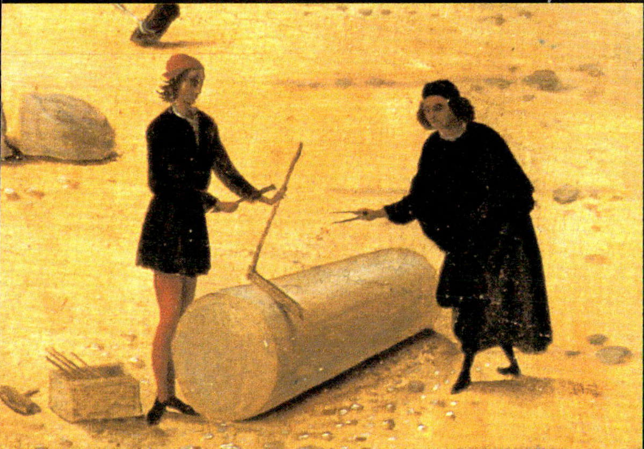

Un chantier au début du XVIe siècle

A gauche, on décharge d'un chariot de gros blocs que deux tailleurs de pierre commencent à façonner ; au milieu, on taille une corniche et on transporte une poutre et, plus loin, l'architecte, le compas en main, commande la fabrication d'un fût de colonne. Au fond, un édifice à l'antique, sur lequel on dresse des statues.

Le *tempietto* de Bramante à San Pietro in Montorio, la Madonna di San Biagio à Montepulciano, Santa Maria della Consolazione à Todi démontrèrent la supériorité de cette formule qui donnait à l'église un intérieur plus clair et un extérieur plus monumental. Elle fut donc adoptée bientôt partout – par Alessi à Santa Maria di Carignano à Gênes, par Sanmicheli à la Madonna di Campagna à Vérone, par Palladio à San Giorgio Maggiore et au Redentore à Venise, par Giacomo della Porta à Saint-Pierre de Rome. Suivant l'exemple donné déjà par la cathédrale de Florence, l'usage s'établit en outre d'ouvrir la coupole à son faîte et de recouvrir l'ouverture d'une lanterne en forme de *tempietto* qui lui assurait un amortissement dans le style antique.

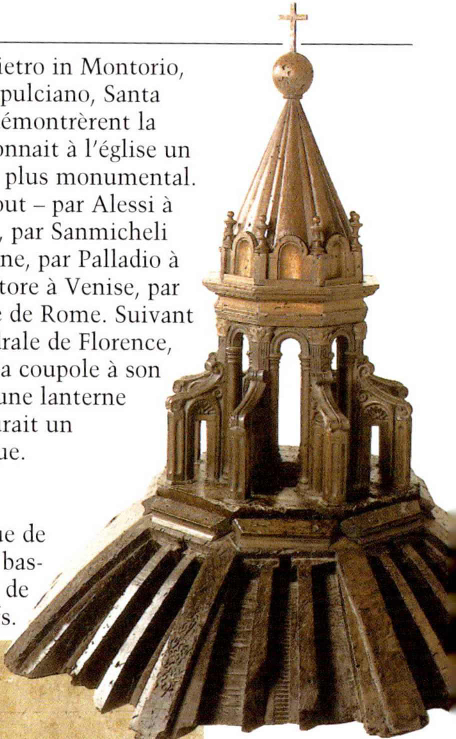

La voûte en pendentifs

Brunelleschi introduisit au portique de l'hôpital des Innocents et dans les bas-côtés de ses églises un autre mode de couvrement, la voûte en pendentifs.

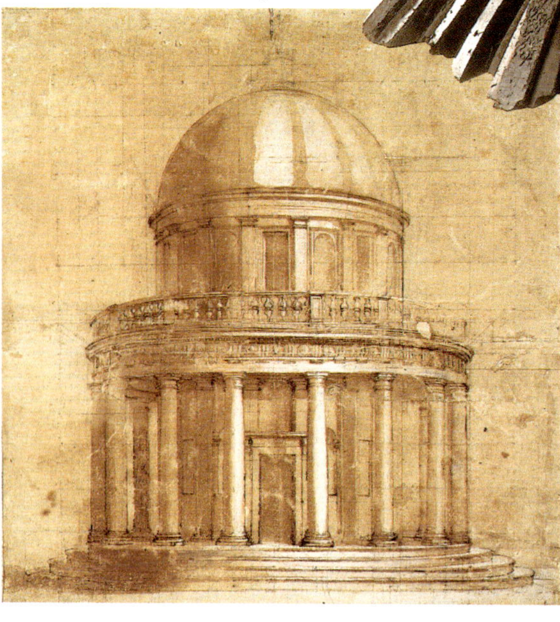

La lanterne a pour objet de couvrir l'ouverture ménagée au faîte d'une coupole tout en y laissant pénétrer le maximum de lumière. En donnant peu avant sa mort (1446) le modèle de celle qui devait couronner le dôme de la cathédrale de Florence (ci-dessus), Brunelleschi en établit la forme de *tempietto* à l'antique qui devait rester classique.

Elle est constituée simplement par la réunion de quatre pendentifs, ce qui lui donne la forme d'une calotte retombant en pointe dans les angles. Ce type de construction qui se passe des arêtes ou des ogives traditionnelles permet de réaliser une voûte lisse dont la courbure régulière prolonge celle des arcs en plein cintre désormais utilisés. Il resta un peu une spécialité de Florence, mais on peut en trouver des exemples ailleurs en Italie et aussi en Espagne, par exemple à la cathédrale de Jaén.

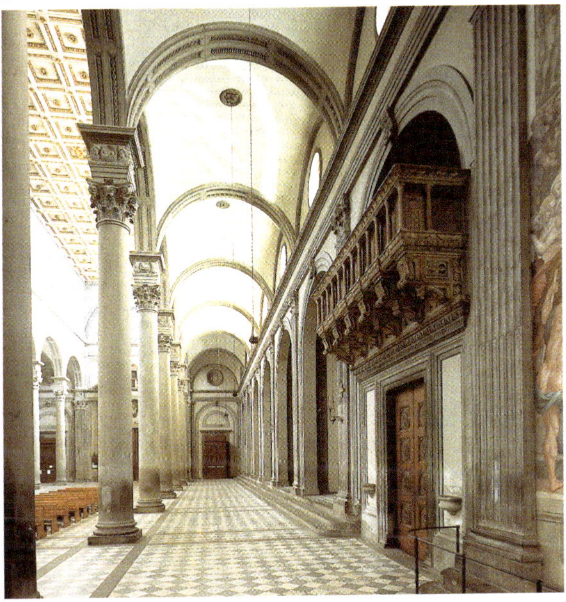

Les bas-côtés de l'église San Lorenzo à Florence présentent tous les éléments du nouveau vocabulaire lancé par Brunelleschi : aux colonnes des grandes arcades font pendant les pilastres des murs qui séparent les entrées des chapelles; entre les arcs doubleaux, des voûtes en pendentifs dont le galbe s'harmonise avec le plein cintre de tous les arcs. Ce langage était parfaitement applicable à l'architecture civile : la structure de ce bas-côté et l'élévation de la nef sont pratiquement ceux de l'hôpital des Innocents, qui présente un portique de colonnes couvert de voûtes en pendentifs et surmonté en façade d'un étage de grandes fenêtres rectangulaires.

L'ornement

Les ornements antiques furent également remis en honneur. L'architecture gothique n'avait connu d'abord que de simples crochets, puis des bandeaux de branchages profondément fouillés dans la pierre et des sortes de chou frisé sur les pinacles. La Renaissance supprima toutes ces fantaisies et rétablit l'ornementation stylisée des Anciens : soit des motifs purement géométriques, comme la grecque, les postes, les fils de perles, les oves, les canaux, soit des

L'édifice circulaire à coupole était un idéal. A gauche, la chapelle commémorative élevée par Bramante sur le lieu du martyre de saint Pierre, qui suit ce type, en a gardé le nom significatif, quoique peu convenable pour un lieu saint, de *tempietto*.

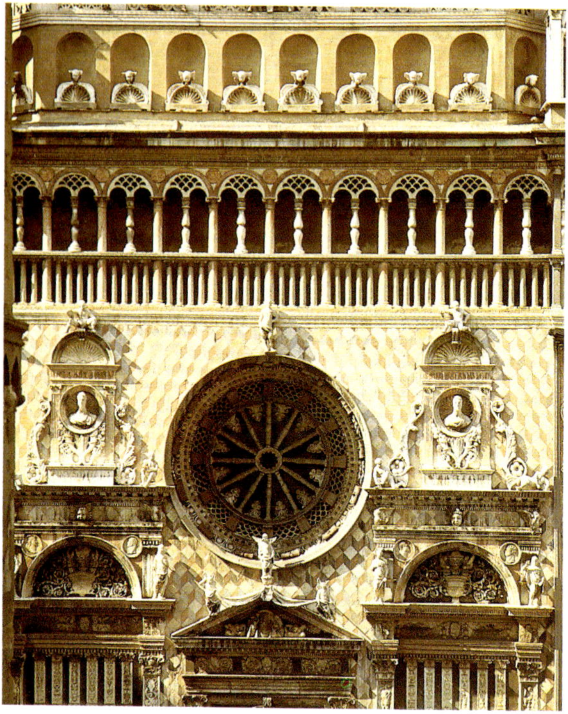

En adoptant le plan centré pour la chapelle funéraire du condottiere Bartolomeo Colleone auprès de l'église Santa Maria Maggiore de Bergame (1470, ci-contre), Amadeo introduisait en Lombardie un type florentin. Mais son premier métier de sculpteur, comme les traditions locales, lui inspirèrent un décor qui fait oublier la simplicité géométrique de la structure : marqueterie de marbres en cubes, prolifération de reliefs et de statues sur des édicules qui semblent le dernier avatar des dais et pinacles gothiques si critiqués par les partisans de la Renaissance.

motifs naturalistes, mais tracés suivant une régularité quasi géométrique, comme les rinceaux disposés en entrelacs ou en file de postes, ou encore les superpositions de motifs en candélabre montant à la verticale d'un vase. Cette substitution fut progressive, et jusqu'au début du XVIe siècle, en Lombardie et en Vénétie, on déploya beaucoup de fantaisie dans le décor des chapiteaux, encore sculptés de motifs naturalistes comme les dauphins, dans les frises et dans les candélabres des pilastres, volontiers semés d'oiseaux, insectes ou autres fantaisies. Ce style décoratif, dont la chapelle Colleoni à Bergame ou Santa Maria de' Miracoli à Venise sont un peu des symboles, connut encore un grand succès en France pendant le premier tiers et en Espagne pendant toute la première moitié du siècle, mais il finit comme en Italie par laisser la place aux

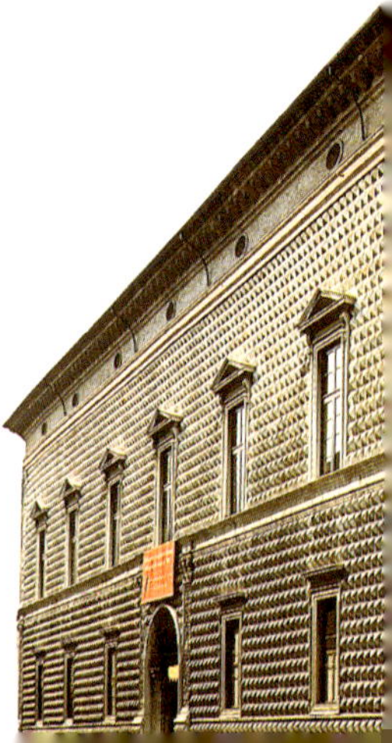

ornements antiques. L'ornementation la plus simple, la mouluration, qui est destinée à encadrer les formes ou à signaler les niveaux en offrant comme un appui au regard, fut également renouvelée sur le modèle antique. La mouluration médiévale était taillée dans le nu du mur déjà en place, en creux. La Renaissance reprit le principe d'une mouluration en relief, qui suppose des blocs d'attente. Les entablements ou les chambranles se détachèrent donc en relief, comme le cadre d'un tableau, accrochant la lumière et mettant en valeur par leurs lignes d'ombre le dessin de l'architecture.

Le bossage

L'appareil de la maçonnerie lui-même fut renouvelé. Le bossage, que le Moyen Age avait réservé à l'architecture militaire, fut introduit dans l'architecture civile, probablement par l'intermédiaire du palais florentin, qui était traditionnellement une maison forte, et il se répandit rapidement pour assurer des effets plastiques et pittoresques. Il devint l'appareil ordinaire du rez-de-chaussée des palais,

Le bossage devient au XVe siècle le décor caractéristique des façades du palais florentin, et il le reste en dépit de la mode des ordres antiques. En 1489 encore, il constitue toute la décoration du palais Strozzi (ci-dessous). Parmi ses variétés, la taille en pointe de diamant connut un certain succès dans la seconde moitié du siècle pour disparaître ensuite. On la trouve à Naples, à Bologne, à Ferrare vers 1492 au palais de Sigismond d'Este dit «des Diamants» (à gauche), de Biagio Rossetti, et elle sera même transportée par un Italien jusqu'à Moscou.

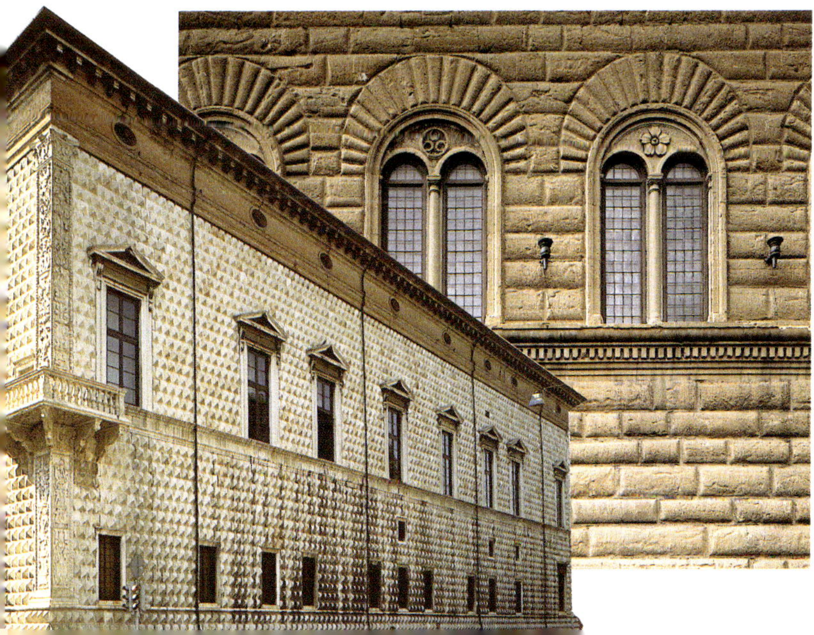

ou encore un ornement courant pour souligner les encoignures ou encadrer des baies. Il connut en même temps toutes sortes de variantes. Bloc rustique dans la tradition florentine, volontairement laissé dans l'apparence d'un rocher à peine taillé, il se transforma en moellon rugueux ou spongieux, en table (façade de San Michele à Venise) ou en pointe de diamant (palais des Diamants à Ferrare). La France l'adopta volontiers et lui donna encore d'autres formes, comme l'appareil de refends, en table à chanfreins déterminant des canaux réguliers, ou encore le bossage vermiculé, qui fut très utilisé à la fin du siècle, par exemple à la Grande Galerie du Louvre.

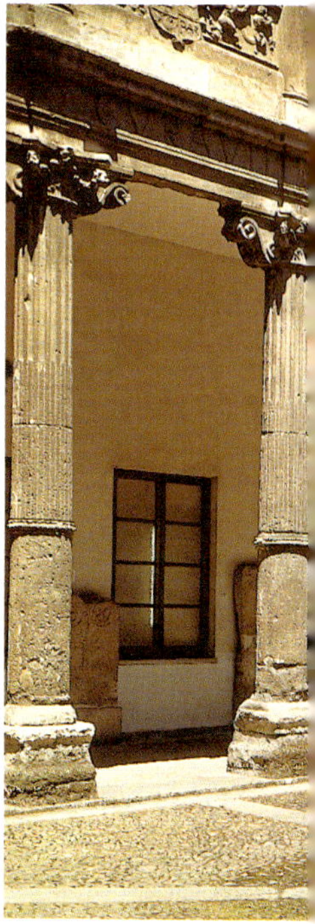

Au palais de Miranda à Burgos (1545, ci-dessus), l'architecte a donné aux chapiteaux la forme des consoles dans l'architecture de bois. Dans la cour du palais du Té à Mantoue (1526, ci-contre), Jules Romain présente des morceaux d'entablement en train de se détacher. Dans le vestibule de la Bibliothèque Laurentienne à Florence (à droite), Michel-Ange monte les colonnes à l'intérieur des murs. Autant d'entorses à la règle.

Les licences

La constitution d'un nouveau langage architectural régi par des règles de syntaxe précises devait entraîner une conséquence que les premiers maîtres n'avaient pas prévue. Toute entorse aux règles, toute anomalie allait produire un effet de surprise, voire choquer, ce qui était impossible avant qu'une norme eût été établie. La liberté d'expression du Moyen Age n'était qu'un leurre, seule la règle permettait l'originalité de l'exception. Jules Romain fut apparemment le premier à introduire délibérément, au palais du Té à Mantoue, des anomalies destinées à surprendre, voire à divertir : des fûts de colonne et des claveaux laissés inopinément à l'état d'ébauche à peine dégrossie, des triglyphes qui semblent s'être dégagés de leur entablement et en train de tomber. Michel-Ange presque systématiquement redessinait à sa manière les ornements, voire les formes : c'est ainsi qu'il traçait les fenêtres hautes de la sacristie neuve de San Lorenzo à Florence en forme de trapèze, pour créer un effet de perspective. Ou bien encore il les utilisait à contre-sens, comme lorsqu'il nichait les colonnes dans les parois du vestibule de la Bibliothèque Laurentienne à Florence. Ces licences n'en étaient que pour ceux qui connaissaient les règles, sur lesquels elles ne pouvaient manquer de produire leur effet. Ainsi, paradoxalement, la doctrine qui s'était établie avait procuré aux esprits originaux une ressource supplémentaire.

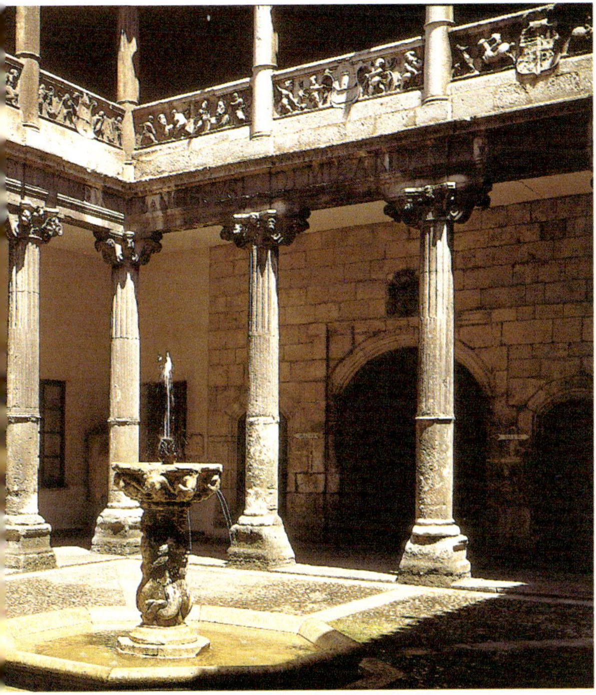

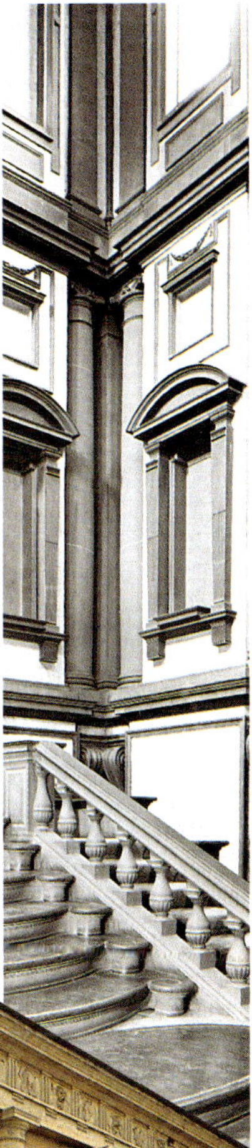

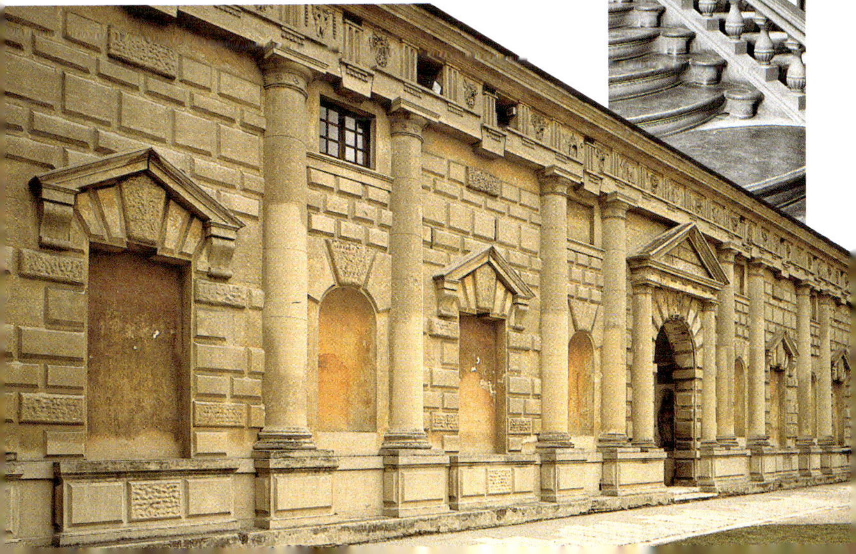

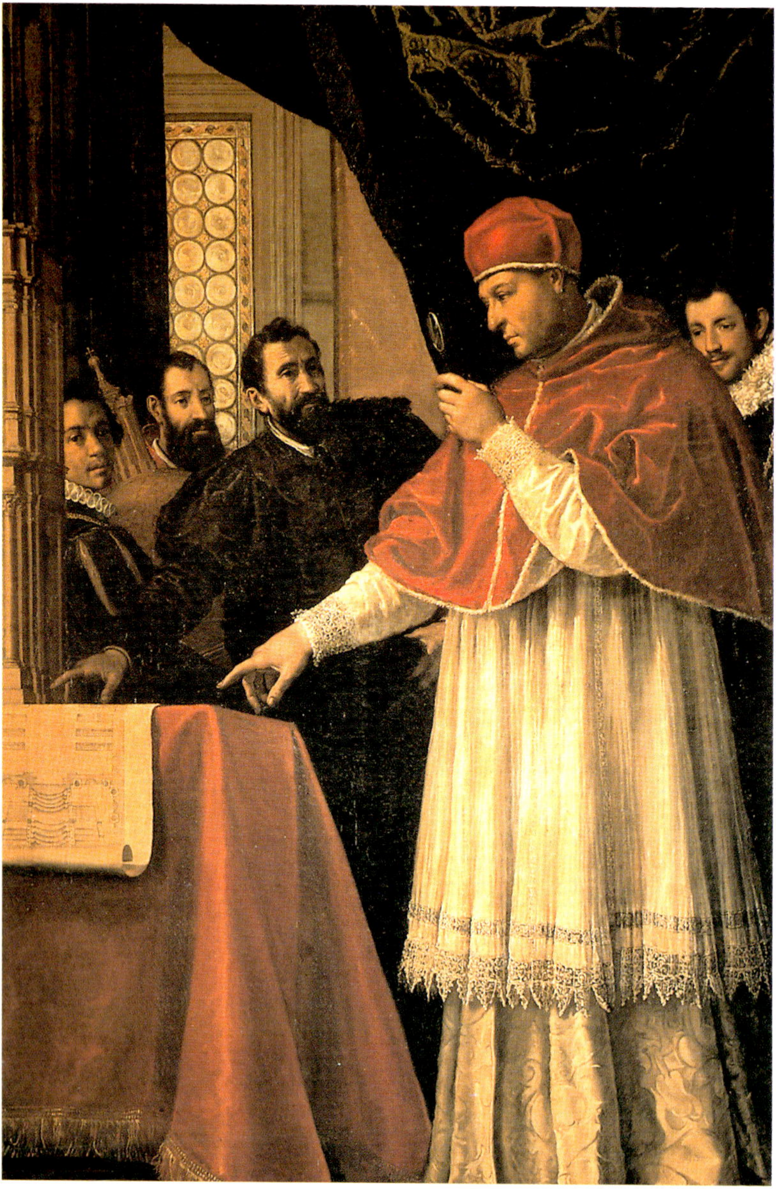

Les programmes de construction de la Renaissance ne différaient guère de ceux du Moyen Age : il s'agissait avant tout de construire des églises et des palais – ou des châteaux au nord des Alpes. L'Italie n'en ajouta guère que deux : la maison de campagne ou villa, et la place publique à ordonnance uniforme. Mais sur les programmes anciens, la Renaissance conçut des types nouveaux – ou à tout le moins renouvelés considérablement.

CHAPITRE IV
LES NOUVEAUX TYPES

Jacopo da Empoli a représenté le pape Léon X examinant une maquette de façade de l'église San Lorenzo (la paroisse des Médicis) qui lui est présentée par Michel-Ange ; sur la table, un plan de la Bibliothèque Laurentienne. A droite, la villa médicéenne de Poggio a Caiano.

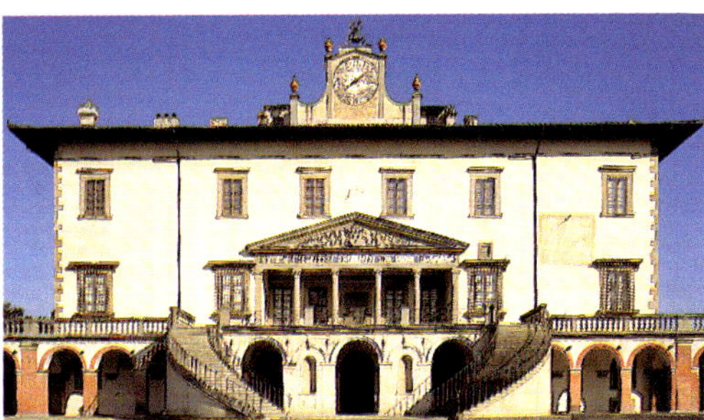

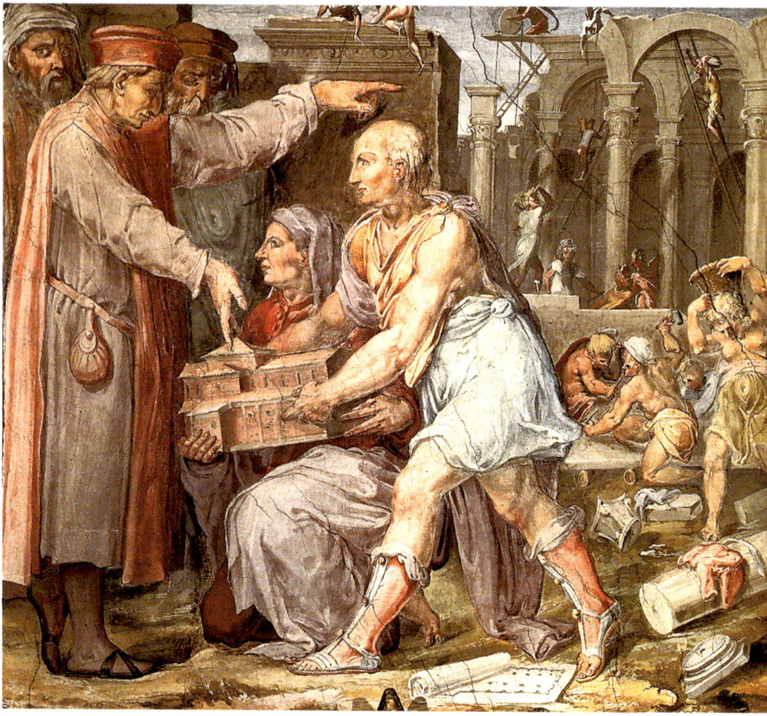

Les leçons de Brunelleschi

L'architecture religieuse, dès le début, fut bouleversée par les innovations de Brunelleschi à Florence. A San Lorenzo et à Santo Spirito, il reprit le plan traditionnel en croix latine, mais il le fondit avec l'antique type basilical en revenant au principe de la nef couverte d'un plafond et bordée de colonnes, et il lui ajouta une coupole sur la croisée. A la sacristie de San Lorenzo (qui était tout autant une chapelle funéraire des Médicis), il adopta un plan carré couvert d'une coupole, et il en produisit une variante à la chapelle des Pazzi à Santa Croce. A Santa Maria degli Angeli, dont la réalisation devait malheureusement avorter, c'est une rotonde entourée de chapelles rayonnantes qu'il avait prévue. Dans les édifices de petite taille, il adoptait donc le plan centré (c'est-à-

Brunelleschi présente à Côme de Médicis l'Ancien le *modello* (maquette) de l'église San Lorenzo, dans une fresque de Vasari au Palazzo Vecchio de Florence (ci-dessus et détail à droite). Le principe des concours, ainsi que la nécessité de convaincre les maîtres d'ouvrage, princes ou prélats, conduisirent les architectes à réaliser des maquettes très précises.

dire constitué par un volume unique qui peut être inscrit dans un cercle), lequel avait pratiquement disparu depuis les baptistères romans. Ces exemples devaient exercer une influence considérable. Le type basilical adopté par Brunelleschi dans ses grandes églises fut repris sous diverses variantes au XVe siècle, par Giuliano da Sangallo, peut-être, à la cathédrale de Cortone, par Giuliano da Maiano à la cathédrale de Faenza, par Biagio Rossetti dans les églises San Francesco et Santa Maria in Vado de Ferrare, par Moro Codussi à San Michele de Venise. Au XVIe siècle, il influença encore Jules Romain à la cathédrale de Mantoue.

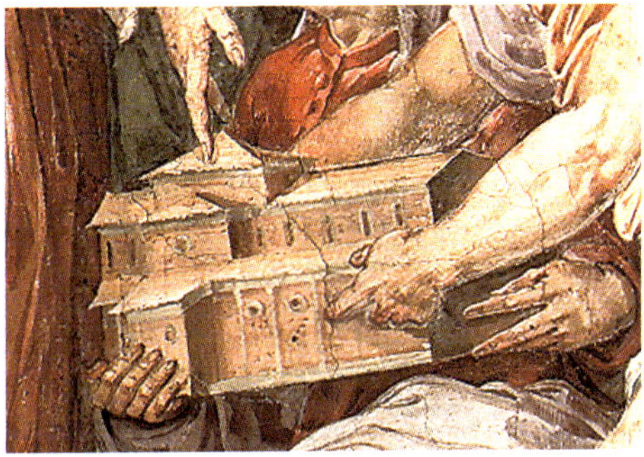

Le plan centré

Le plan centré, lui, connut un succès immense et devint notamment le type ordinaire des églises votives (en italien *santuario*) qui se multiplièrent en Italie pour honorer des images miraculeuses de la Vierge. Giuliano da Sangallo donna le parfait exemple

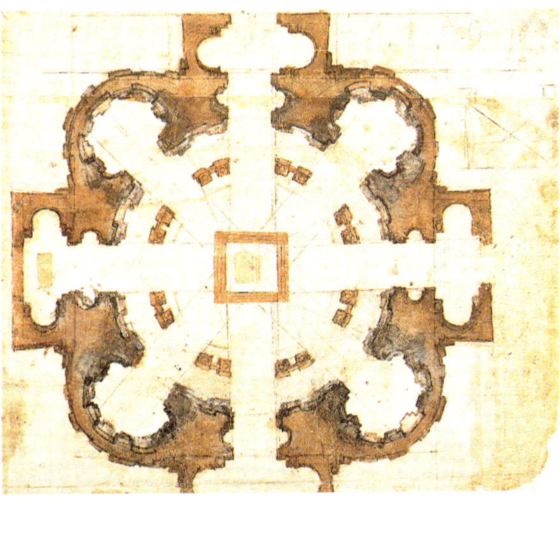

Parmi les différents projets élaborés par Michel-Ange en 1559 pour reprendre la construction de l'église Saint-Jean-des-Florentins à Rome, celui qui fut approuvé par Jules III était particulièrement novateur (ci-contre, en bas). Au type usuel de la croix grecque inscrite dans un carré où les chapelles d'angle n'ouvrent que sur les bras, il avait substitué une disposition rayonnant en étoile qui les aurait fait ouvrir directement sur le volume central. La coupole aurait été portée par huit piliers au pourtour et non plus par les quatre piliers traditionnellement placés dans les diagonales. La croisée aurait été une rotonde d'une symétrie parfaite. Au lieu des angles droits habituels, l'élévation extérieure aurait présenté ces murs courbes que Michel-Ange réalisait aussi à Saint-Pierre.

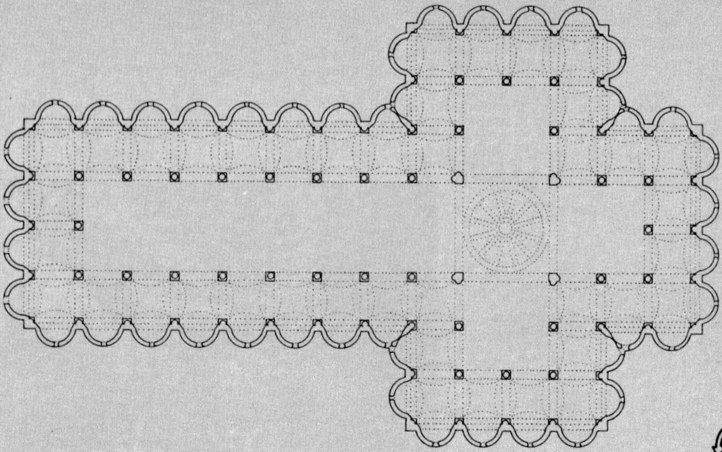

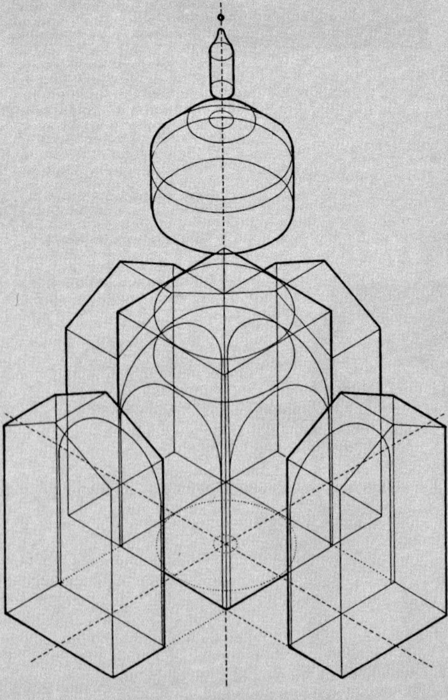

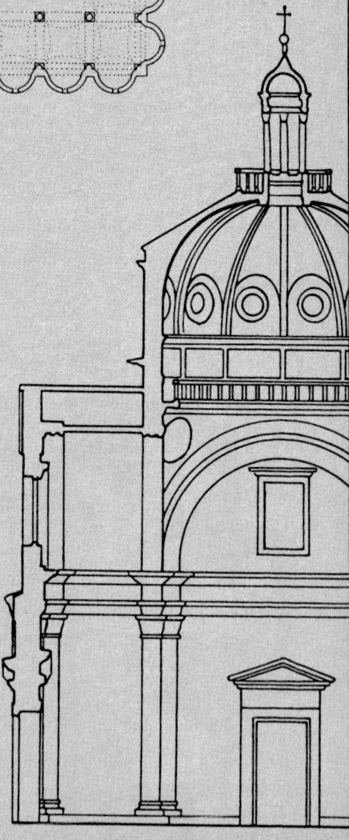

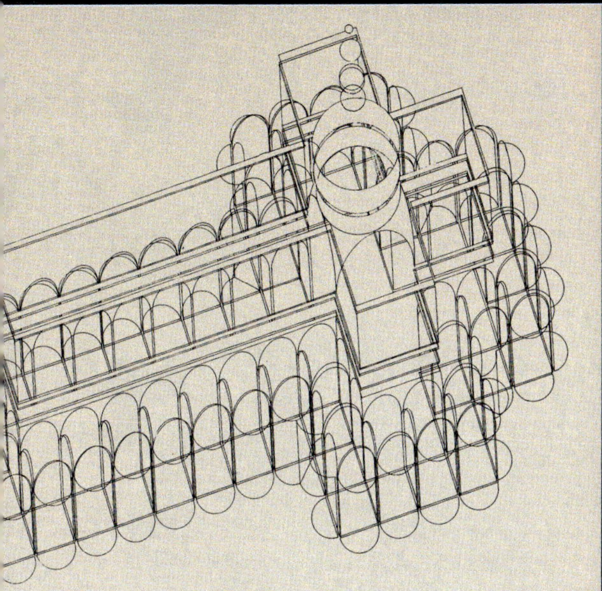

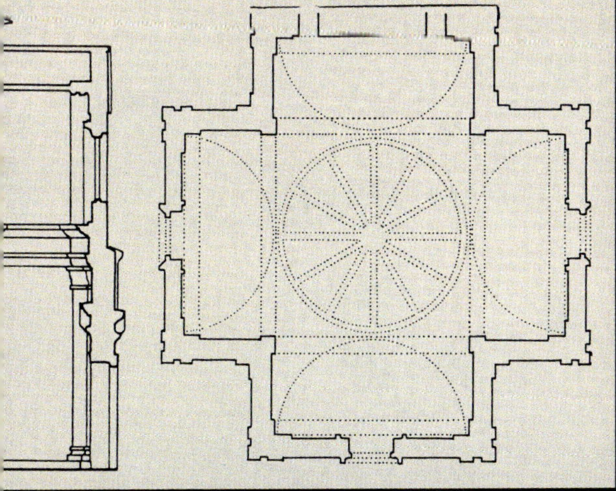

Le projet original de Brunelleschi pour l'église Santo Spirito (en haut à gauche et ci-contre) prévoyait des chapelles tout autour, y compris en façade, ce qui aurait donné aux élévations extérieures une ondulation surprenante. Mais les constructeurs ne respectèrent pas son projet : les chapelles de façade, incompatibles avec les trois portes traditionnelles, furent éliminées, les absides des autres noyées dans un mur rectiligne. Le plan a été établi à partir d'un module carré (la croisée, qui est le quadruple d'une travée de bas-côté). La Madonna delle Carceri de Prato (en bas) suit un plan strictement en croix grecque, sans chapelle d'angle. Les quatre bras, égaux, sont couverts de voûtes en berceau, la croisée d'une coupole sur pendentifs. Mais il s'agit encore d'une voûte « en ombrelle », invisible de l'extérieur, et le tambour, embryonnaire, est très bas : la lumière est donnée encore par les oculi ouverts dans les voûtains. Giuliano da Sangallo se révèle ici l'héritier de Brunelleschi, et son église est l'aboutissement parfait des progrès accomplis au cours du XVe siècle plutôt que l'annonce de l'avenir.

du type en croix grecque à la Madonna delle Carceri de Prato et du type octogonal à la sacristie de Santo Spirito à Florence. Les architectes lombards de la fin du siècle allaient proposer sur le thème nombre de variantes séduisantes : plan carré couvert d'une coupole octogonale à Santa Maria di Canepanova de Pavie et à Busto Arsizio, plan octogonal à l'Incoronata de Lodi, rotonde à quatre bras égaux à Crema, croix grecque à croisée octogonale à Santa Maria della Passione à Milan, etc. A Venise, Moro Codussi en profitait pour relancer à San Giovanni Grisostomo le plan byzantin en quinconce. Rome, en retard sur Florence au XVe siècle, découvrait aussi le plan centré avec la fondation de l'église Santa Maria della Pace par Sixte IV. Au XVIe siècle, le type devait encore être repris par presque tous les grands architectes : Bramante à San Pietro in Montorio à Rome (rotonde), puis dans le premier projet de Saint-Pierre et (s'il en est bien l'auteur, comme il est probable) à Santa Maria della Consolazione à Todi (en quadrilobe), Michel-Ange à la sacristie neuve de San Lorenzo à Florence (carrée comme l'ancienne) et surtout dans son projet en croix grecque pour Saint-Pierre de Rome, Galeazzo Alessi à Santa Maria di Carignano à Gênes (en quinconce), Sanmicheli à la Madonna di Campagna à Vérone (octogone dans une rotonde), Palladio à la chapelle de Maser (ronde).

Le type mixte

Le plan centré toutefois se prêtait mal à la réunion de grandes foules, et dans les églises très fréquentées, la disposition longitudinale restait nécessaire. On eut donc l'idée au XVe siècle d'associer les deux types en établissant un sanctuaire de plan centré au bout d'une nef : ainsi Michelozzo à l'Annunziata de Florence, Alberti au *Tempio Malatestiano* de Rimini, Piero Lombardo à San Giobbe et à Santa Maria de' Miracoli à Venise, Bramante à Santa Maria delle Grazie à Milan; on peut considérer que c'est aussi la solution adoptée à la cathédrale de Pavie dans la mesure où la coupole recouvre une croisée alignée sur les bas-côtés, donc plus large que la nef, ce qui en fait un monument en soi plus qu'une croisée de

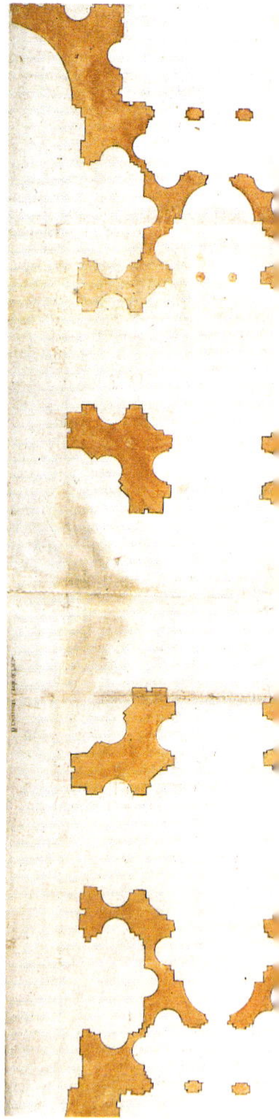

Le premier projet de Bramante pour la reconstruction de Saint-Pierre de Rome, en croix grecque, est connu seulement par ce demi-plan (ci-dessus).

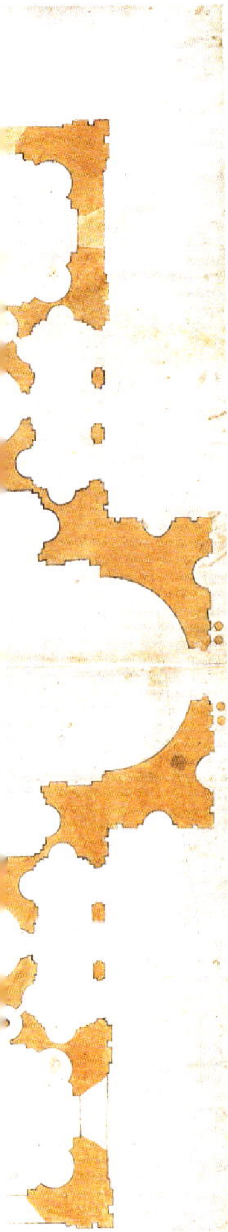

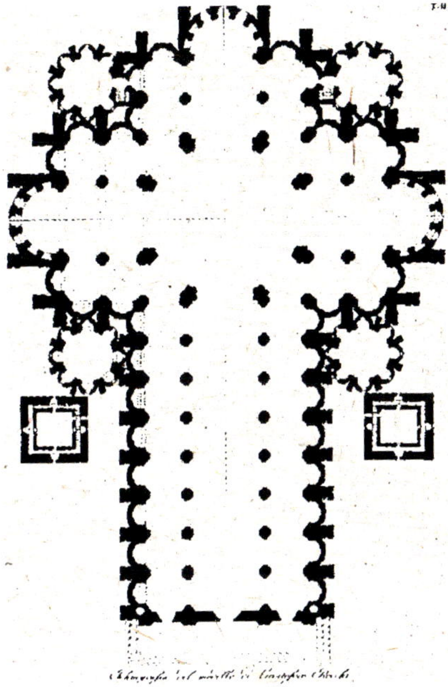

transept. Cette solution pouvait trouver une justification dans la vocation funéraire du sanctuaire – ainsi à l'Annunziata de Florence, au *Tempio Malatestiano*, à Santa Maria delle Grazie à Milan, et encore au XVIe siècle à la cathédrale de Grenade –, mais elle était peu homogène. Le plan traditionnel en croix latine resta prédominant, l'influence du plan centré y fit seulement ajouter, suivant l'exemple donné déjà par Brunelleschi, une coupole sur la croisée. Telle était déjà la solution adoptée par Alberti pour Sant' Andrea de Mantoue, par Francesco di Giorgio à la Madonna del Calcinaio près de Cortone, puis par Bramante finalement pour le projet sur lequel le nouveau Saint-Pierre fut entrepris en 1506, et c'est le type

L'association de la croix latine et de la coupole fut un objectif constant de la Renaissance. La médaille de Matteo de' Pasti (ci-dessous) est le seul témoin du projet qu'Alberti avait conçu pour le *Tempio Malatestiano* de Rimini et qu'il ne put réaliser complètement ; au bout de la nef primitive dissimulée derrière une enveloppe à l'antique, il prévoyait sur le sanctuaire une énorme coupole qui aurait dominé la composition.
Le plan (ci-contre), réalisé d'après le grand modèle de bois de la cathédrale de Pavie (ouverture de l'ouvrage) présente une croisée d'un tel développement qu'il semble constitué d'une croix grecque à laquelle on aurait ajouté une courte nef de cinq travées.

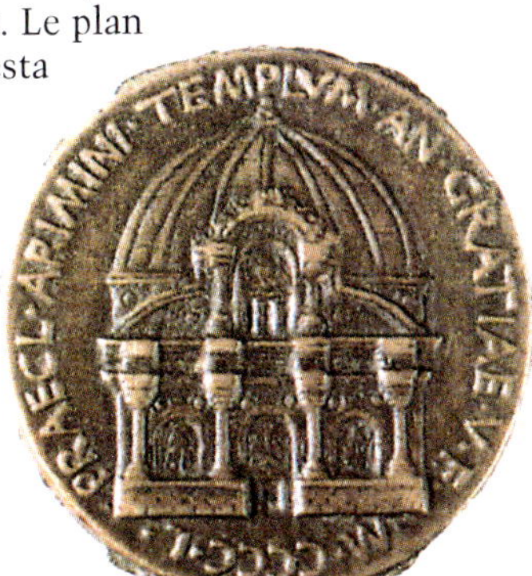

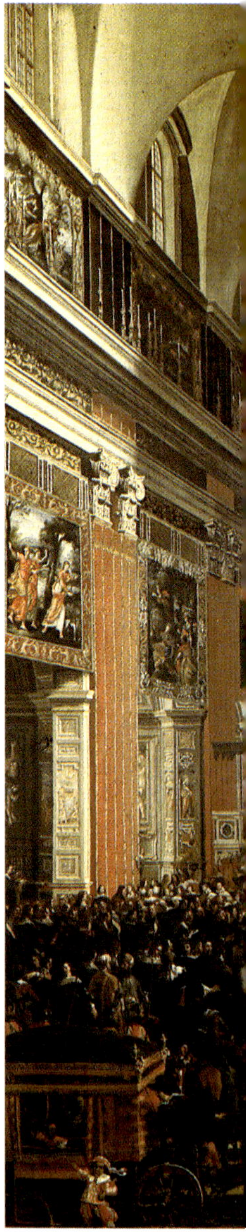

le plus répandu au XVIe siècle. Palladio à San Giorgio Maggiore à Venise en a donné peut-être l'exemple le plus parfait.

Le concile de Trente recommanda pour les églises la disposition la plus favorable à la célébration du culte devant une foule de fidèles, c'est-à-dire une nef large, sans bas-côtés. On simplifia donc le type précédent pour aboutir à la formule dont Vignole avec le Gesù de Rome devait donner le modèle parfait, universellement reproduit : une nef bordée seulement de chapelles, un sanctuaire conçu sur le

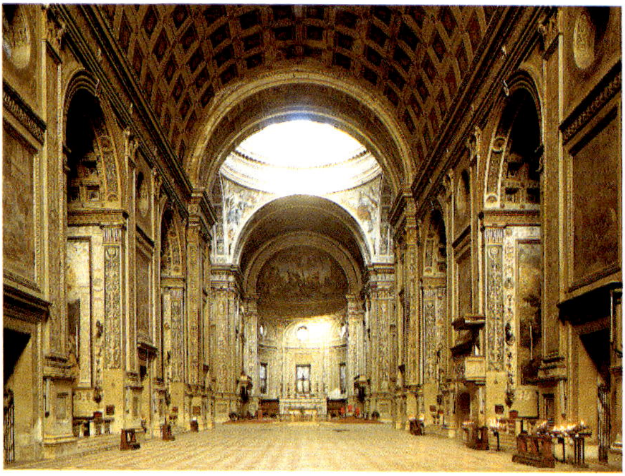

principe du plan centré, couvert d'une coupole et prolongé par une abside. L'autel se trouvait toujours placé dans l'abside, et le transept réduit à de simples chapelles latérales élargies à la dimension de la coupole. Il n'y avait plus de croisée à proprement parler, la coupole répondait seulement à un goût : elle était devenue un élément obligé de la beauté des églises. C'est ce type général qui domine dans le dernier tiers du XVIe siècle, sous diverses variantes : ainsi Palladio au Redentore de Venise donna au sanctuaire un plan tréflé.

La façade d'église

La Renaissance devait également rénover le type de la façade en y appliquant ses principes de composition et son langage. Alberti le premier eut

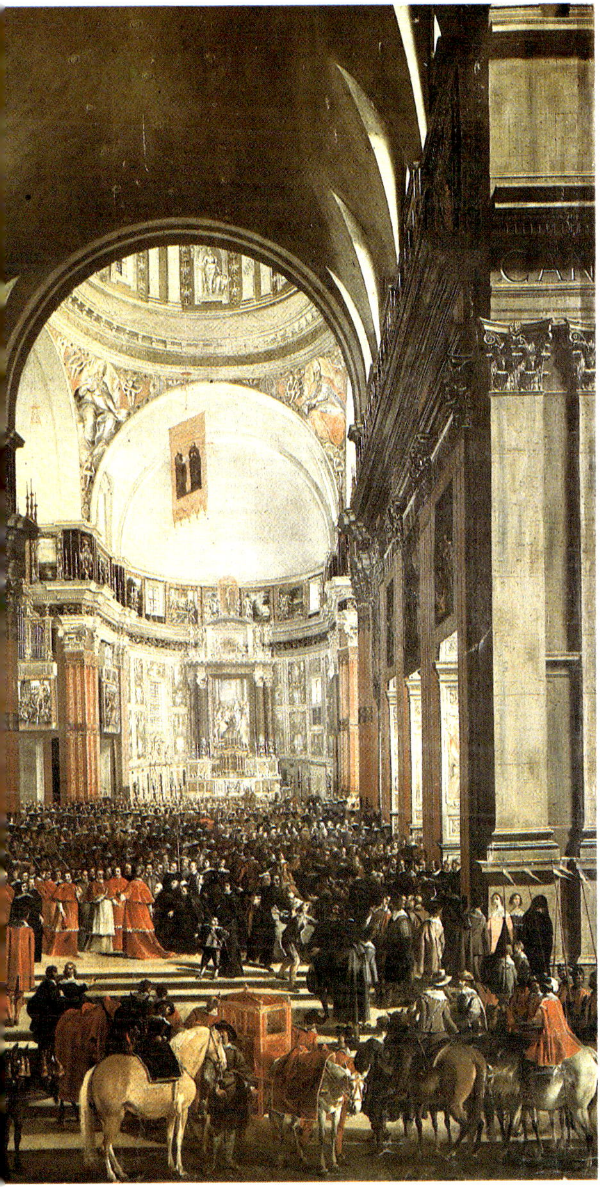

Alberti à Sant'Andrea de Mantoue (à gauche, 1472) a donné précocement l'exemple d'une église à nef unique, très vaste, aboutissant à une croisée couverte d'une coupole (celle-ci ne fut élevée qu'au XVIIIe siècle, mais la structure des piliers prouve évidemment qu'elle faisait partie du projet initial). Le Gesù de Rome (ci-contre), conformément aux nouvelles recommandations de l'Eglise à la suite du concile de Trente, suit un plan en croix latine avec une nef unique, mais la croisée couverte d'une coupole en est le volume principal. Le table au d'Andrea Sacchi, qui montre l'intérieur avant l'application du décor baroque, a l'intérêt de nous restituer la beauté simple et noble de l'architecture de Vignole.

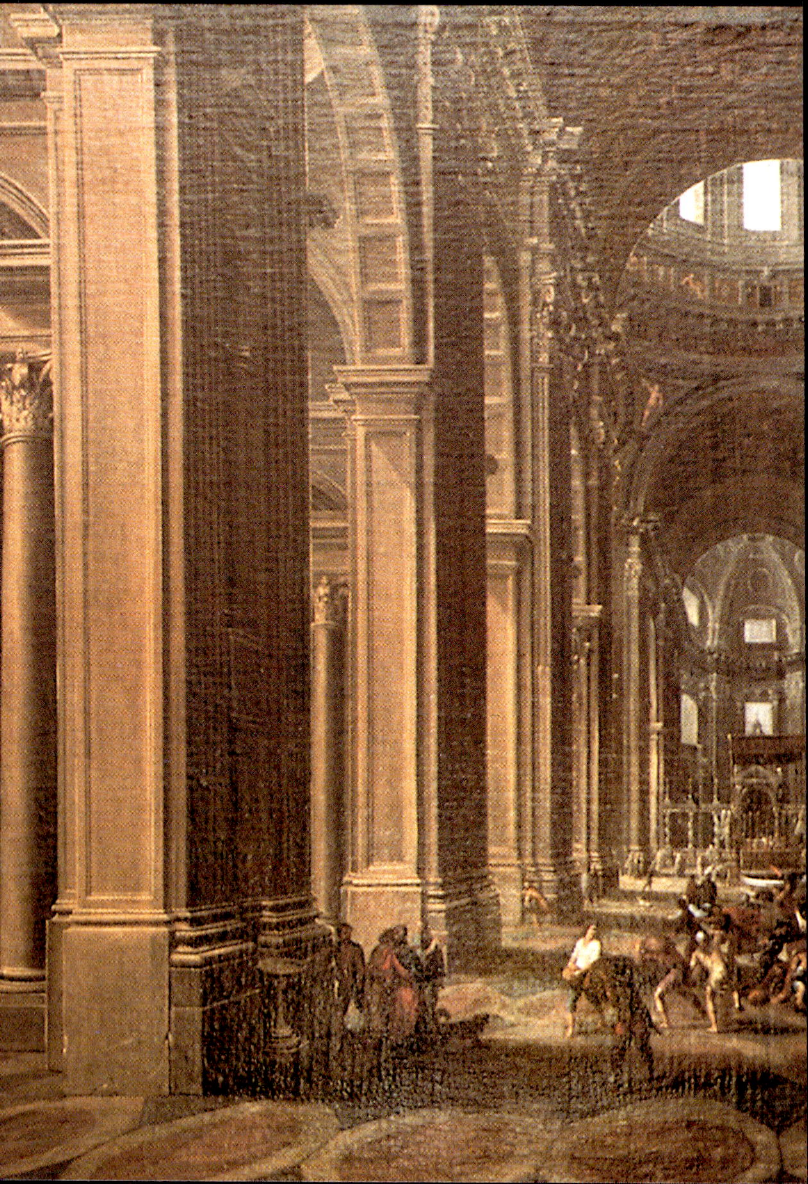

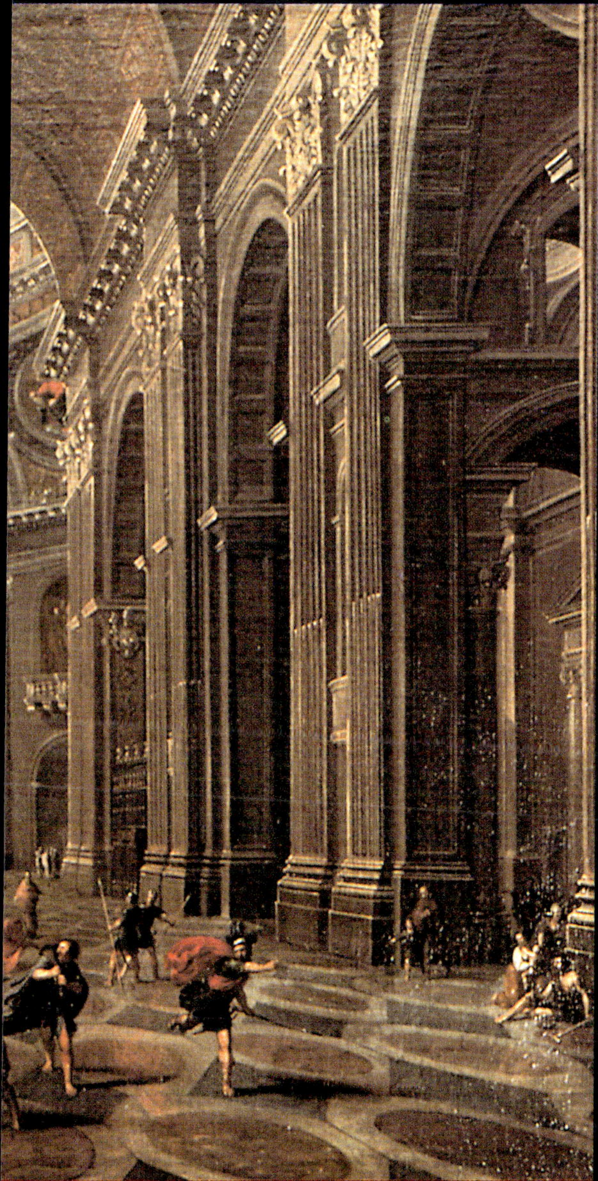

Saint-Pierre de Rome, en dépit des rêves de Bramante et de Michel-Ange, a finalement été dotée d'une nef, mais l'énormité du volume sous coupole rappelle la fascination exercée par le plan centré sur les architectes de la Renaissance. Cette peinture anonyme du début du XVIIe siècle est un précieux témoignage de l'apparence de la basilique avant que le décor baroque ne vienne charger l'architecture : la voûte de la nef avait déjà été dorée (en 1616), mais l'abside, suivant la volonté de Michel-Ange, était encore « en couleur de travertin ».

l'idée d'y utiliser les ordres et au soir de sa vie, à Sant' Andrea de Mantoue, il tenta même de la traiter comme un arc de triomphe à ordre colossal. Mais à Santa Maria Novella de Florence, il avait déjà imaginé d'établir deux étages à ordres superposés, celui du bas masquant toute la largeur de l'édifice, celui du haut, limité à celle de la nef, en forme de frontispice couronnant la composition et relié aux bas-côtés par des volutes. Cette formule devait l'emporter sur toutes les autres et connaître une diffusion universelle. Les variations portèrent sur la largeur de l'étage supérieur, sur la forme et le nombre des supports – ordinairement des colonnes et des pilastres mêlés – et sur le dessin du fronton, mais le type resta généralement suivi. La seule autre solution fut proposée par Palladio, qui plaça au-devant de la nef un portique colossal et remplaça les volutes par les angles d'un fronton que ce pronaos est censé interrompre. La façade apparaît alors comme le résultat d'un conflit entre deux structures à fronton inégales, l'une large et basse qui aurait été comme éventrée par le développement colossal de l'autre : la partition horizontale disparaît, la verticalité de la nef se trouve réaffirmée. Ainsi se trouve exprimée à l'extérieur, sous une autre forme, la hiérarchie interne de l'édifice.

Alberti à Santa Maria Novella de Florence (au centre) a donné le modèle de la façade d'église dans le style nouveau : un frontispice central, raccordé aux extrémités des bas-côtés par des volutes. Pour la chapelle ou *tempietto* de la villa de Maser (à gauche), Palladio, reprenant le principe du Panthéon, a placé devant la rotonde un pronaos de colonnes colossales.

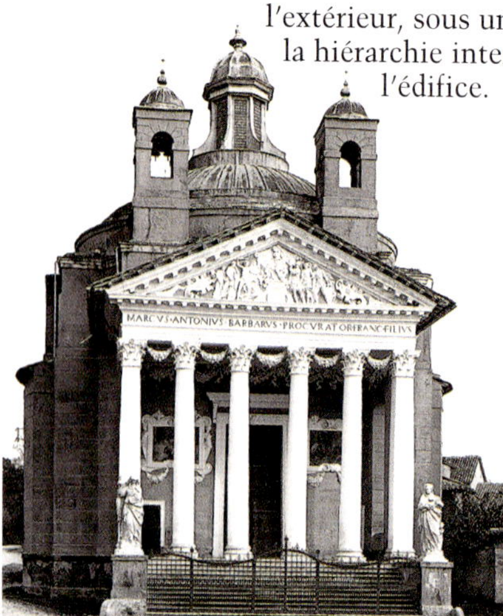

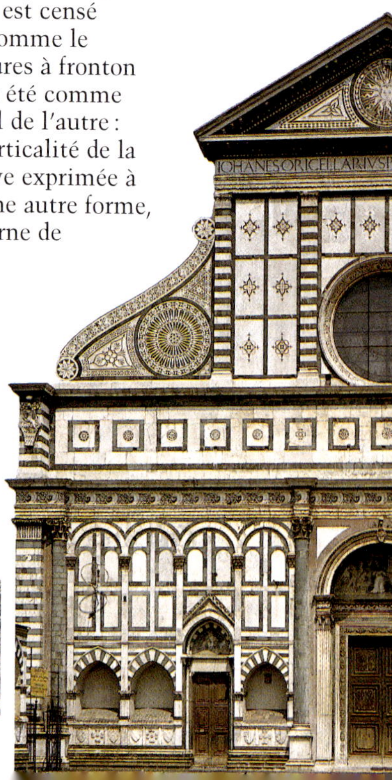

L'église hors d'Italie

Hors d'Italie, les modèles d'église italiens eurent un succès limité, proportionné aux capacités d'innovation du milieu. En France, la tradition gothique était trop forte pour être brutalement remplacée : elle continua à imposer le type et le style, même si les formes de détail furent progressivement contaminées par celles de la Renaissance, comme on le voit à l'église Saint-Eustache de Paris. Le plan centré ne put être adopté que dans des cas particuliers, c'est-à-dire dans des chapelles de fondation privée dans des cathédrales ou des châteaux, comme celles que Philibert Delorme avait élevées à Saint-Germain-en-Laye (de plan tréflé et précédée d'un pronaos), à Saint-Léger et à Anet – la seule qui subsiste.

Dans les pays germaniques, la résistance du gothique, renforcée par l'admirable floraison du style flamboyant, fut encore plus forte, et il fallut attendre l'intervention de Frédéric Sustris à l'église des Jésuites de Munich, Saint-Michel, pour voir apparaître

Les chapelles bâties par Philibert Delorme étaient toutes conçues sur le principe du plan centré à coupole. Celle d'Anet (ci-dessous) est en croix grecque dans un carré, mais suivant une formule originale : les bras émergent du carré et sont arrondis ; des portes s'ouvrent dans les piliers d'angle; la coupole est décorée de caissons en perspective dont le dessin est repris en projection sur le pavement.

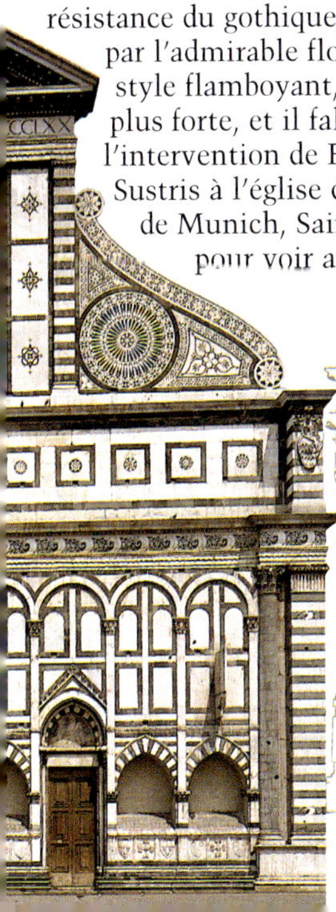

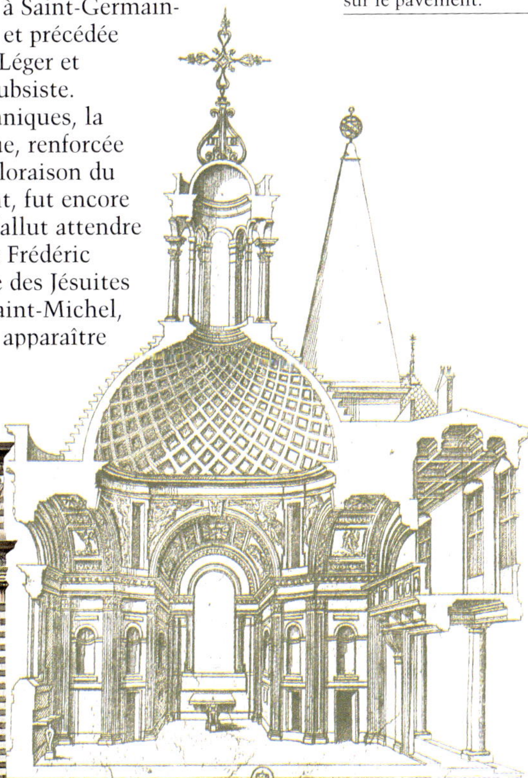

une adaptation du modèle de Vignole, quoique dépourvue encore de coupole. C'est en Espagne que les modèles italiens trouvèrent le meilleur accueil. Le plan centré y fut appliqué suivant différents types : carré à la chapelle des reliques de la cathédrale de Sigüenza, dodécagonal à la sacristie de la cathédrale de Séville, en croix grecque à l'église de l'Escorial. A la cathédrale de Grenade et à l'église d'Ubeda, la croix latine fut associée à un grandiose sanctuaire en rotonde, et elle reçut une coupole sur la croisée dans les églises des hôpitaux du Saint-Sang à Séville et Saint-Jean-Baptiste à Tolède.

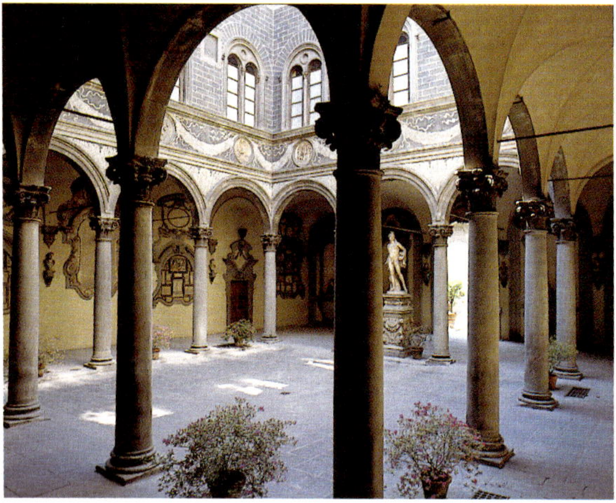

Le palais Médicis (à gauche) fixe dès le milieu du XVe siècle le type du palais florentin à cour carrée bordée d'une galerie en arcades sur colonnes. Antonio da Sangallo au palais Farnèse de Rome (ci-dessus) l'interprète dans le style antique : les arcades ne reposent plus sur des colonnes, mais sur des piliers dans lesquels sont engagées les colonnes du premier ordre.

Le palais italien

Le type essentiel de l'architecture civile en Italie était le palais, résidence urbaine, car la noblesse et la riche bourgeoisie y habitaient en ville, alors qu'au nord des Alpes les seigneurs vivaient sur leurs terres dans des châteaux. Le palais italien était traditionnellement un bloc fermé sur une cour intérieure, de plan carré ou quadrangulaire, d'apparence massive à l'extérieur, mais largement ouvert de loggias sur la cour. Le type resta en vigueur mais connut une régularisation notable dans le plan et une transformation encore plus sensible dans les élévations par l'emploi des ordres. Le palais florentin

resta austère à l'extérieur, par l'usage extensif du bossage, car le modèle de façade à pilastres superposés proposé par Alberti au palais Rucellai ne fut suivi qu'au palais Piccolomini de Pienza ; mais du côté de la cour, quoique les arcades du rez-de-chaussée soient restées ordinairement portées par des colonnes pendant tout le XVe siècle, les étages furent traités bientôt dans le nouveau langage à l'antique : on trouve un premier étage à pilastres dans la cour du palais d'Urbino, un dernier étage en loggia architravée aux palais Médicis et Strozzi. C'est à Rome que le style à l'antique fut exactement reproduit, d'abord dans la cour du palais dit de Venise, qui resta longtemps un *unicum*, puis par Bramante au palais du Vatican sur la future cour Saint-Damase, avant de devenir un modèle idéal dans celle du palais Farnèse. La façade à pilastres superposés réapparut à Rome à la fin du

Au palais Caprini de Rome (1501, ci-dessous), Bramante avait proposé une nouvelle formule de façade : un rez-de-chaussée d'appareil rustique abritant des boutiques à entresol sur le modèle antique, et un étage noble doté d'un ordre de colonnes doriques jumelées. Raphaël reprit ce type d'élévation au palais Vidoni-Caffarelli, et Palladio s'en inspira dans ses palais de Vicence.

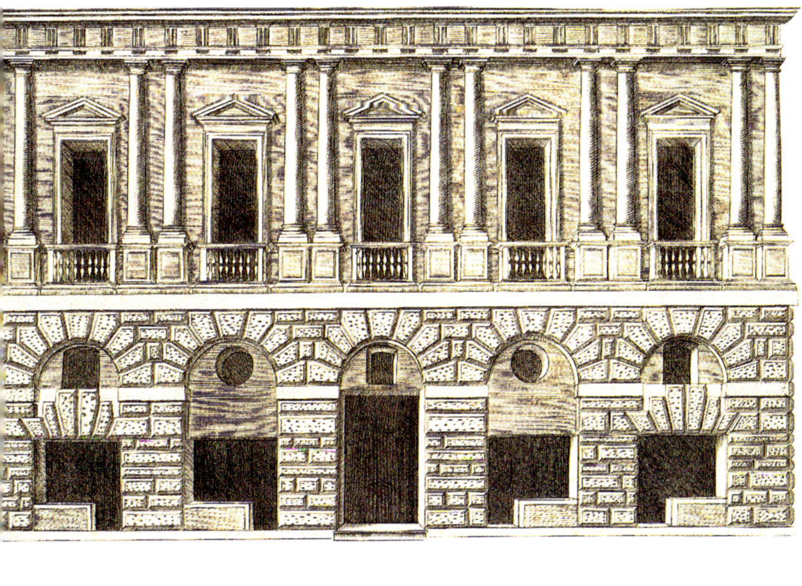

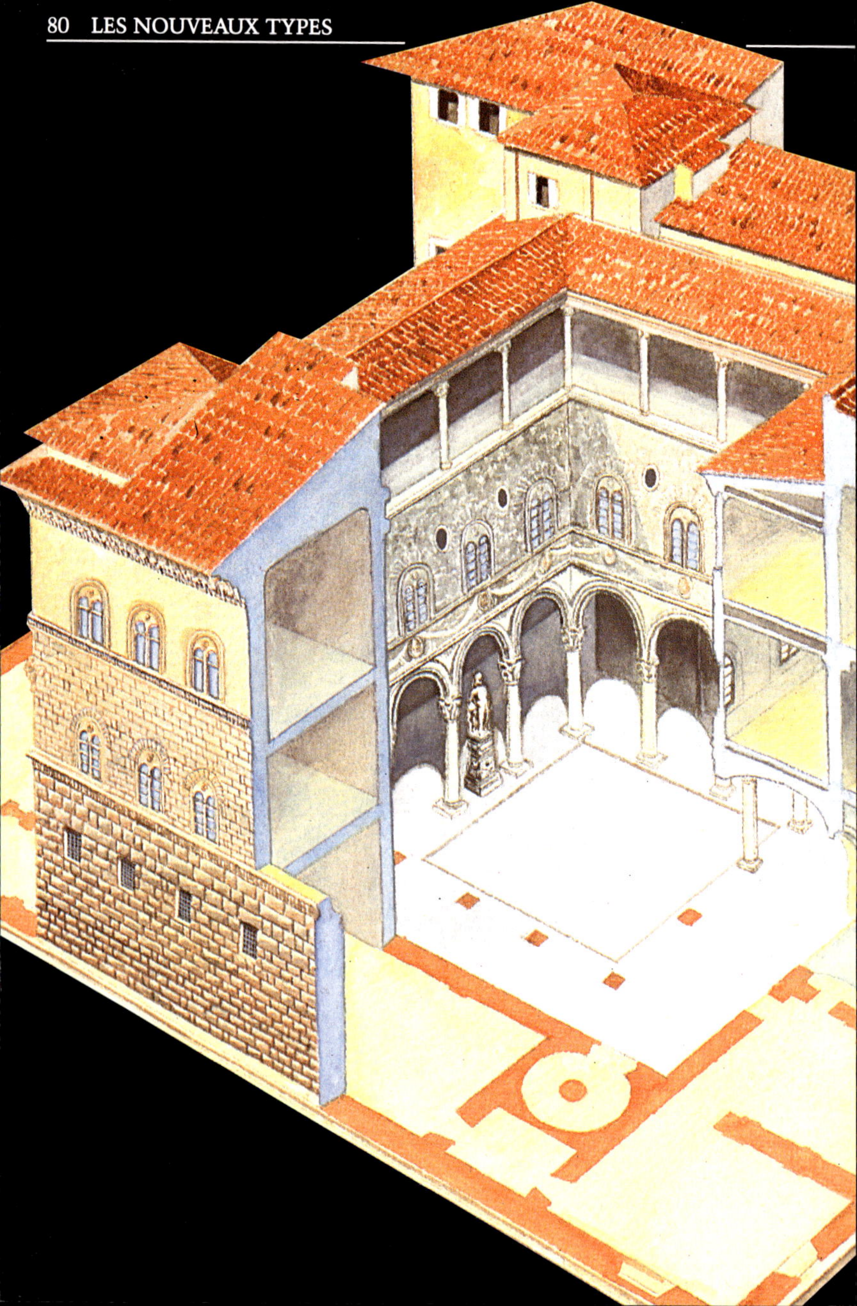

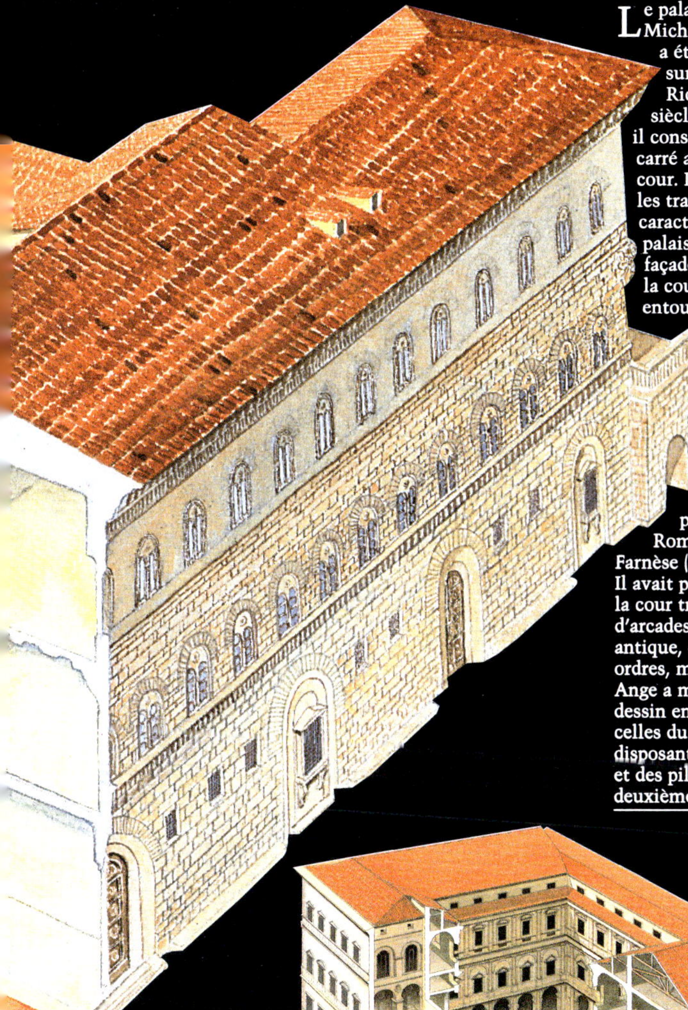

Le palais Médicis de Michelozzo (1444) a été prolongé sur la rue par les Riccardi au XVIIe siècle. A l'origine, il constituait un bloc carré autour de sa cour. Il présente les traits caractéristiques du palais florentin, les façades de bossages, la cour carrée entourée de galeries (ci-contre).

Antonio da Sangallo, florentin de naissance et de formation, en a transféré en 1513 le principe à Rome au palais Farnèse (ci-dessous). Il avait prévu dans la cour trois étages d'arcades dans le style antique, dotés de leurs ordres, mais Michel-Ange a modifié son dessin en bouchant celles du premier et en disposant des fenêtres et des pilastres au deuxième.

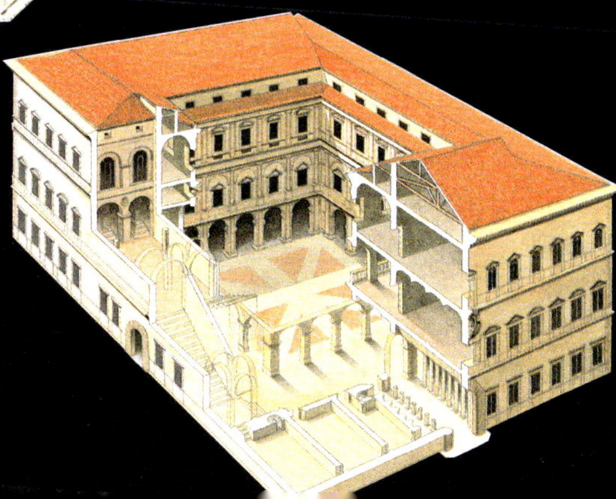

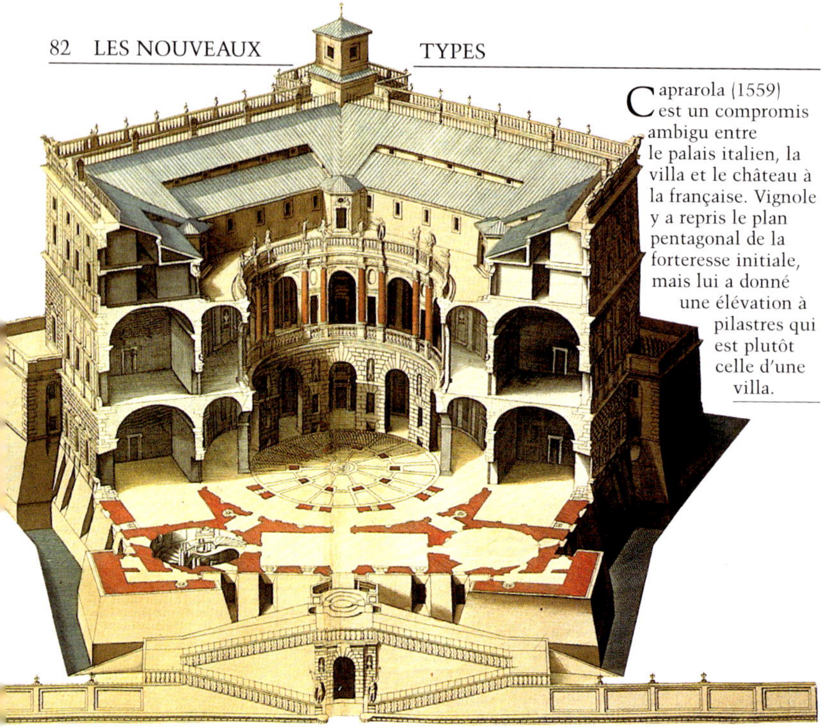

Caprarola (1559) c'est un compromis ambigu entre le palais italien, la villa et le château à la française. Vignole y a repris le plan pentagonal de la forteresse initiale, mais lui a donné une élévation à pilastres qui est plutôt celle d'une villa.

XVe siècle au palais de la Chancellerie, mais elle allait vite être remplacée par la façade à un seul ordre sur rez-de-chaussée de bossage rustique introduite par Bramante, qui se répandit bientôt partout.

La distribution intérieure, naturellement, était désormais opérée suivant une partition orthogonale. Un nouveau type d'escalier, à rampes droites, parallèles et séparées par un mur d'échiffre, remplaça la vis qui avait été de règle au Moyen Age. Celle-ci ne survécut que dans des cas exceptionnels : Laurana au palais ducal d'Urbino, Bramante au Belvédère du Vatican l'adoptaient seulement parce qu'il leur fallait bâtir une rampe qu'on pût gravir à cheval suivant l'usage médiéval; à Caprarola, c'était sa position dans une tour d'angle qui l'imposait presque à Vignole ; mais c'est par goût pour cette forme que Palladio réalisa au couvent de la Carità de Venise une vis ovale.

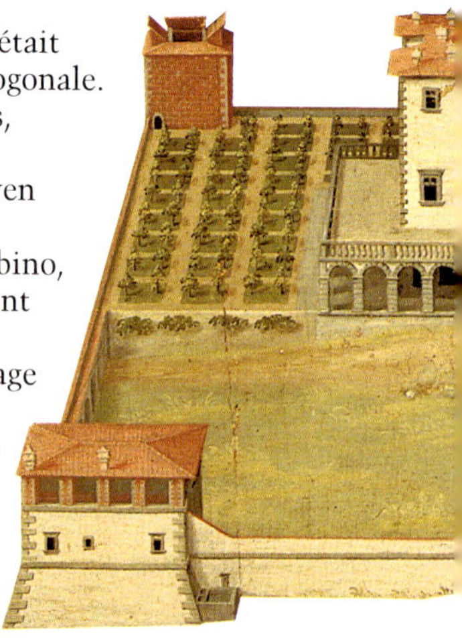

La villa

L'Italie de la Renaissance inventa en outre un nouveau type de résidence, la villa, qui répondait à un désir d'installation à la campagne. Les premières connues, celles de Côme l'Ancien de Médicis, Cafaggiolo et Careggi, aménagées par Michelozzo, n'étaient guère que des petits *castelli*, des manoirs aux allures de maison forte. Mais bientôt la fascination exercée par le plan centré amena les architectes à en essayer l'application dans ce domaine. Pour Laurent le Magnifique, Giuliano da Sangallo conçut une villa carrée de plan quasi centré, Poggio a Caiano, et Giuliano da Maiano pour le roi de Naples adopta un plan à cour quadrangulaire cantonnée par quatre pavillons à Poggio Reale : elle devait faire l'admiration de Charles VIII et de la noblesse française, qui occupèrent la ville en 1495. La villa évolua ensuite dans le sens d'une adaptation délibérée au site par le choix d'une position en belvédère et d'une élévation à loggias panoramiques. Les réalisations les plus intéressantes se firent alors en Vénétie, avec la villa des évêques de Padoue à Luvigliano, par Falconetto, et la villa Garzoni à Ponte Casale, par Sansovino, qui mêlent la tradition du palais vénitien – largement ouvert sur l'extérieur – au style à l'antique.

Poggio a Caiano (vers 1480), élevée par Giuliano da Sangallo, est le premier exemple de villa florentine de plan massé, quasi symétrique, qui tend au plan centré. La peinture de Giusto Utens (au centre) montre l'escalier de façade original, qui a été refait sur le modèle de celui de Pratolino (page 65). Selon Vasari, Laurent le Magnifique avait demandé à Sangallo d'établir « le modèle de ce qu'il avait lui-même dans l'esprit », et l'architecte le fit « si conforme au goût de Laurent » qu'il fut chargé de la construction.

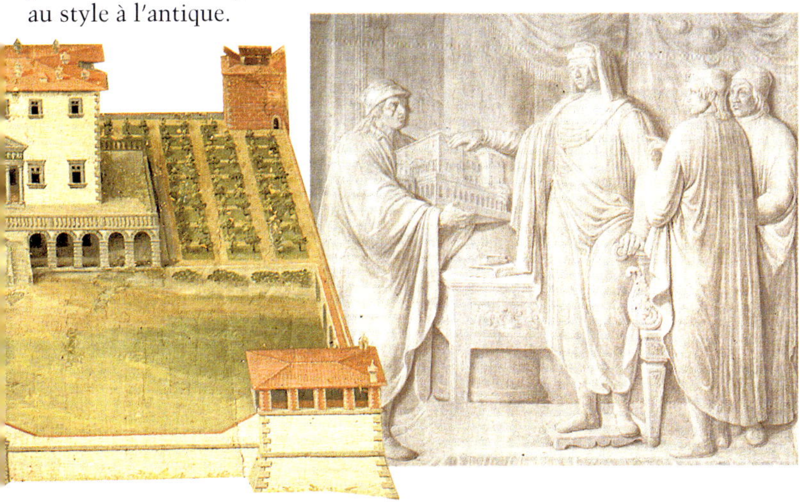

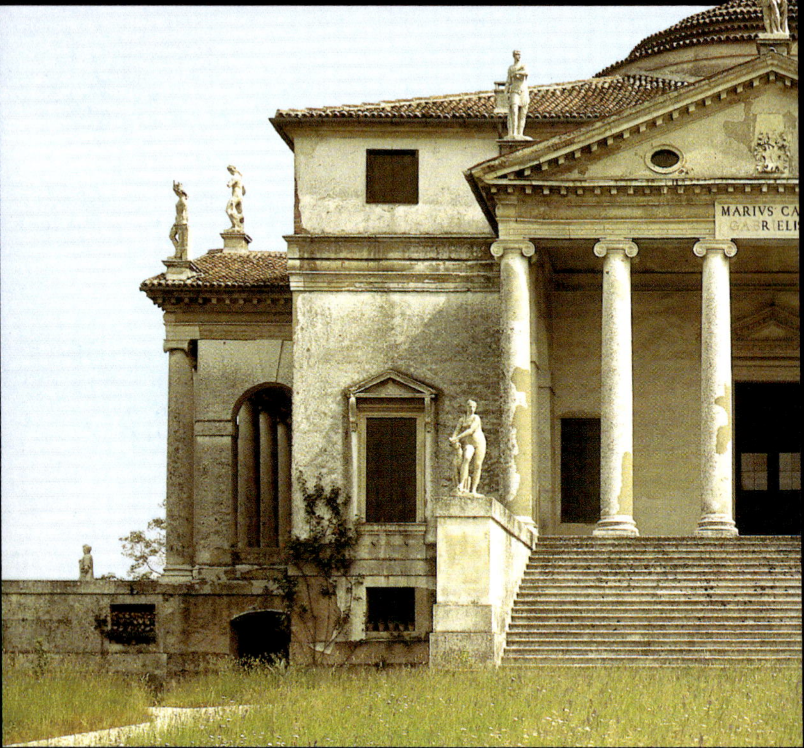
MARIVS CA

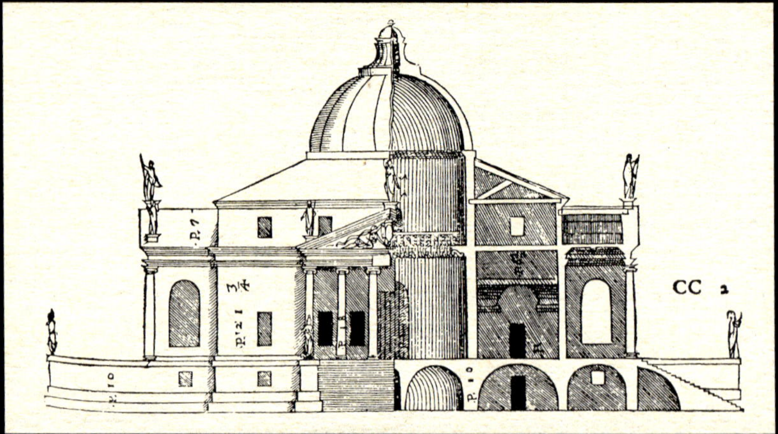
CC 2

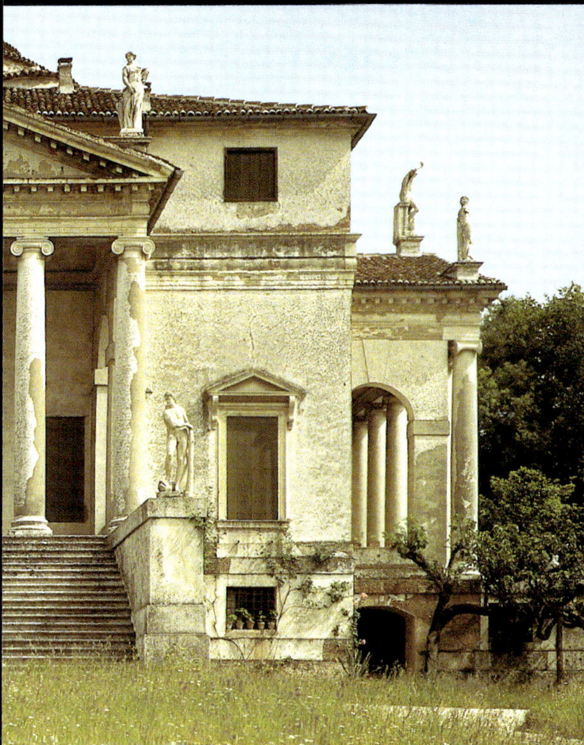

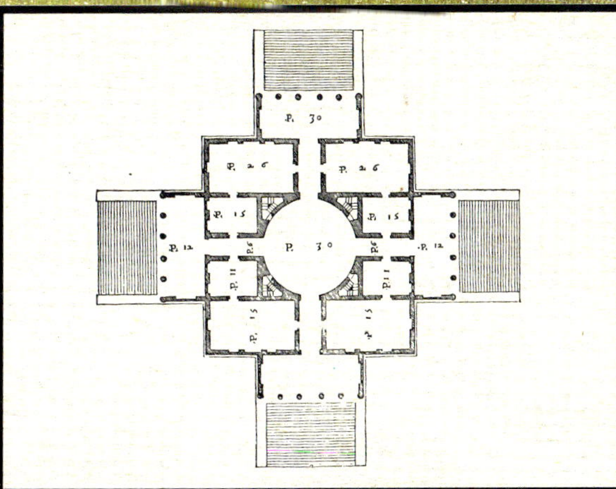

Villas palladiennes

Les villas de Palladio sont un des symboles de la Renaissance. La *Rotonda* de Vicence est la plus célèbre car la plus parfaite : un carré doté d'un portique à l'antique sur chaque face ; une distribution centrée sur un salon en rotonde « à l'italienne », c'est-à-dire occupant deux étages en hauteur. Le seul inconvénient de la formule est la difficulté d'éclairer ce salon central, qui ne peut recevoir la lumière que de la coupole. La villa Barbaro de Maser (page suivante) est presque aussi célèbre, mais elle le doit moins à la qualité de son architecture qu'à sa parfaite conservation dans un site intact et à la qualité de son décor : derrière la maison, un nymphée aux niches garnies de statues d'Alessandro Vittoria ; à l'intérieur, des fresques de Véronèse avec des trompe-l'œil séduisants.

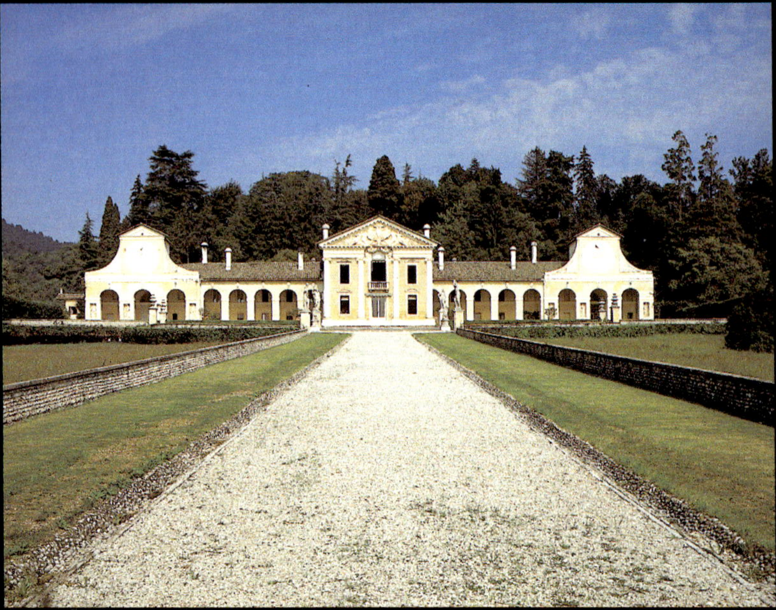

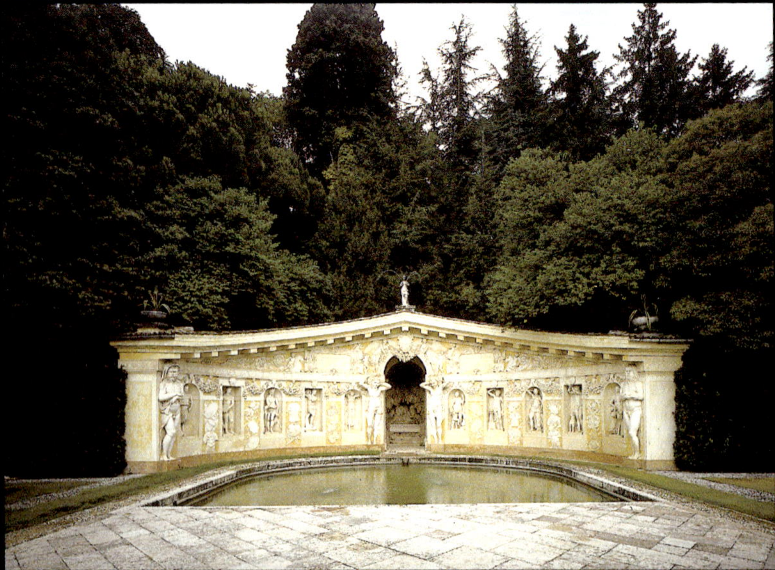

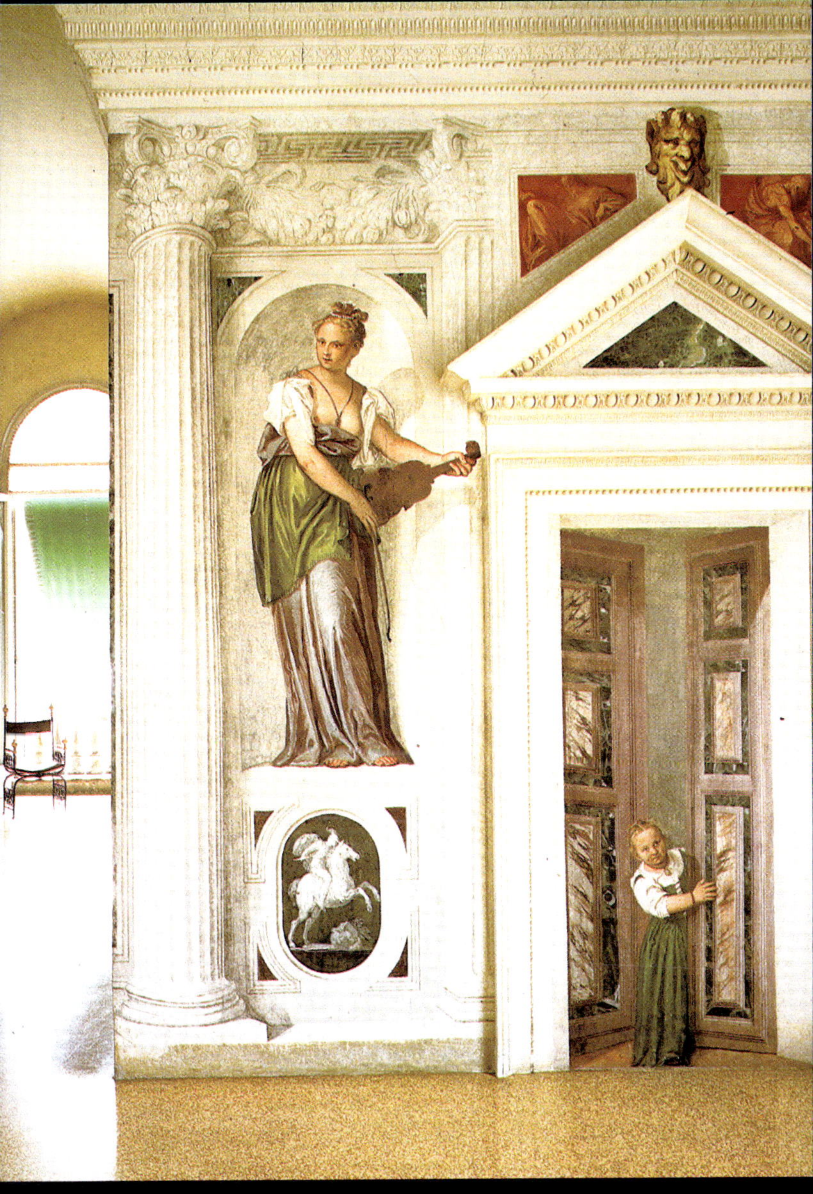

Son développement en Toscane et autour de Rome devait porter davantage sur l'aménagement des jardins que sur l'architecture de la maison. En revanche, en Vénétie, où l'installation de la noblesse vénitienne sur la « Terre ferme » amenait la multiplication de ces maisons de campagne, Palladio allait renouveler le genre par un compromis habile entre l'inspiration antique et le caractère rustique. La *Rotonda* de Vicence est la plus célèbre de ses

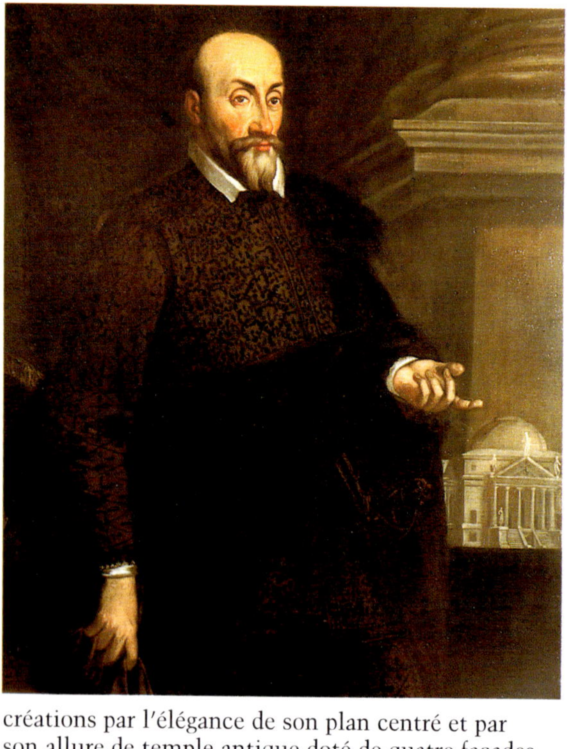

créations par l'élégance de son plan centré et par son allure de temple antique doté de quatre façades à portique colossal, mais elle est un cas unique. Le type le plus répandu est moins ambitieux : une maison de maître d'une architecture simple, dominée en façade par un pronaos à l'antique, encadrée de communs en arcades encore plus simples ; ceux-ci peuvent être disposés sur le même plan, comme à

Palladio (1508-1580) s'illustre d'abord dans l'architecture civile à Vicence, puis à Venise au service de l'Eglise, et il dota la Vénétie de nombreuses villas. Dans ce portrait par Orazio Flacco (ci-contre), il désigne le modèle du *tempietto* de Maser, sa dernière œuvre (1580).

“Dès mon jeune âge, une inclination naturelle me porta à l'étude de l'architecture, et parce qu'à mon jugement les anciens Romains excellèrent en beaucoup de choses, j'estimai qu'en l'art de bâtir également ils avaient dépassé tous ceux qui les ont suivis. C'est pourquoi je pris Vitruve pour maître et pour guide, le seul des Anciens dont les écrits nous soient demeurés sur cette matière, et me mis à rechercher et à observer avec curiosité les reliques de tous ces vieux édifices, qui [...] nous restent encore.”

Palladio, *Architecture*, 1570

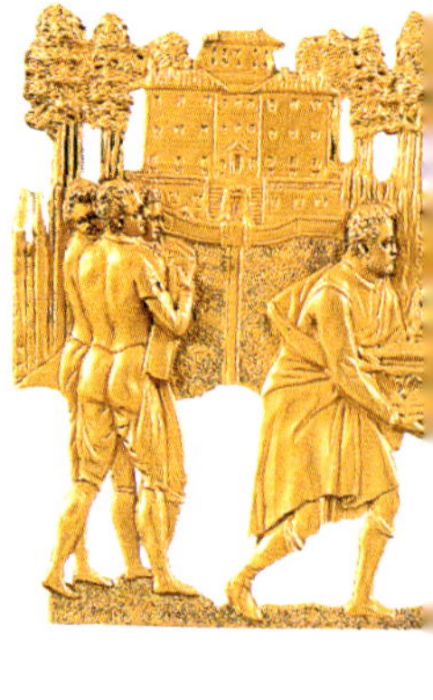

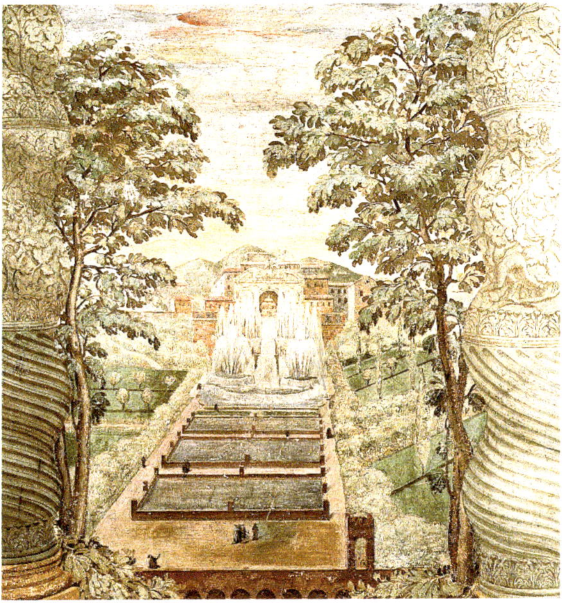

Une fresque de la villa d'Este à Tivoli par Girolamo Muziano montre la villa dans son cadre de jardins et de fontaines. Aménagée par Pirro Ligorio pour le cardinal Hippolyte d'Este à partir de 1550, la villa fut la première à accorder aux jardins une importance primordiale, et c'est à eux et non à son architecture qu'elle a toujours dû sa réputation.

Maser ou Fanzolo, mais plus souvent en retour d'équerre, ou encore dessiner deux bras concaves, comme à la villa Badoer de Fratta Polesine, pour encadrer une cour d'entrée.

Le jardin

La villa impliquait naturellement un nouveau rapport de la résidence avec le site, elle entraîna donc un développement décisif du jardin. Celui-ci était d'abord, dans la tradition médiévale, un ensemble de clos juxtaposés, disposés sur un axe et communiquant par d'étroites portes. Il s'enrichit toutefois bientôt par l'installation de fontaines dominées par des sculptures, comme dans la villa Médicis de Castello, et de pièces d'eau. Le Poggio Reale du roi de Naples, avec sa vue sur la baie, ses plantations d'agrumes et ses bassins, a laissé la réputation d'une merveille dans le genre, et ce sont sans doute ses jardins plus que l'architecture

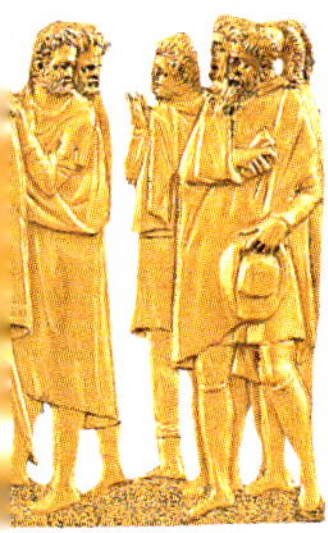

Sur un relief d'or provenant du *studiolo* du grand-duc François Ier de Toscane (1585, à gauche), Jean Bologne s'est figuré en train de lui présenter le modèle d'une fontaine destinée à sa villa de Pratolino, qu'on voit à l'arrière-plan à gauche.

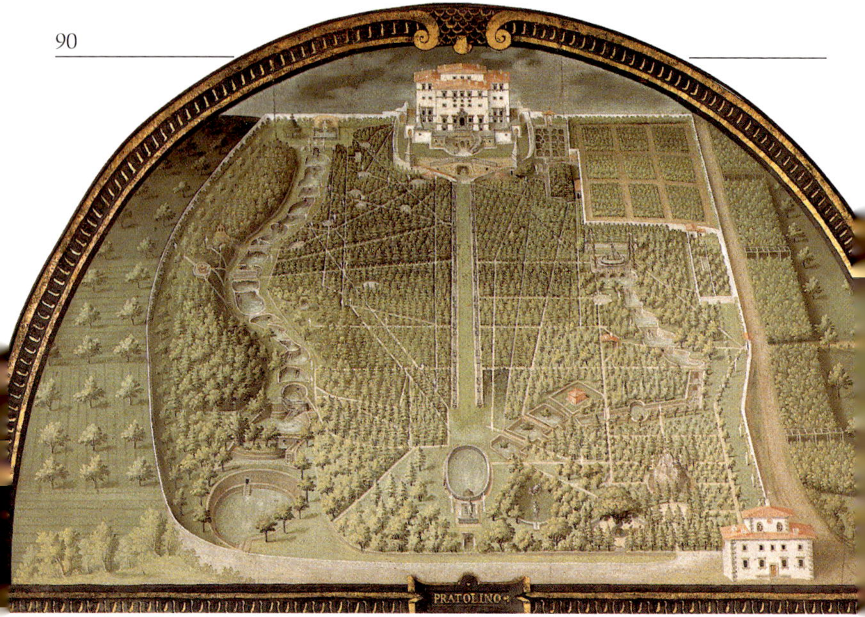

de la villa proprement dite qui enchantèrent les Français de Charles VIII. Rome enrichit le type par l'exposition de statues antiques, qui devint vite de règle, et en multipliant les perspectives, les niveaux et les jeux d'eau, comme y invitaient les ressources naturelles de ses collines. La villa d'Este à Tivoli est sans doute le témoin le mieux conservé de ces effets. On vit même apparaître dans la seconde moitié du XVIe siècle, à la villa Lante de Bagnaia, puis à Caprarola, des *rivières* qui annonçaient un des thèmes essentiels du jardin baroque. La structure compartimentée toutefois restait de règle, et elle devait seulement être remise en cause dans le Pratolino de François Ier de Médicis, dont la composition pittoresque sur une colline semée de fabriques ou de grottes constitua une révolution qui devait influencer de façon décisive toutes les réalisations du XVIIe siècle.

Mais c'est le jardin italien traditionnel, fait de carrés juxtaposés, qui devait être imité dans les demeures de la Renaissance hors d'Italie, comme en témoignent encore les relevés publiés en France par Androuet du Cerceau.

La villa Lante de Bagnaia, non loin de Viterbe, doit aussi sa réputation et sa beauté à ses jardins, au point qu'ils ont même été reproduits dans une fresque (ci-dessous) qui décore l'un de ses deux pavillons.

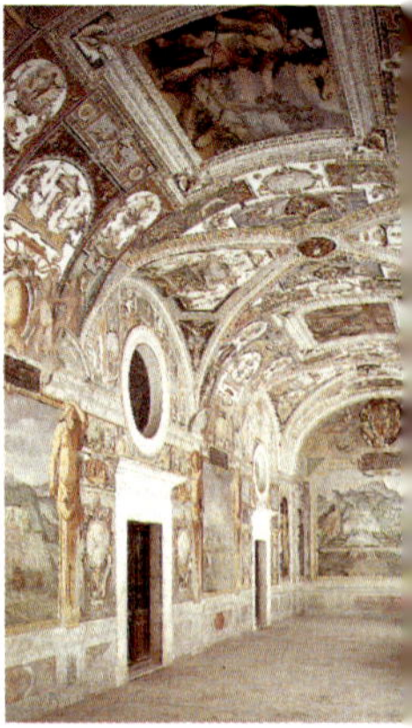

Le palais espagnol

Le palais italien ne pouvait avoir d'influence qu'en un pays méditerranéen comme l'Espagne. Celle-ci l'adapta aisément à sa propre tradition en appliquant les ordres classiques aux *patios* de ses palais, comme au palais Miranda de Burgos ou au collège des Irlandais de Salamanque, parfois même à leurs façades, comme au palais Vasquez de Molina à Ubeda. On trouve même à La Calahorra une cour intérieure fabriquée entièrement à Gênes dans le style caractéristique de la fin du XVe siècle et montée sur place par des ouvriers génois, et plus tard, au palais Santa Cruz à El Viso del Marqués, un véritable pastiche de palais classique italien sur le type Farnèse, élevé d'ailleurs par un Bergamasque émigré.

Pratolino, la villa réalisée par Buontalenti pour le grand-duc de Toscane François Ier, était la plus originale des villas de la Renaissance par le décor de ses jardins (à gauche, en haut). La longue perspective d'axe, les bosquets agrémentés de fontaines et de statues, les cascades pittoresques préfiguraient déjà les traits caractéristiques des jardins français du Grand Siècle, pour lesquels Pratolino constituait d'ailleurs un modèle avoué.

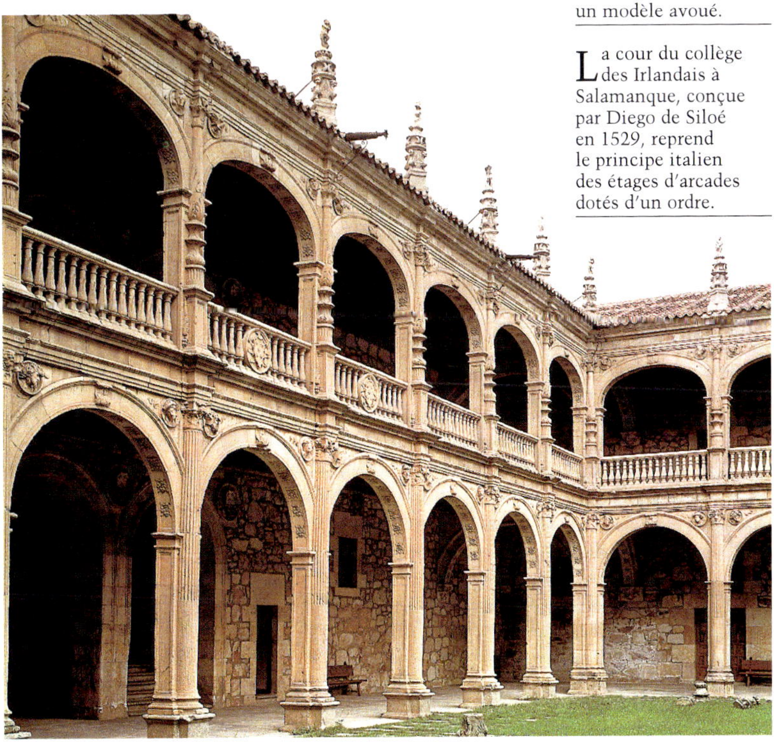

La cour du collège des Irlandais à Salamanque, conçue par Diego de Siloé en 1529, reprend le principe italien des étages d'arcades dotés d'un ordre.

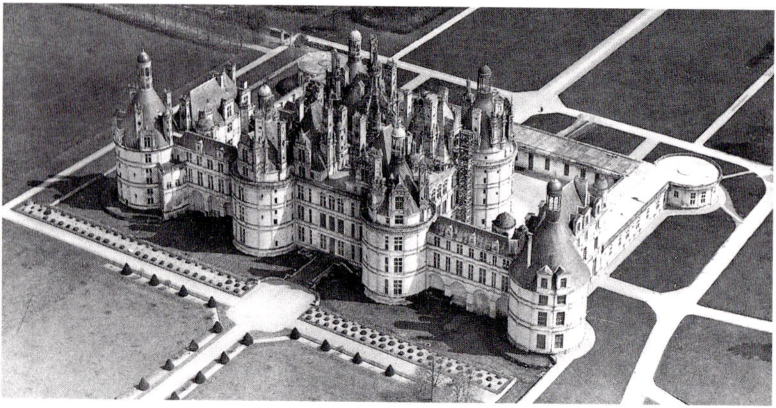

Le château français

En France et dans les autres pays du Nord, le modèle italien n'était adapté ni aux traditions locales ni au climat et il resta sans effet sur l'architecture urbaine, si l'on excepte l'Hôtel de Ville de Paris conçu par Dominique de Cortone et le Louvre de Lescot, deux édifices commandés par François Ier et exceptionnels par vocation. L'hôtel français resta une résidence discontinue, constituée d'un logis élevé en fond de cour, décoré d'un ordre dans les meilleurs cas, doté ordinairement d'ailes plus modestes. C'est dans les châteaux qu'on perçoit l'influence de l'Italie. La mode du plan centré qui s'était manifestée dans les villas se fit sentir en France dès le début du règne de François Ier avec le premier projet de Chambord, conçu peut-être par Dominique de Cortone et sous l'influence de Léonard de Vinci, puis dans sa construction définitive, et encore dans des petits châteaux de plan carré comme La Muette de Saint-Germain-en-Laye ou le Challeau de la duchesse d'Etampes, qui restent connus par les gravures

Le premier projet de Chambord (1519) prévoyait seulement le château carré, divisé à l'intérieur par quatre vestibules en croix grecque, qui fut ensuite intégré dans une vaste enceinte rectangulaire (ci-dessus). Son plan centré à partition symétrique se ressentait des recherches menées en Toscane sur le thème de la villa.

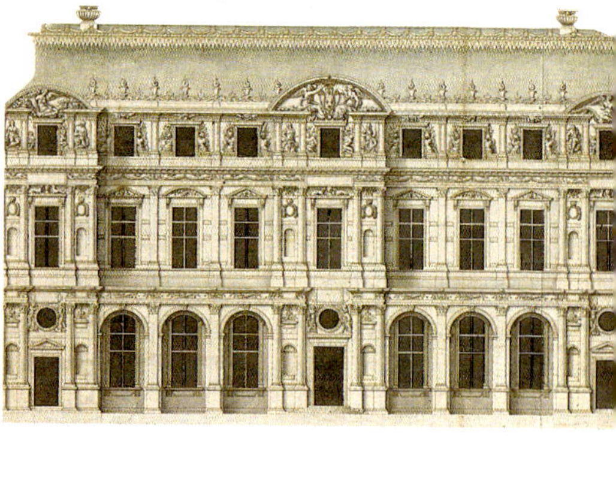

d'Androuet du Cerceau. Toutefois ce plan ne permettait guère le développement nécessaire à une grande maison royale, à moins d'adaptations qui en altéraient le principe et diminuaient l'effet, comme l'avait montré Chambord, enclavé finalement dans un vaste rectangle, ou encore le château du bois de Boulogne dit Madrid, constitué de deux corps centrés réunis par une salle commune. La structure linéaire resta prédominante, disposée autour d'une cour quadrangulaire fermée dans les cas les plus réguliers, comme Ecouen ou Ancy-le-Franc, mais le plus souvent ouverte sur le quatrième côté suivant le plan dit en *pi*, qui est le plus répandu. Les façades reçurent le plus souvent une ordonnance de pilastres, parfois même de colonnes sous le règne d'Henri II, et l'escalier droit devint le type usuel.

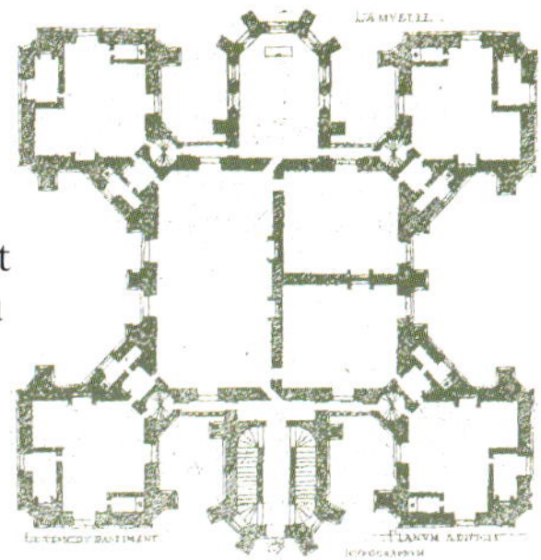

Le rendez-vous de chasse de La Muette (en plan, ci-dessus), élevé en forêt de Saint-Germain en 1542, dut à sa vocation modeste de pouvoir encore être conçu sur le principe du plan centré cher aux Italiens, mais ce fut le dernier cas en France. Le Louvre reconstruit par Lescot à partir de 1546 (à gauche, en bas) ne répond à aucune recherche dans le plan. Sa qualité tient tout entière à la façade richement ornée où, suivant la mode française, la travée médiane est mise en valeur par un avant-corps de colonnes superposées.

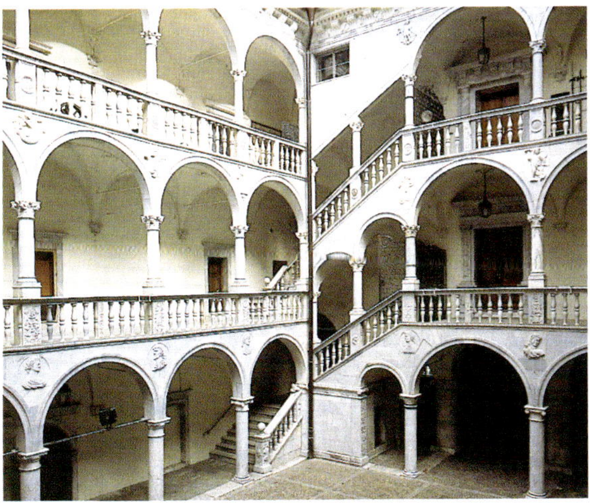

Le château de Spittal sur la Drave (ci-contre), en Carinthie, réalisé par des Italiens à partir de 1539, reprend le thème italien de la cour à loggias superposées, mais la présence d'un escalier dans un angle bouleverse comme en France le rythme et le niveau des ouvertures.

Le château germanique

Dans l'Empire, l'influence des idées nouvelles fut plus réduite, à moins qu'elles ne fussent appliquées par des architectes italiens émigrés : ainsi au château de Spittal an der Drau en Autriche, à Juliers dans le palais qu'un architecte bolonais, Pasqualini, avait bâti dans la citadelle (détruit pendant la Seconde Guerre mondiale), en Bavière, à Landshut (à la Résidence et au château Trausnitz) et dans les bâtiments construits par Frédéric Sustris à la Résidence de Munich. Dans beaucoup de châteaux, il semble que le style de la Renaissance soit venu seulement par l'intermédiaire de la France, et on y appliqua souvent le vocabulaire nouveau dans un esprit décoratif, sans grand souci de composition ni de proportion, comme à Heidelberg.

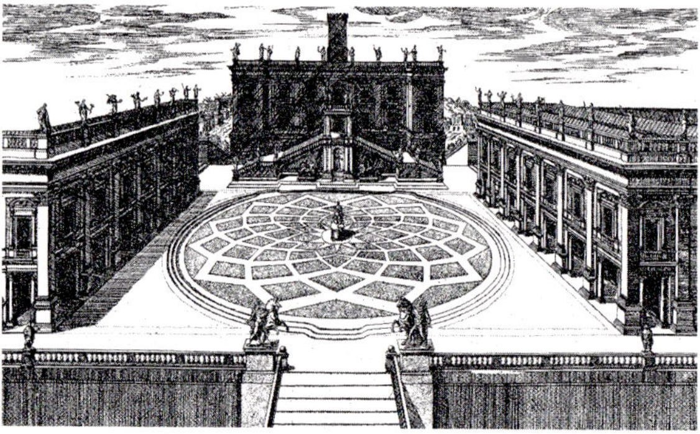

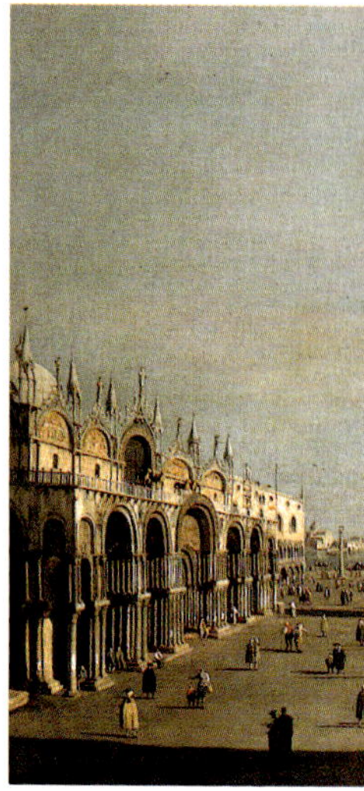

Michel-Ange a donné vers 1540 le projet de réaménagement de la place du Capitole (ci-contre), qui lui doit ses traits les plus originaux : le tracé ovale de l'emmarchement qui définit l'aire de la statue, l'implantation en trapèze des palais latéraux, qui corrige le rétrécissement naturel de la perspective, leurs galeries architravées qui remplacent les arcades traditionnelles et leur ordre de pilastres colossaux.

La place publique

L'Italie de la Renaissance devait encore inventer un nouveau programme d'architecture, la place publique ordonnée. Celle-ci resta un cas très exceptionnel, mais devait connaître par la suite un développement important. Le premier exemple en fut donné à la fin du XVe siècle à Vigevano, auprès d'une résidence du duc de Milan : un long rectangle dominé sur un petit côté par la cathédrale et bordé de façades à portique uniformes dont le décor architectural était peint. La place Saint-Marc à Venise, qui n'était à l'origine qu'une vaste esplanade s'étendant au devant de la basilique, se rapprocha progressivement de ce modèle avec la construction de longues façades uniformes au devant des résidences des Procureurs de Saint-Marc, mais elle n'atteignit jamais à la symétrie parfaite puisque les Procuraties Neuves, tout en reprenant le principe des galeries continues, se distinguent des Vieilles par l'emploi des ordres classiques superposés,

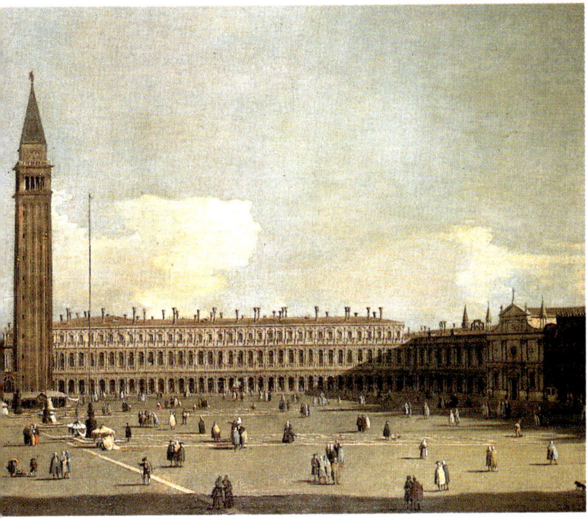

Ce tableau de Canaletto montre dans toute sa longueur la place Saint-Marc avant les transformations napoléoniennes (ci-contre) ; les Procuraties Neuves se prolongent à droite jusqu'à la façade de l'église San Geminiano, de Sansovino. Pour situer la cérémonie par laquelle le doge recevait d'un pêcheur l'anneau symbolique de ses noces avec l'Adriatique, Paris Bordone a peint des bâtiments à loggias superposées qui évoquent les Procuraties de la place Saint-Marc (ci-dessous).

et que le petit côté opposé à la basilique, avant la reconstruction napoléonienne, présentait une autre église, San Geminiano. Quant à la place du Capitole de Rome redessinée par Michel-Ange, elle constitue une création originale et unique dans l'histoire par la distinction faite entre la place proprement dite, ovale, et les bâtiments en trapèze qui l'encadrent sur trois côtés sans l'enfermer, par son ouverture sur le quatrième côté, enfin par le fait que seuls les deux palais latéraux sont symétriques. L'idée de place publique à ordonnance uniforme devait pourtant faire son chemin, atteindre dès la fin du XVIe siècle la Pologne avec la création de Zamosc, en Italie gagner Livourne, puis au début du XVIIe siècle Turin, Paris (place des Vosges et place Dauphine) et même Londres en 1630 (Covent Garden). La Renaissance, après avoir rénové les demeures individuelles, avait lancé une idée qui allait peu à peu transformer le visage collectif des villes.

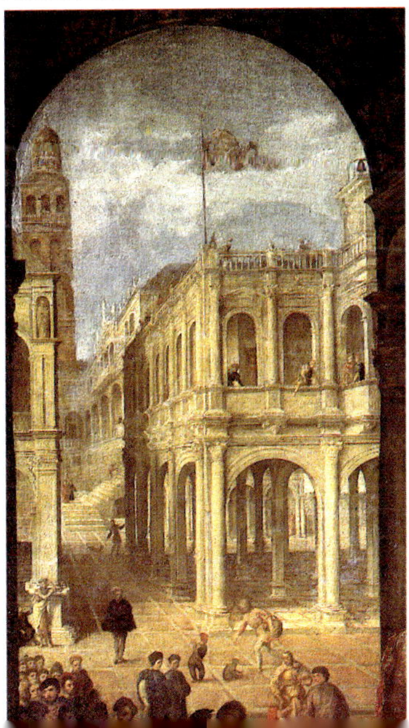

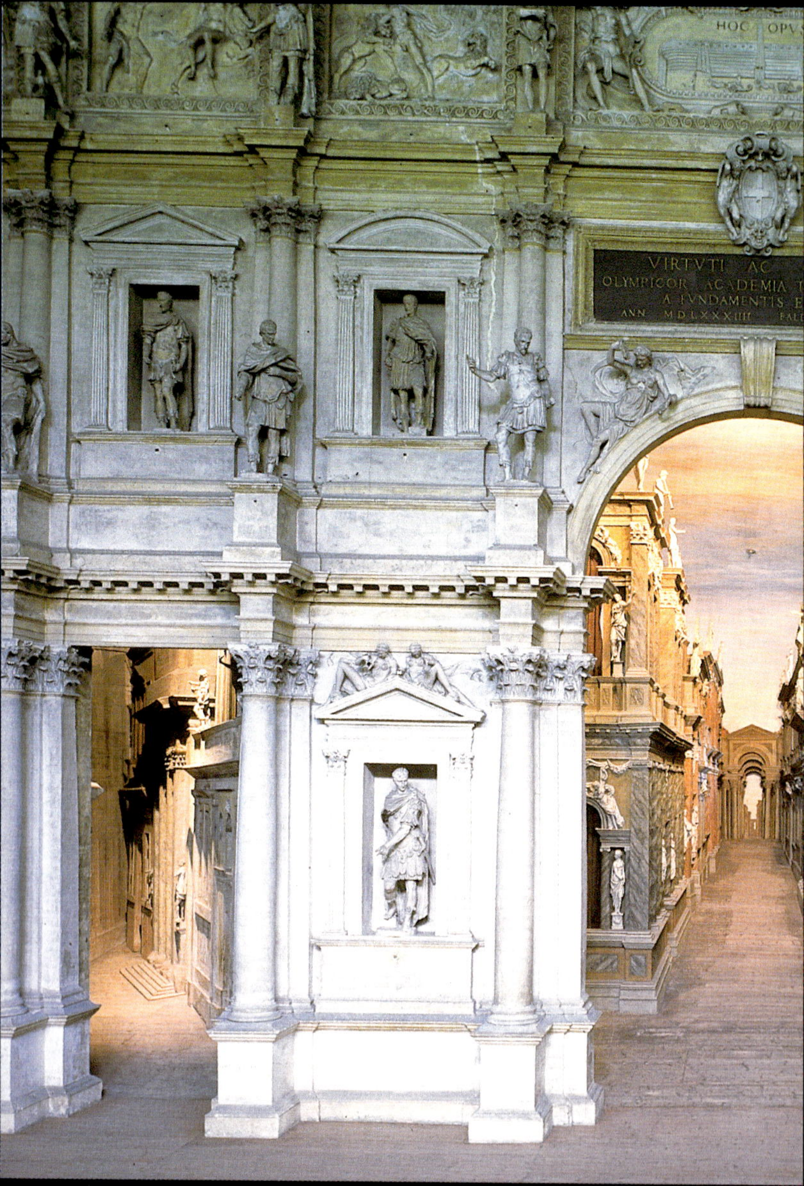
HOC OPVS
VIRTVTI AC
OLYMPICOR ACADEMIA
A FVNDAMENTIS
ANN MDLXXXIIII

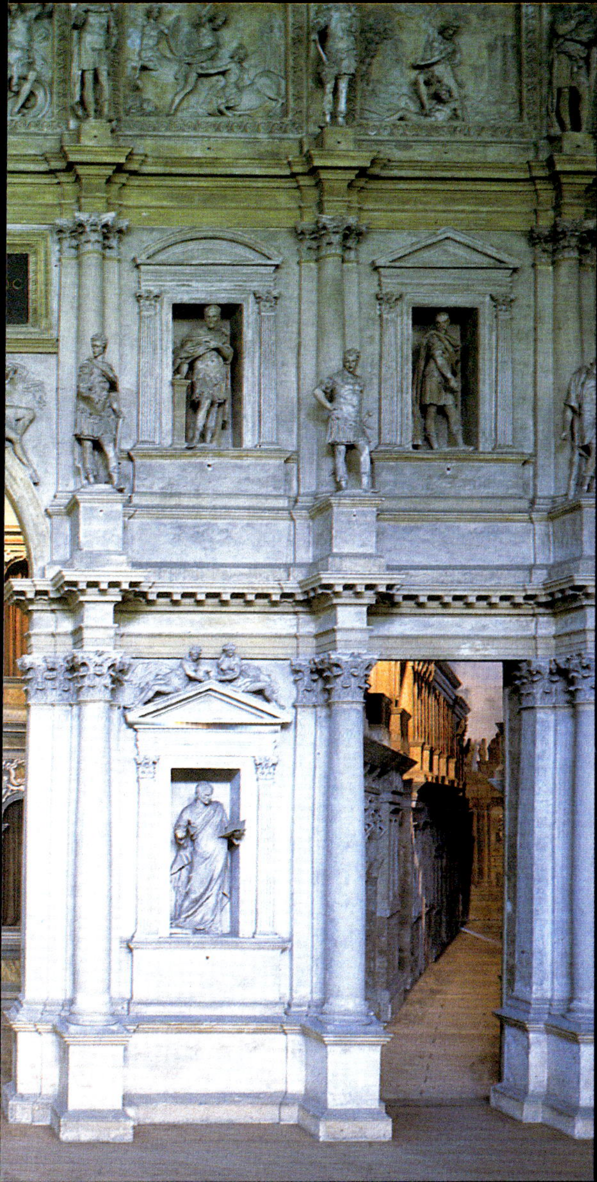

Le théâtre de Vicence (1580), qui fut commandé à Palladio par l'Académie Olympique – d'où son nom de Teatro Olimpico –, reprend le principe antique des gradins en demi-cercle couronnés par une colonnade et d'un front de scène monumental à ordres superposés. Mais par ses trois ouvertures, l'architecte s'est plu à montrer en perspective les rues d'une ville idéale aux bâtiments parfaitement réguliers. Ce décor était censé représenter les rues de Thèbes, car le théâtre fut inauguré en 1585 avec une représentation de l'*Œdipe roi* de Sophocle.

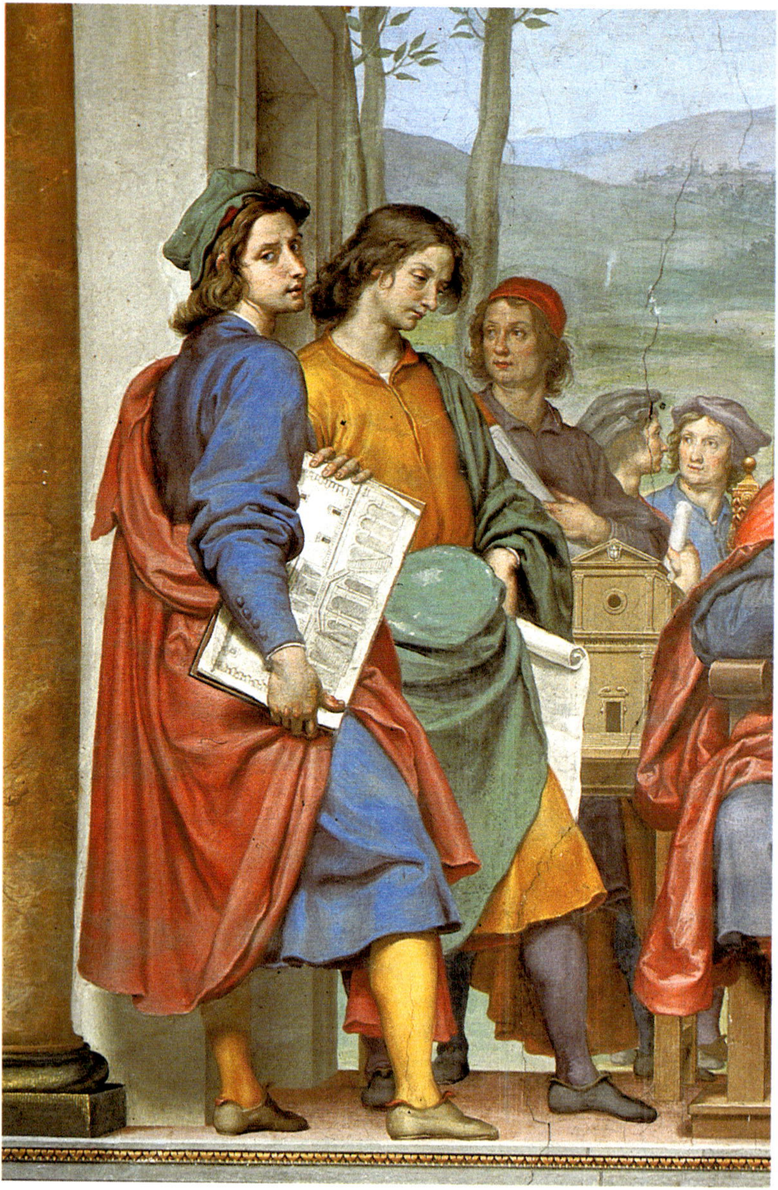

Un art savant suppose une culture, et des écrits pour la transmettre. L'Antiquité n'avait laissé qu'un traité d'architecture, celui de Vitruve. On l'étudia, on l'édita, on le traduisit en le commentant et en l'illustrant, et on eut aussi l'ambition de le remplacer. Les architectes de la Renaissance, dans tous les pays, multiplièrent les traités, et l'imprimerie en assura la diffusion.

CHAPITRE V
UNE NOUVELLE DISCIPLINE

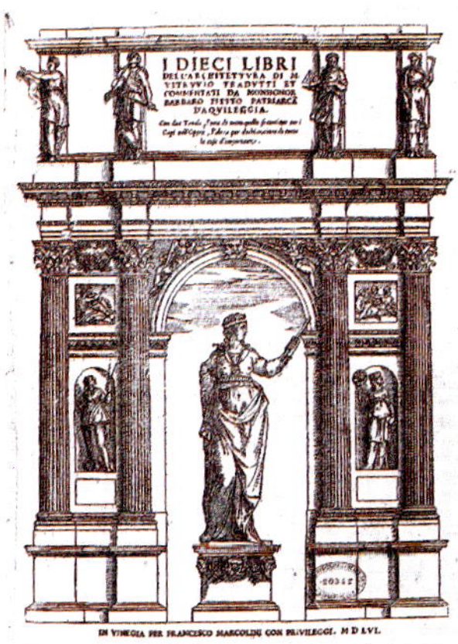

Le frontispice de l'édition de Vitruve par Daniele Barbaro (Venise, 1556) se présente comme un arc de triomphe où le titre prend la place de l'inscription de dédicace dans l'attique.

Avec les nouvelles conceptions de la Renaissance, l'architecture n'était plus seulement un corps de connaissances pratiques, elle devenait une science, elle requérait la maîtrise de disciplines multiples : le dessin et la perspective d'abord, mais aussi la géométrie, un minimum de mathématiques, et les fondements du langage spécifique, les ordres antiques, la modénature. L'architecte, conscient de ses responsabilités et soucieux de son art, revendiquait aussi une réflexion fondamentale sur le programme et sur le parti, dans laquelle il devait précéder son client pour l'éclairer, ce qui l'amenait à envisager aussi des problèmes plus généraux – adaptation au site, salubrité, urbanisme, économie, organisation du paysage –, ou bien encore techniques – adduction d'eau, nivellement, distribution entre autres. Pour s'informer dans tous ces domaines, il avait besoin de livres.

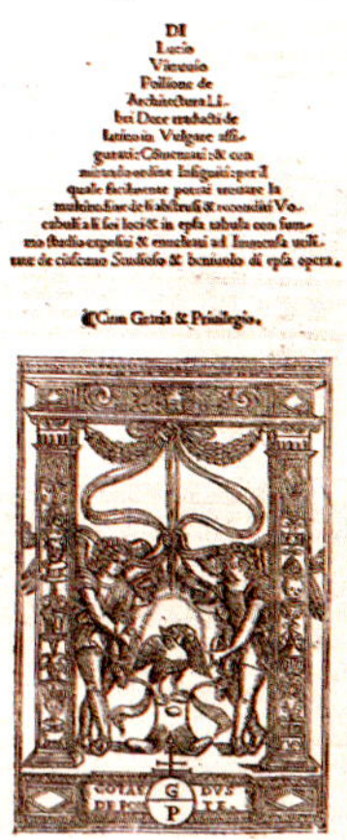

Les éditions de Vitruve

Le premier auquel il recourut fut le traité de Vitruve. Il y avait un peu de naïveté à croire qu'un ouvrage rédigé au siècle d'Auguste pût être encore d'actualité, elle est significative de la foi avec laquelle était accueilli et même recherché tout ce qui venait de l'Antiquité. Vitruve eut donc les honneurs de l'imprimerie à Rome dès 1486, et d'autres éditions suivirent à Florence et à Venise entre 1495 et 1497. Le texte cependant présentait d'autres inconvénients que son inactualité : il était écrit dans une langue difficile, un latin semé de termes spécifiques grecs, inaccessible à tout autre qu'à un fin lettré, et la matière en était d'autant plus obscure qu'il était dépourvu d'illustration. Le mérite de l'édition qui fut publiée à Venise par Fra Giocondo en 1511 consista peut-être moins dans la correction du texte, amendé d'erreurs

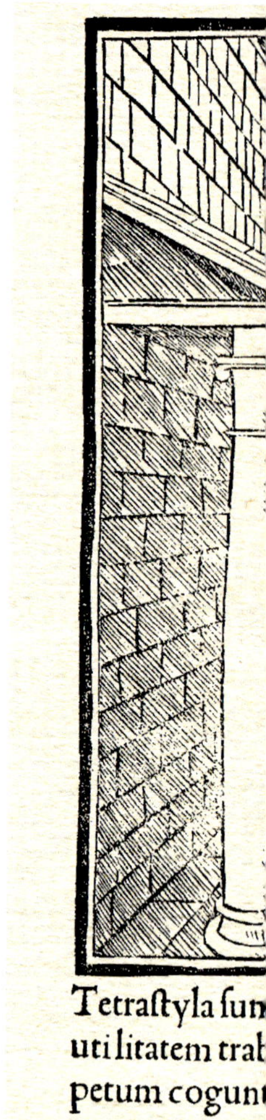

La page de titre du Vitruve traduit en italien par Cesariano (Côme, 1521, à gauche) ne présentait encore ni caractères ni décor à l'antique, mais seulement la marque de l'imprimeur.

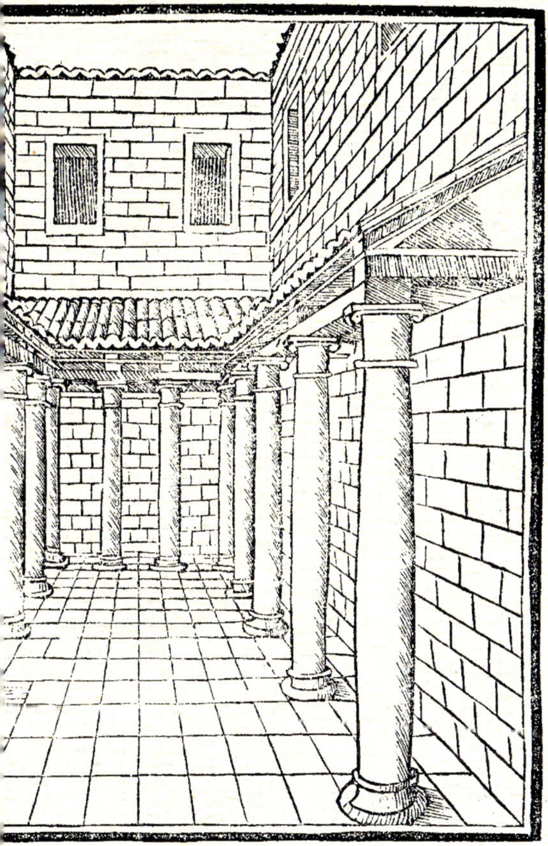

bieɛ̃tis ſub trabibus angularibus columnis, &
firmitatem præſtant, q; neq; ipſæ magnum im/
re, neq; ab interpenſiuis onerantur,

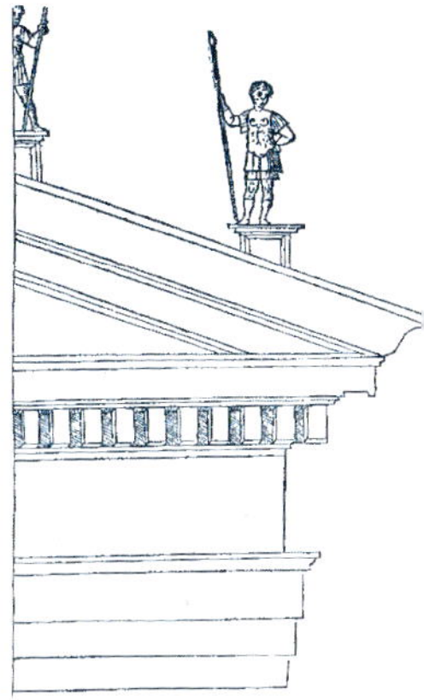

La première édition illustrée de Vitruve, celle de Fra Giocondo (Venise, 1511), présentait des bois gravés d'un dessin simpliste mais expressif : ici, à gauche, une cour « tétrastyle », entourée de galeries à colonnes. L'ordre n'en est pas défini, mais c'est une architrave qui les couronne et non des arcs. De même le schéma de fronton (ci-dessus) ne pouvait servir de modèle pour la mouluration, mais il en exposait clairement au moins les éléments constitutifs.

de copie accumulées au cours des siècles, que dans une illustration encore rudimentaire mais suggestive déjà; elle connut donc plusieurs réimpressions immédiates. Même sous cette forme, toutefois, le traité restait à peu près inaccessible aux architectes, qui rarement avaient la maîtrise d'un latin aussi savant. Lorsqu'il décida de s'instruire sérieusement

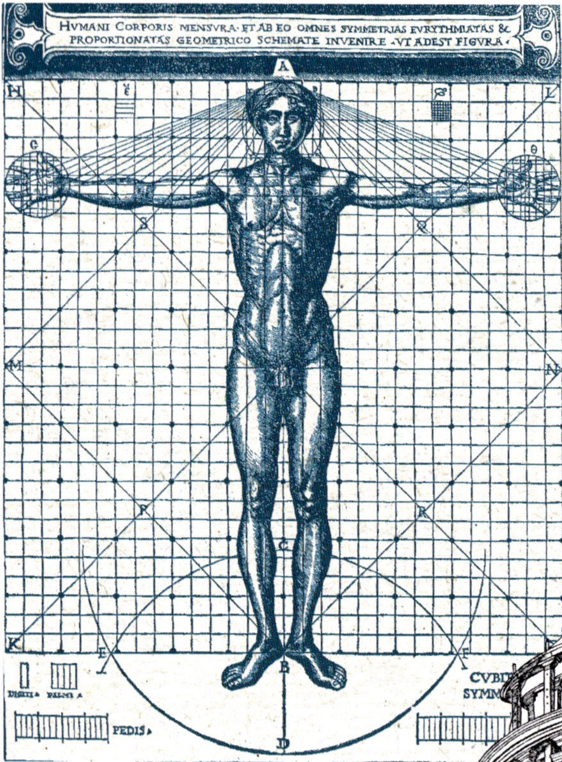

Les proportions du corps humain étaient depuis l'Antiquité le fondement de la théorie, comme l'avait exposé Vitruve, et tous les illustrateurs du traité ont dû aborder le sujet. Ci-contre, Cesariano (1521) inscrit le corps dans un carré dont le centre correspond au sexe et où coudes et genoux se placent au quart.

dans ce domaine, Raphaël fut obligé de se faire traduire Vitruve par l'humaniste Fabio Calvo.

Les traductions illustrées

Le progrès décisif fut accompli par Cesare Cesariano, qui publia en 1521 à Côme la première traduction italienne, dotée en outre d'un commentaire et d'une illustration sensiblement plus élaborée que celle de Fra Giocondo. D'autres devaient suivre, mais le texte n'était pas pour autant d'une interprétation facile, et les éditions se distinguèrent désormais par la qualité du commentaire qui les accompagnait autant

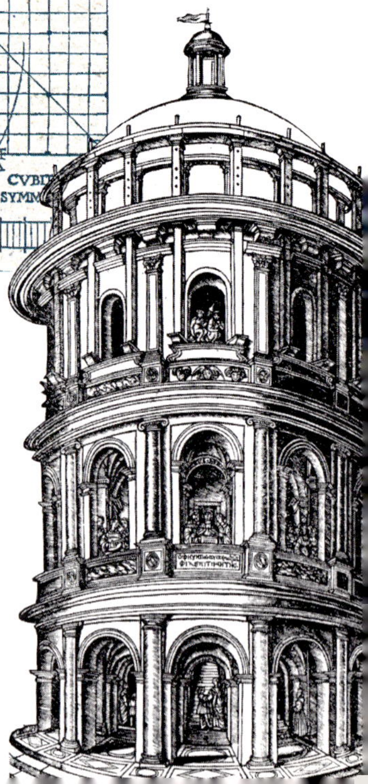

que par la précision de l'illustration. Celle du patricien et humaniste vénitien Daniele Barbaro, publiée à Venise en 1556, mérite plus particulièrement l'intérêt, car l'auteur bénéficia dans les deux domaines de l'assistance de Palladio.

L'exemple fut suivi partout en Europe. Jean Martin, secrétaire du cardinal de Lenoncourt et italianiste notoire, publia en 1547 à Paris la première édition en français, qui reproduisait l'essentiel des bois gravés de Fra Giocondo ; Jean Goujon toutefois, qui était aussi architecte bien que l'histoire ne l'ait retenu que comme sculpteur, non seulement l'avait aidé dans l'interprétation, mais encore avait dessiné plusieurs planches supplémentaires d'une qualité bien supérieure. La même année, Walter Ryff dit Rivius publiait à Nuremberg la première édition en allemand, accompagnée d'une

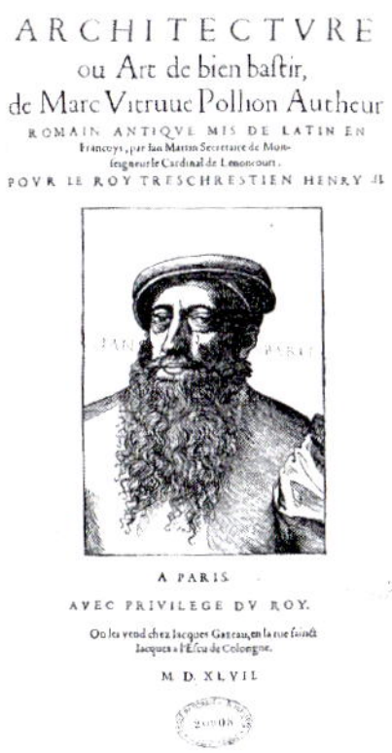
ARCHITECTVRE
ou Art de bien bastir,
de Marc Vitruue Pollion Autheur
ROMAIN ANTIQVE MIS DE LATIN EN
Francoys, par Ian Martin Secretaire de Monseigneur le Cardinal de Lenoncourt.
POVR LE ROY TRESCHRESTIEN HENRY II.
A PARIS.
AVEC PRIVILEGE DV ROY.
On les vend chez Iacques Gazeau, en la rue sainct Iacques a l'Escu de Colongne.
M. D. XLVII.

La première traduction française de Vitruve, par Jean Martin (1547), présente sous le titre un portrait qui n'est pas celui de l'auteur, mais seulement de l'imprimeur Jean Barbé. Avec Daniele Barbaro assisté de Palladio (Venise, 1556, ci-dessous), le commentaire se perfectionne et l'illustration aborde même des sujets secondaires comme le niveau des eaux ou l'établi avec sa règle et ses fils à plomb.

La description de la tour des vents d'Athènes par Vitruve a donné lieu à des reconstitutions plaisantes dans les éditions illustrées. Cesariano s'est sans doute inspiré du Colisée pour lui donner ces trois étages d'arcades à colonnes engagées couronnés par un attique aveugle (à gauche).

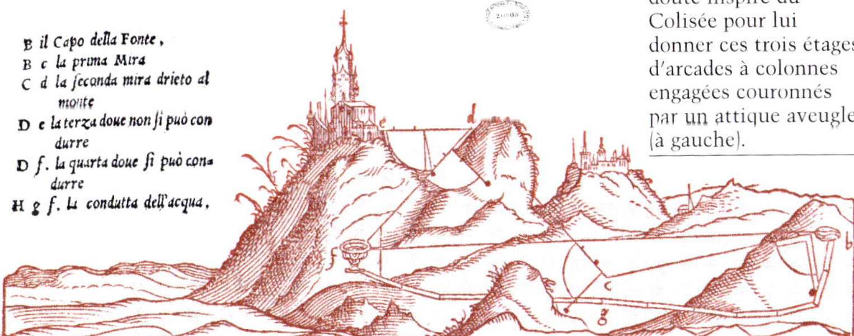
B il Capo della Fonte.
B c la prima Mira
C d la seconda mira drieto al monte
D e la terza doue non si può condurre
D f. la quarta doue si può condurre
H g f. La condutta dell'acqua.

COROBATE DA LIVELLAR LE ACQVE E I PIANI.

1 Regola di piedi 20. 2 gli Anconi ò Braccia. 3 Trauersarij.

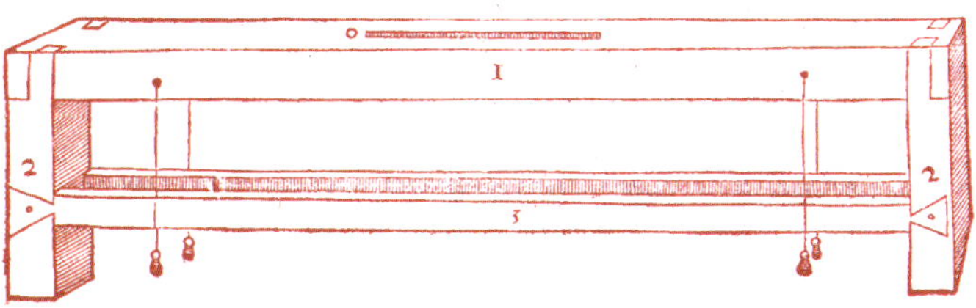

traduction du commentaire de Cesariano et d'une illustration reprise de diverses éditions précédentes. Une traduction espagnole établie par Miguel de Urrea parut en 1582 à Alcala.

Le traité d'Alberti

Vitruve avait le mérite de traiter de l'architecture depuis ses principes, de proposer une théorie des proportions fondée sur les rapports musicaux, de dégager l'art des seuls problèmes pratiques et d'élever l'esprit. Mais les programmes qu'il envisageait dans son traité étaient périmés, et même la partie de l'architecture antique qui redevenait d'actualité, la théorie des ordres, y était exposée de façon confuse et incomplète. La Renaissance avait besoin d'un traité qui répondît à ses besoins. Alberti déjà le ressentit et rédigea autour de 1450 un *De re ædificatoria* lui aussi distribué en dix livres qui avait manifestement l'ambition d'être le Vitruve moderne : il avait donc le défaut d'être écrit en latin et, en dépit d'un plan logique, de s'en tenir à des considérations générales, de rester un ouvrage théorique et rétrospectif, appuyé seulement sur les exemples de l'architecture antique, plus riche de références que de solutions. A ce moment de sa vie où il n'avait encore à peu près rien construit, Alberti écrivait pour des lettrés comme lui et non pour des architectes. Son ouvrage eut du succès auprès des premiers, il circula sous la forme de beaux manuscrits – il y en avait un dans la bibliothèque du duc d'Urbino Frédéric de Montefeltre, deux dans celle du roi de Hongrie Mathias Corvin –, il fut imprimé en 1486, traduit en italien par Cosimo Bartoli en 1550, mais il ne toucha pas les hommes de métier. Son mérite fut

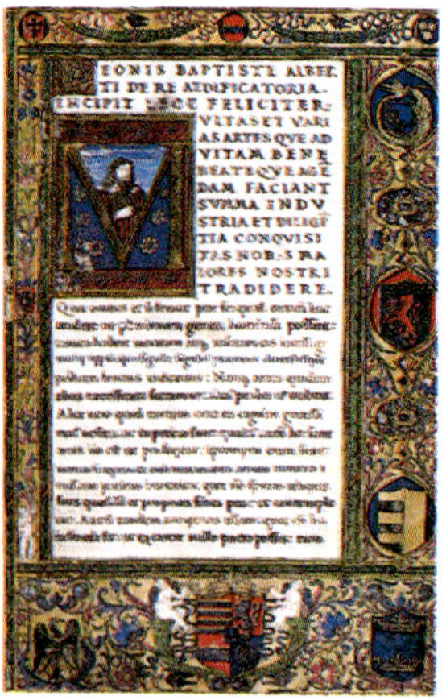
EONIS BAPTISTÆ ALBER
TI DE RE ÆDIFICATORIA
INCIPIT LIBER FELICITER
VLTAS ET VARI
AS ARTES QVE AD
VITAM BENE
BEATEQVE AGE
DAM FACIANT
SVMMA INDV
STRIA ET DILIGE
TIA CONQVISI
TAS NOBIS MA
IORES NOSTRI
TRADIDERE.

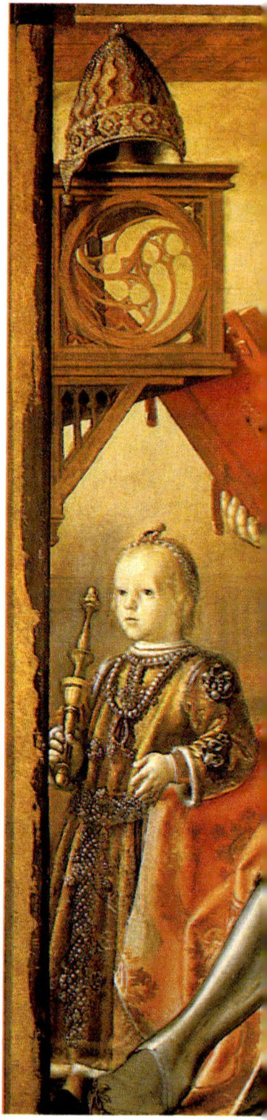

Cette copie du traité d'Alberti (à gauche) porte les armes du roi de Hongrie Mathias Corvin, qui était grand amateur d'art italien et de beaux livres.

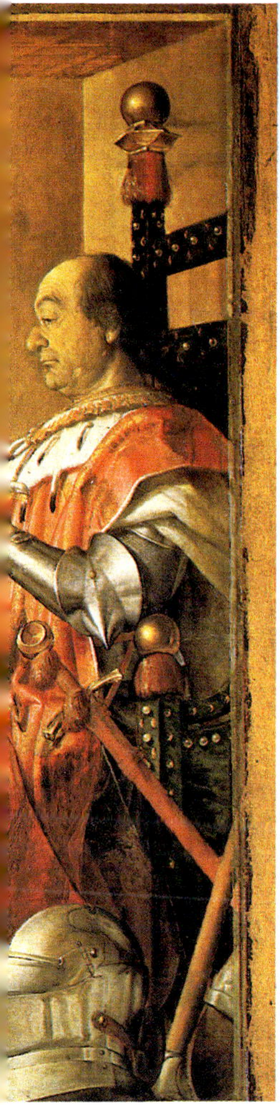

de sensibiliser les bons esprits aux problèmes fondamentaux de la création architecturale, d'en faire virtuellement des commanditaires éclairés, partisans du style à l'antique.

Les huit Livres de Serlio

Beaucoup d'architectes, conscients d'un besoin, conçurent le projet d'écrire un traité et l'entreprirent, mais faute de temps et de préparation théorique probablement, ils en restèrent le plus souvent à l'ébauche : des relevés de monuments antiques effectués par opportunité plus que par choix, des considérations sur les ordres où ils s'empêtraient dans les contradictions entre les énoncés de Vitruve et les données des vestiges antiques. Ainsi les traités plus ou moins aboutis de Francesco di Giorgio, de Giuliano da Sangallo ou, à la génération suivante, de Bernardo della Volpaia et Giovan Francesco da Sangallo, parmi nombre de manuscrits restés anonymes.

Le premier qui remplît presque entièrement son projet fut un architecte qui s'adonnait plus à la théorie et à l'enseignement qu'à la pratique, Sebastiano Serlio, qui n'a presque rien bâti par lui-même. Réfugié à Venise

Le duc d'Urbino Frédéric de Montefeltre était un lettré autant qu'un homme de guerre. Il veillait à enrichir sa bibliothèque, dans laquelle il n'aurait pas voulu voir un livre imprimé. La peinture (au centre) qui le montre armé de toutes pièces en train de lire illustre avec naïveté deux traits dominants, rarement réunis, de sa personnalité.

Le principal mérite des livres de Serlio est la clarté. Ici, une illustration de son livre de géométrie et de perspective (1545).

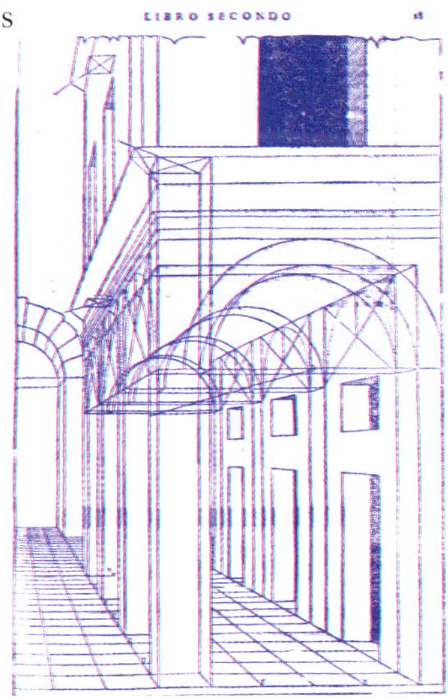

après le sac de Rome, il conçut le projet d'un grand traité distribué en dix livres qui traiteraient chacun une branche de l'art. Il les publia en désordre : d'abord le quatrième sur les ordres (Venise, 1537), puis le troisième sur les antiquités de Rome complétées de quelques chefs-d'œuvre modernes (Venise, 1540). Passé en France en 1540 sur l'invitation de François Ier et fixé à Fontainebleau, il continua la publication à Paris sous forme d'éditions bilingues : premier et deuxième livres, de géométrie et de perspective (1545), puis cinquième sur les temples, c'est-à-dire l'architecture religieuse (1547), et finalement un « livre extraordinaire », c'est-à-dire hors cadre, sur les portails (Lyon, 1551). Le septième, consacré aux « accidents » – nous dirions les transformations de bâtiments anciens – ne fut publié qu'après sa mort, à Francfort, en 1575. Le sixième, le plus important au fond car il y traitait de l'architecture civile en ville et à la campagne, resta sous forme de deux manuscrits qui durent circuler en France et exercer une influence, mais qui n'ont été publiés qu'à notre époque (1967 et 1978).

Extraordina
RIO LIBRO DI ARCHI
TETTVRA DI SEBASTIA
NO SERLIO, ARCHITETTO
DEL RE CHRISTIA-
NISSIMO,

Serlio propose des plans fondés sur des figures géométriques, au risque de friser l'utopie. Dans le *Livre extraordinaire,* il publie le dessin du portail qu'il a bâti à l'hôtel du cardinal de Ferrare à Fontainebleau (ci-dessous)

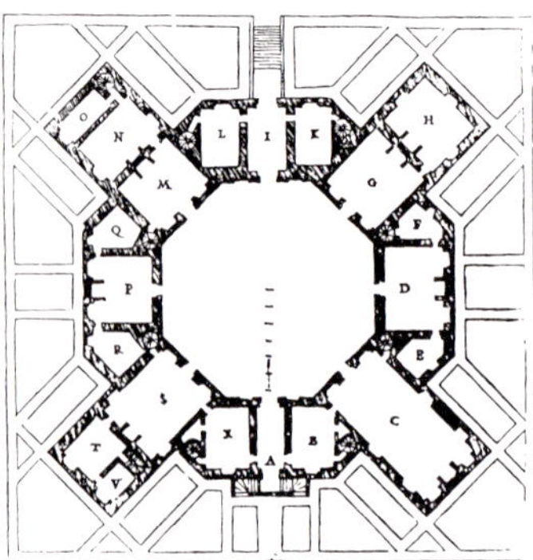

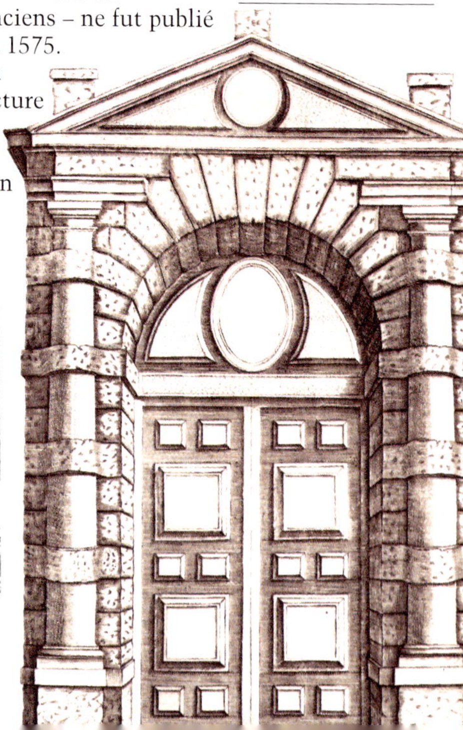

Un huitième, sur la castramétation (les camps romains), est encore inédit.

La postérité de Serlio

Serlio marqua une date dans la littérature architecturale, car au lieu de se contenter comme ses prédécesseurs de présenter des monuments antiques considérés implicitement comme les seuls modèles possibles, il publiait aussi des projets qui étaient autant de variations sur les figures géométriques simples (cercle, carré, octogone, etc.) : de véritables exercices de style propres à exposer toutes les ressources de la doctrine de la Renaissance. Cette vocation pratique devait marquer toutes les publications postérieures. Dès 1559, Jacques Androuet du Cerceau, qui jamais ne fut architecte, mais seulement un dessinateur extraordinaire, et qui sans doute avait consulté un manuscrit du Sixième Livre de Serlio, publia un *Livre d'architecture* dans lequel il proposait cinquante projets de demeures civiles adaptés à toutes les bourses, en ordre croissant des plus modestes aux plus ambitieuses, de la géométrie la plus simple à la plus complexe (ou la plus irréaliste). Il devait recommencer en 1582 avec un recueil de trente-huit projets de châteaux. Ces publications exercèrent une influence sensible sur l'architecture civile française, ainsi qu'en témoignent déjà des châteaux de la fin du siècle comme Wideville ou Grosbois, et elle devait durer jusque dans le premier tiers du XVIIe siècle.

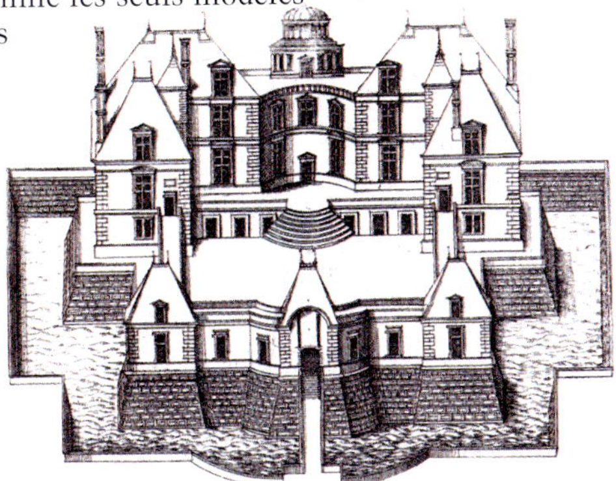

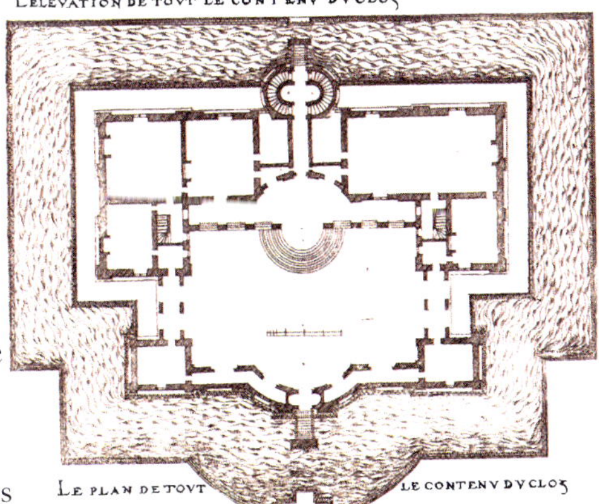

Le sixième projet présenté par Jacques Androuet du Cerceau dans son dernier livre (1582) est révélateur du style du château français de moyenne importance en cette fin du siècle par l'absence d'ordre et les effets d'appareillage.
Les pavillons avancés et surtout la concavité médiane font penser au château de Grosbois (1597).

Palladio de son côté publia en 1570 à Venise un traité en quatre livres dans lequel, suivant l'exemple de Serlio, il exposait la doctrine à partir des modèles antiques et il en montrait ensuite l'application moderne en publiant ses propres ouvrages – la différence étant que les siens étaient pour la plupart déjà bâtis. Son disciple Scamozzi devait l'imiter encore dans son *Idée de l'architecture universelle* (Venise, 1615).

Philibert Delorme, dans son *Architecture* publiée en 1567, semble se distinguer de cette tradition pratique par une attitude plus vitruvienne et un ton plus raisonneur. Il expose toute la doctrine en suivant les diverses opérations qui se succèdent dans la réalisation d'un bâtiment, depuis le choix du site en fonction des vents et des eaux jusqu'au détail de l'appareillage et de la décoration. Le propos est plus sentencieux, pédagogique pourrait-on dire ; il procède plus par les principes que par l'exemple. Mais il ne s'agissait dans son esprit que d'un « premier tome », et le second, qui ne vit pas le jour, aurait sans doute proposé des modèles à imiter, à commencer par ses propres ouvrages, qu'il avait déjà fait graver pour cet usage. Son traité, s'il l'avait mené à bien, aurait donc été à la fois un Vitruve moderne et un Serlio français.

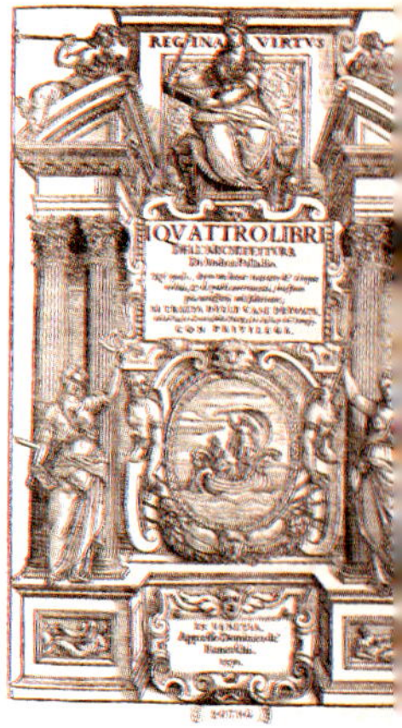

La page de titre du traité de Palladio (1570) se présente comme un frontispice au décor très chargé, suivant le goût vénitien.

Les manuels des ordres

A côté de ces ouvrages ambitieux, qui prétendaient traiter la matière à fond tout en donnant des idées de réalisation, la Renaissance produisit des livres de propos plus restreint et purement pratique, des manuels, pourrait-on dire, sur le dessin et la proportion des ordres. Plus que tout autre, ceux-là étaient destinés aux praticiens, et leur multiplication prouve à quel point ils répondaient à une demande. Le premier de tous fut publié en Espagne par Diego de Sagredo en 1526. Serlio suivit en 1537 avec son *Troisième Livre ou Règles générales d'architecture*, qui fut bientôt publié à Anvers en flamand (1539), puis en allemand et en français (1542) – tous ces livres faisant l'objet de plusieurs rééditions. L'exemple fut suivi dans les pays germaniques par

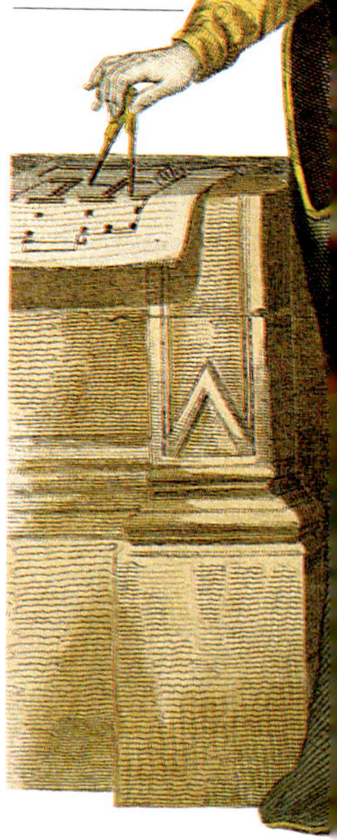

Walter Ryff dit Rivius (Nuremberg, 1547) et Hans Blum (Zurich, 1550). Mais Vignole publia en 1562 le manuel qui devait les détrôner tous par sa simplicité pratique : *La Règle des cinq ordres.*

Ainsi l'architecte de la Renaissance disposa peu à peu de toute une gamme de livres répondant à divers besoins, depuis la théorie générale jusqu'aux recueils de modèles et aux manuels pratiques. Tous en général étaient richement illustrés, probablement coûteux, mais leur nombre et la multiplication des réimpressions prouvent que le prix n'était pas un obstacle à leur succès. Peu de praticiens sans doute purent s'élever au niveau de réflexion d'un Delorme ou à la science archéologique d'un Palladio, mais à défaut d'être de véritables humanistes, ils possédaient au moins une bibliothèque.

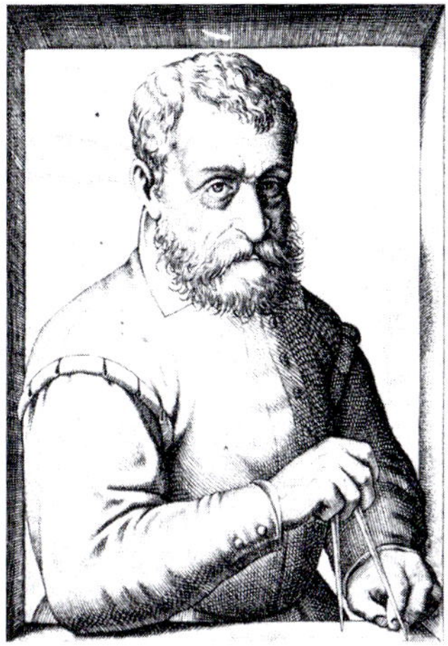

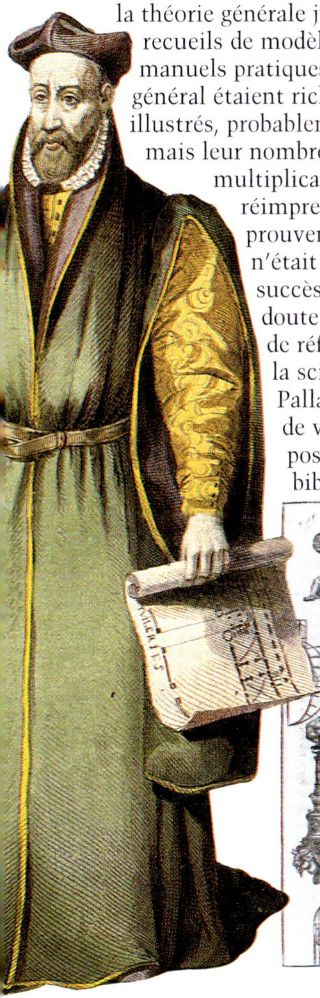

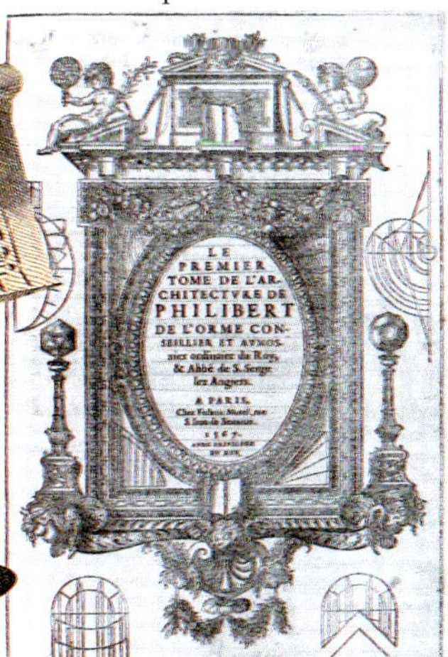

Le visage des grands maîtres italiens nous a souvent été transmis. Ainsi celui de Vignole (ci-dessus) par une illustration de son traité. En revanche ceux des Français nous échappent. Le XIXe siècle toutefois a proposé une image de Delorme (au centre) qui n'est pas invraisemblable pour le costume et le sérieux de la physionomie. La page de son traité (ci-contre) révèle un goût strict et sobre qui tient moins au temps qu'au milieu.

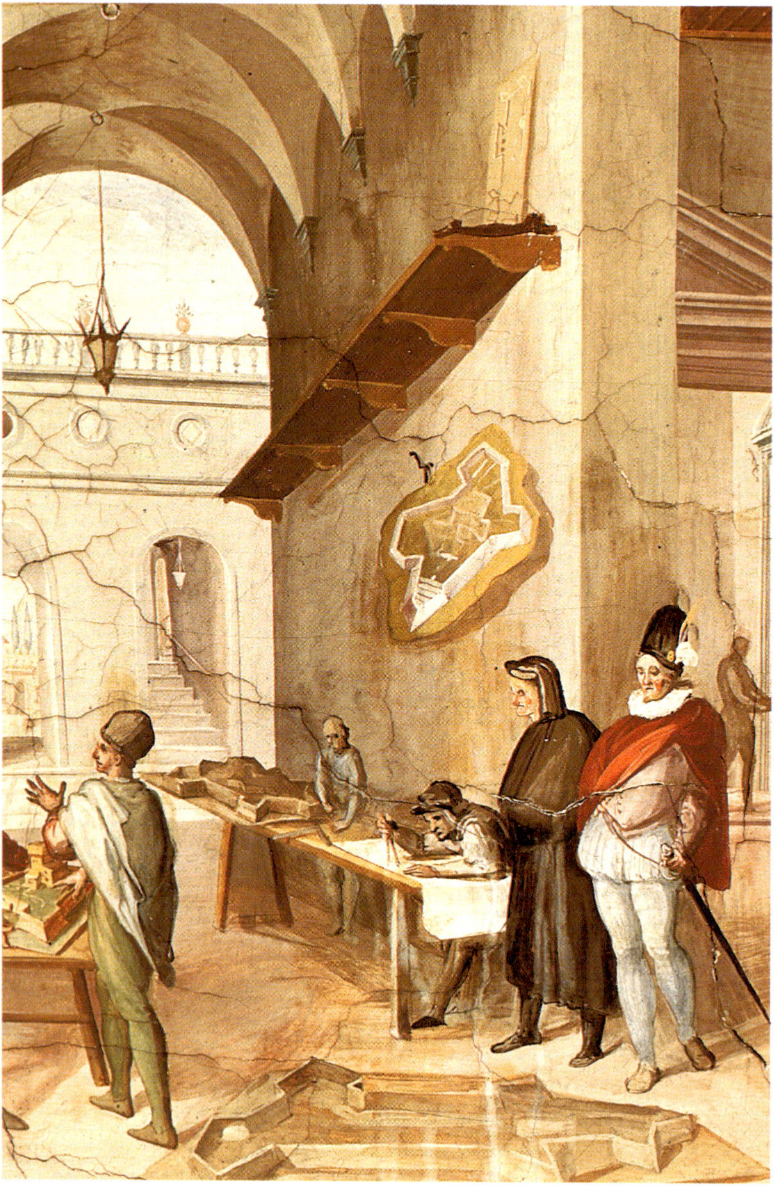

Le Moyen Age ne voyait dans le constructeur des cathédrales qu'un maître-maçon, un appareilleur ou un charpentier – ce qu'il était en effet par sa formation. En lui demandant des projets plus élaborés et une culture savante, la Renaissance lui rendit son nom grec d'architecte et le considéra comme un artiste.

CHAPITRE VI
UN NOUVEAU MÉTIER

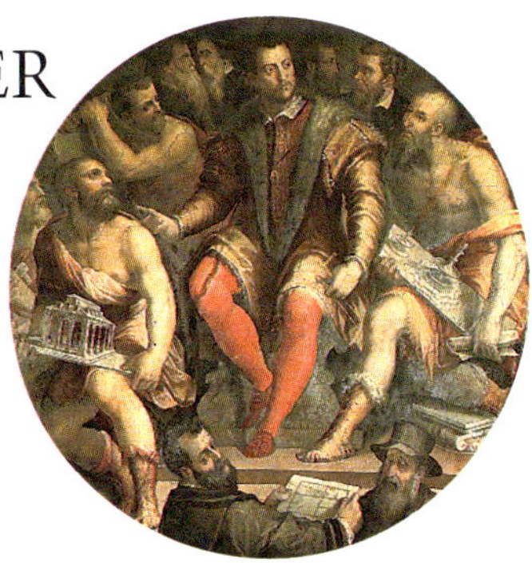

Dans un plafond du *Palazzo Vecchio* (à droite), Vasari a représenté Côme Ier de Médicis entouré des artistes à son service, parmi lesquels, à gauche, le menuisier Tasso lui présente le modèle du *Mercato Nuovo*, le sculpteur Tribolo à droite celui d'une fontaine pour la villa de Castello. Pocetti a peint dans une fresque qui décore les Offices un seigneur en visite dans l'atelier d'un architecte-ingénieur militaire (à gauche), où des collaborateurs travaillent à des dessins ou des maquettes.

La nécessité du dessin

Une architecture aussi savante, soucieuse de géométrie, de symétrie, de proportions, devait tout prévoir. Il ne pouvait plus être question de bâtir sans projet d'élévation arrêté, sur un simple schéma de base, comme il était arrivé souvent au Moyen Age, où le «secret», c'est-à-dire le savoir spécifique des maîtres maçons, consistait à déduire l'élévation du plan par l'application d'un système de proportion simpliste, fondé sur un schéma triangulaire ou carré (*ad triangulum* ou *ad quadratum*). Il fallait désormais rédiger un projet précis et, pour ce faire, le dessin devenait l'instrument essentiel. Il se perfectionna donc en devenant une image à échelle précise, cotée, et au plan s'ajoutèrent d'autres formes de représentation : la coupe, qui expliquait la structure du bâtiment, l'élévation orthogonale ou géométrale, qui le montrait dans les proportions qu'il devait avoir, et la vue perspective, qui le montrait au contraire tel qu'il devait apparaître compte tenu des déformations de notre vision. L'architecte cessa donc d'être un technicien issu du chantier pour devenir avant tout un donneur de dessin. C'est d'ailleurs par la pratique du dessin, et non par l'exercice d'un métier du bâtiment, qu'il avait acquis la maîtrise de son art.

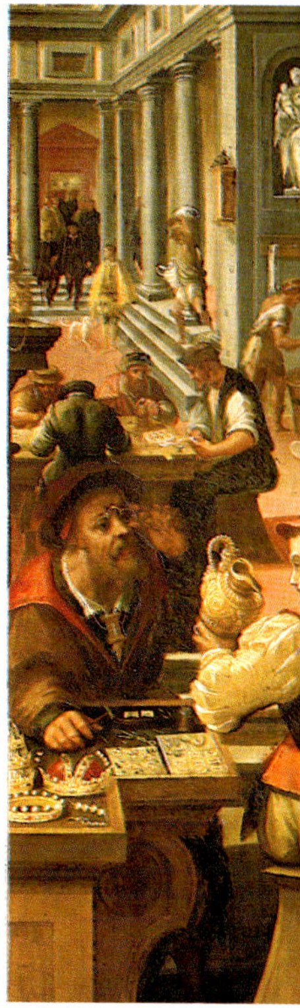

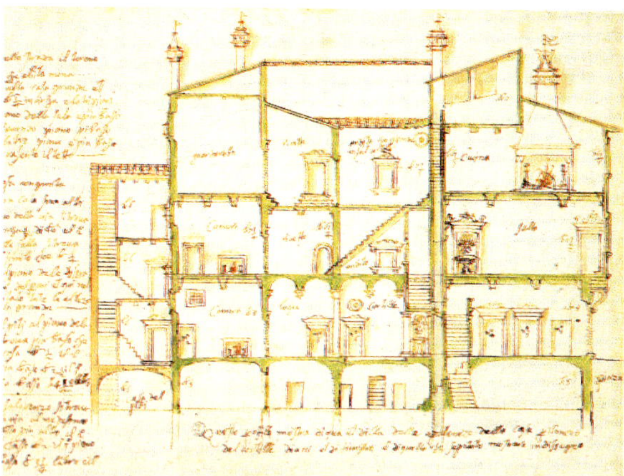

La coupe (ci-contre) est une nouvelle forme de représentation qui permet d'analyser la structure et d'étudier en même temps l'aménagement intérieur du bâtiment. Elle suppose de l'architecte un effort supplémentaire de visualisation et un talent de dessinateur pour suggérer le réel.

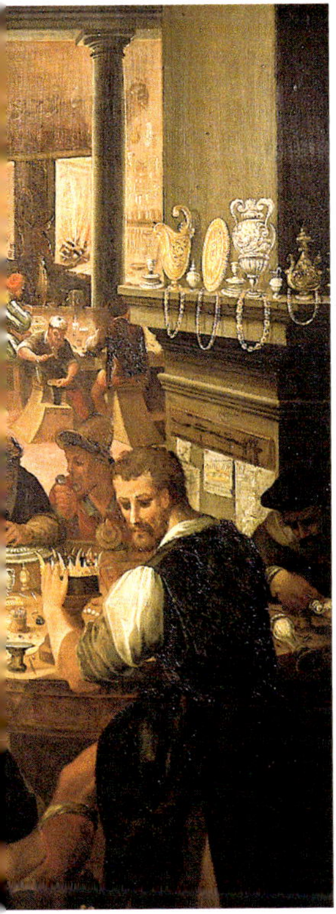

Une *bottega* d'orfèvre vue par un peintre florentin de la fin du XVIe siècle (au centre) : au premier plan, on présente des pièces à un client, au fond on les façonne à la forge ou sur les établis.

Les peintres architectes

Les premiers architectes de la Renaissance s'étaient donc formés d'abord à un autre art. Brunelleschi et Michelozzo, les deux fondateurs de l'architecture florentine, étaient l'un et l'autre orfèvres de formation, ce qui serait incompréhensible si l'on ne savait à quel point l'orfèvrerie, à la fin du Moyen Age encore, était un art majeur qui impliquait à la fois la maîtrise du dessin, la pratique de la sculpture et sinon la connaissance de l'architecture, du moins celle des formes architecturales, car elles faisaient partie du vocabulaire décoratif usuel. En renouvelant le langage architectural, la Renaissance devait justement rompre ce lien et après le milieu du XVe siècle, on ne trouve plus d'orfèvre qui ait pratiqué l'architecture.

Mais avec le développement du dessin, les peintres allaient prendre le relais. Les plus grands éprouvèrent la tentation de l'architecture. Sans avoir jamais bâti, Léonard de Vinci y consacra beaucoup de réflexions, couvrit ses cahiers de dessins d'architecture imaginaire, en particulier d'églises de plan centré rayonnant pour lequel il semble avoir éprouvé une sorte de fascination, et au soir de sa vie il travailla même à un projet de villa pour le lieutenant du roi de France à Milan, Charles d'Amboise. Le peintre siennois Baldassare Peruzzi est resté plus célèbre pour ses ouvrages d'architecture, en

Florentin de naissance et de formation, travaillant à la cour de Milan dans ce milieu lombard qui multipliait les constructions de plan centré, Léonard de Vinci a été lui aussi fasciné par le thème : il a esquissé dans ses carnets, en plan ou en vue cavalière, nombre d'églises à coupole et chapelles rayonnantes (ci-dessous).

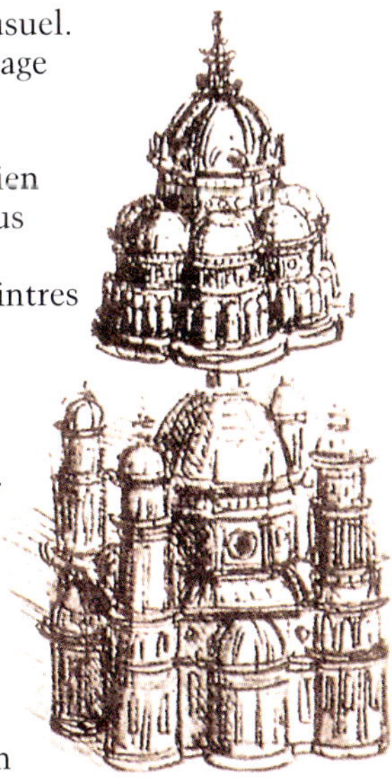

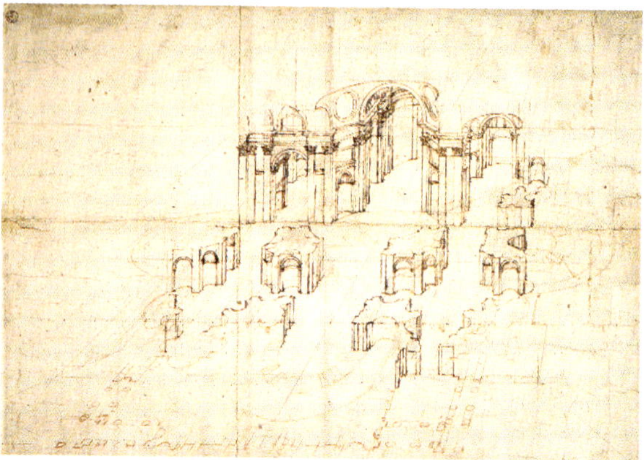

particulier la villa dite Farnésine à Rome, que pour ses fresques. Raphaël, lui, s'y était initié auprès de Bramante, de sorte qu'à la mort de ce dernier (1514), il reçut la charge du chantier de Saint-Pierre; c'est donc à l'architecture qu'il allait consacrer désormais l'essentiel de son temps, se faisant traduire Vitruve, étudiant les monuments antiques de Rome, concevant la villa Madame ou des palais (Pandolfini à Florence, Branconio à Rome), et surtout élaborant pour Saint-Pierre un projet qui pût remplacer celui que Bramante apparemment n'avait jamais formulé définitivement. Son disciple Jules Romain, passé à Mantoue, y devint également architecte et multiplia les créations importantes, le palais du Té, la cathédrale, la cour du manège du palais ducal entre autres. Vignole encore était peintre de formation et ne l'oubliait pas, puisqu'à Caprarola il s'amusait encore à peindre des colonnes en trompe-l'œil. Vasari enfin, de peintre qu'il était uniquement au départ, finit aussi par être

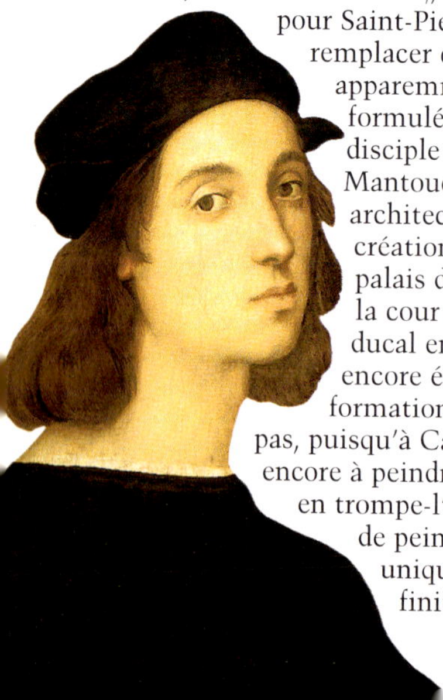

Bramante était peintre de son premier métier, mais fut sans doute initié à l'architecture à Urbino où il était né. Le projet de reconstruction de Saint-Pierre de Rome fut la grande affaire de la fin de sa vie. Il rêva d'une gigantesque église à coupole qui dépasserait de loin la grandeur du Panthéon. Son premier dessin (page 70) devait encore inspirer à Baldassare Peruzzi vers 1535 ce projet présenté dans une axonométrie (ci-contre) suggestive de la beauté qu'aurait présenté le volume intérieur. Son successeur Raphaël (à gauche) est resté illustre comme peintre, mais l'architecture l'occupa aussi beaucoup dans ses dernières années. En dehors de Saint-Pierre, le projet le plus ambitieux auquel il ait travaillé fut celui de la villa Madame, pour le cardinal Jules de Médicis (futur pape Clément VII). Seuls en furent réalisés le bâtiment de façade et, au revers, l'amorce de la cour circulaire, qui dans leur inachèvement ont été peints par H.F. van Lint au milieu du XVIIe siècle (à droite en haut).

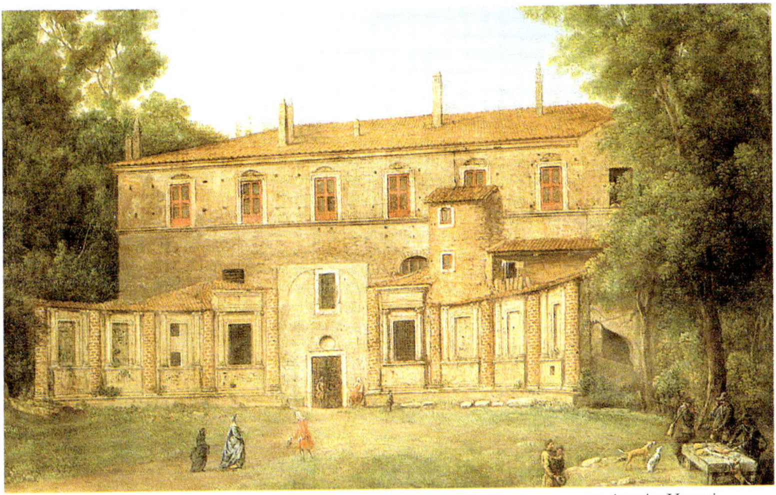

l'architecte du duc de Toscane, pour lequel il éleva au moins les Offices de Florence et l'église de l'ordre de Saint-Etienne à Pise. Mais la conversion la plus décisive fut sans doute celle du Bolonais Serlio, un disciple de Peruzzi qui avait hérité des dessins de son maître et qui abandonna finalement la peinture pour se consacrer à l'architecture ou, plus exactement, à sa théorie. En Espagne, l'auteur du palais de Charles Quint dans l'Alhambra de Grenade, Pedro Machuca, était un peintre qui était passé par l'atelier de Raphaël à Rome.

Giorgio Vasari (ci-dessous) était peintre mais vint aussi à l'architecture avec succès.

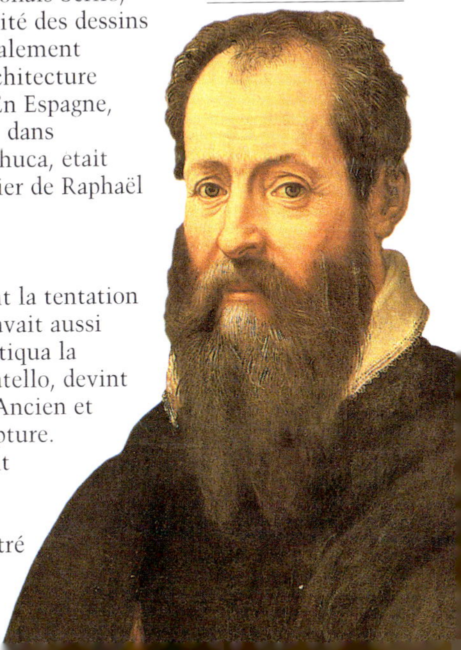

Les sculpteurs architectes

Les sculpteurs connurent également la tentation de l'architecture. Michelozzo, qui avait aussi la formation d'orfèvre mais qui pratiqua la sculpture en association avec Donatello, devint l'architecte de Côme de Médicis l'Ancien et finit même par abandonner la sculpture. Giovan Antonio Amadeo, charmant sculpteur, devint architecte à la chapelle Colleoni de Bergame et favorisa l'introduction du plan centré en Lombardie, tout comme Piero

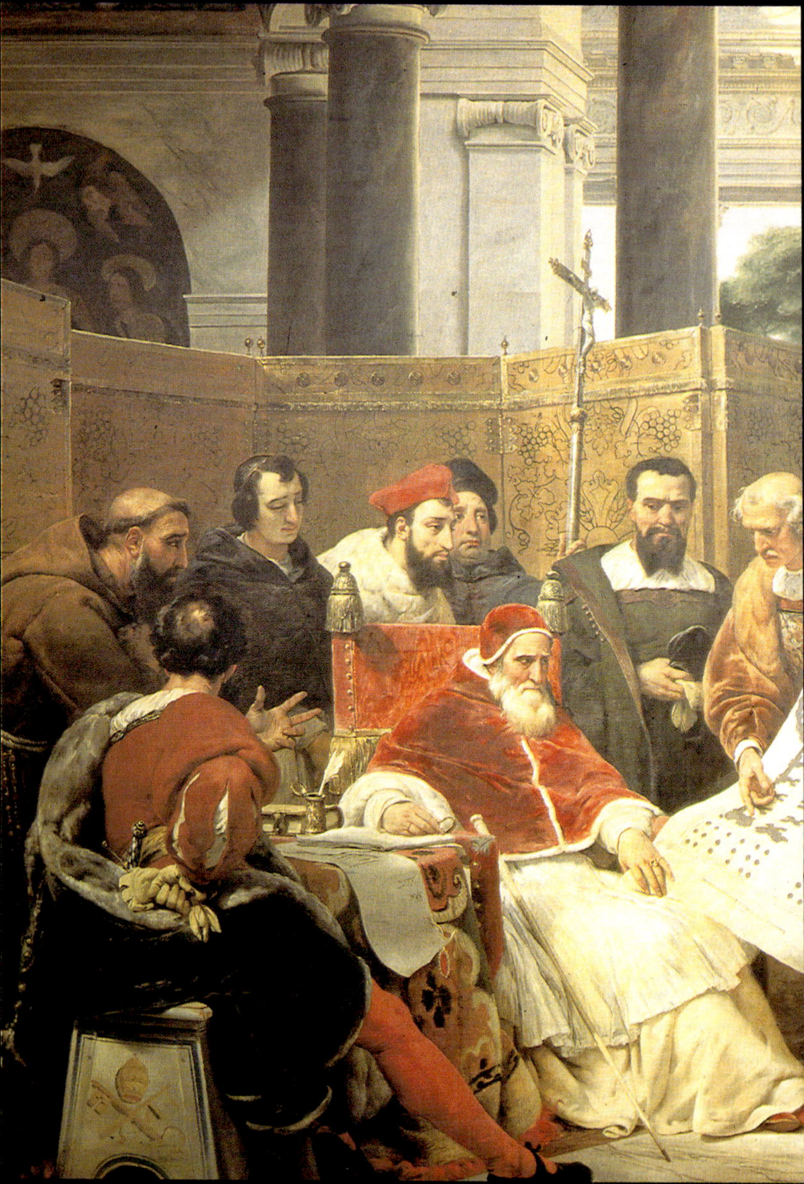

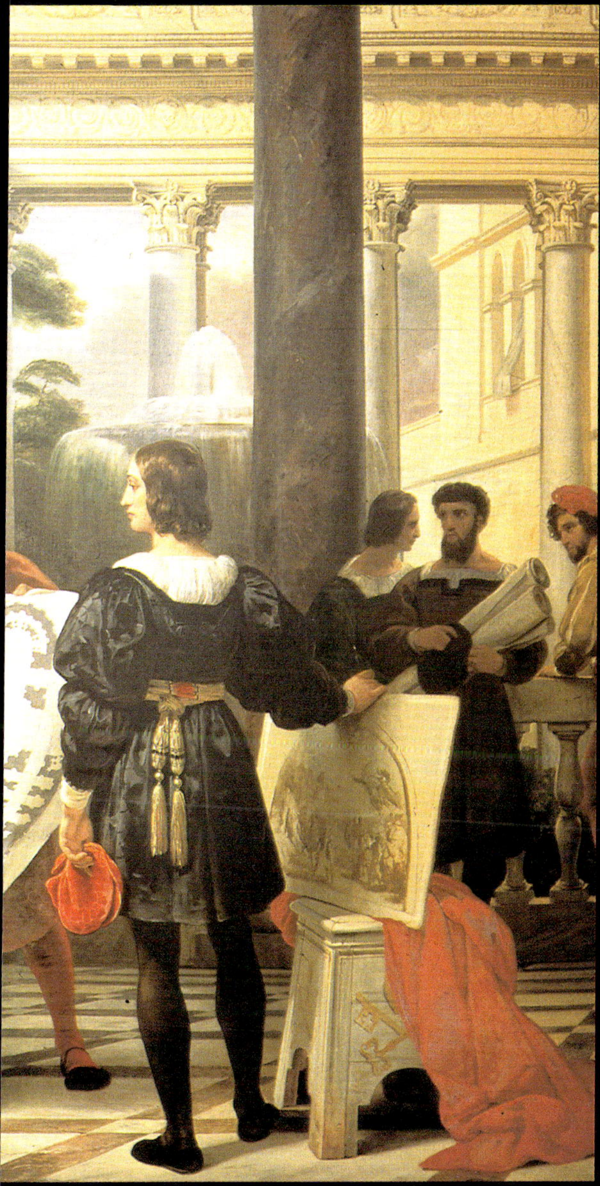

Horace Vernet a voulu illustrer dans ce plafond du Louvre la production artistique exceptionnelle suscitée par le mécénat du pape Jules II : à sa gauche, Michel-Ange (reconnaissable à son nez cassé bien qu'il n'ait jamais porté la barbe), qui venait de peindre la voûte de la chapelle Sixtine; devant lui, Bramante lui présentant un plan de Saint-Pierre (qui est en fait celui que Raphaël élabora après sa mort et qui reste connu par une gravure de Serlio); à droite, le jeune Raphaël, la main posée sur le *modello* d'une fresque des Chambres du Vatican. La réunion est peu plausible, mais elle est chronologiquement possible entre 1508 et 1513.

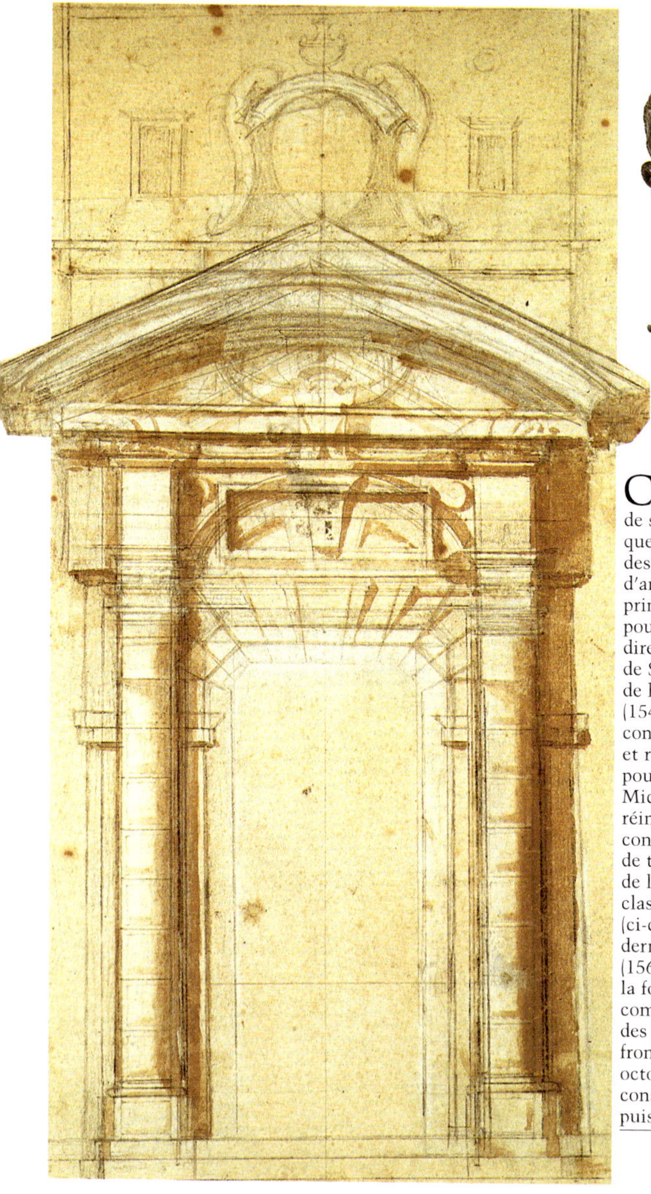

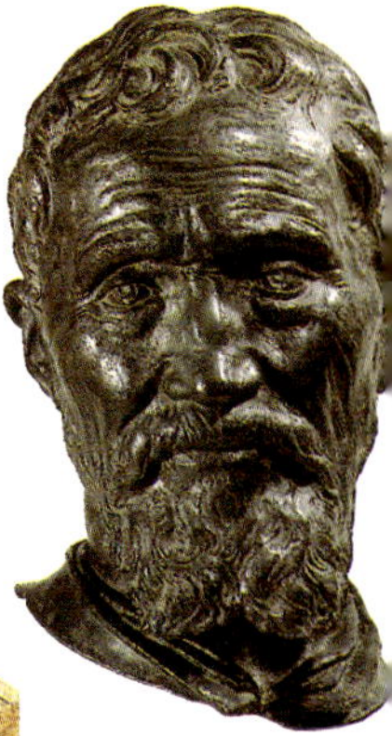

C'est dans la dernière phase de sa vie, à Rome, que Michel-Ange (ci-dessus) s'occupa le plus d'architecture. Sa tâche principale, écrasante pour un vieillard, fut la direction du chantier de Saint-Pierre à partir de la mort de Sangallo (1546). Il l'accepta à contre-cœur, par piété, et refusa tout salaire pour son exercice. Michel-Ange réinventait constamment le dessin de tous les éléments de l'architecture classique. La *porta Pia* (ci-contre), un de ses derniers ouvrages (1561), montre dans la forme de l'ouverture comme dans le dessin des supports et des frontons que l'artiste octogénaire avait conservé toute sa puissance créatrice.

Lombardo à Venise. Michel-Ange, qui par goût comme par formation était d'abord un sculpteur, après s'être illustré dans la sculpture et la peinture, en vint aussi à l'architecture, d'abord à Florence à la sacristie neuve de San Lorenzo, puis à Rome, où il accepta la charge écrasante du chantier de Saint-Pierre : partout où il intervint, au vestibule de la Bibliothèque Laurentienne, dans la cour du palais Farnèse, au Capitole, à la *porta Pia,* il parvint même à renouveler le langage architectural par la liberté de son interprétation des règles et le dessin très personnel qu'il donnait à toutes les formes. Jacopo Sansovino, qui devait justement son surnom à son maître en sculpture, devint à Venise l'architecte de la Seigneurie et réalisa pour elle les monuments les plus significatifs de la Renaissance, la Monnaie, la Bibliothèque et la *Loggetta* ; après lui, son disciple Alessandro Vittoria devait aussi dessiner des façades de palais. Diego de Siloé en Espagne était également un sculpteur de formation. Paradoxalement, rares furent à la Renaissance les grands architectes issus des métiers du bâtiment. On peut citer seulement Moro Codussi à Venise, Antonio da Sangallo, Sanmicheli, Palladio, qui n'était au départ que tailleur de pierre, et en France Philibert Delorme.

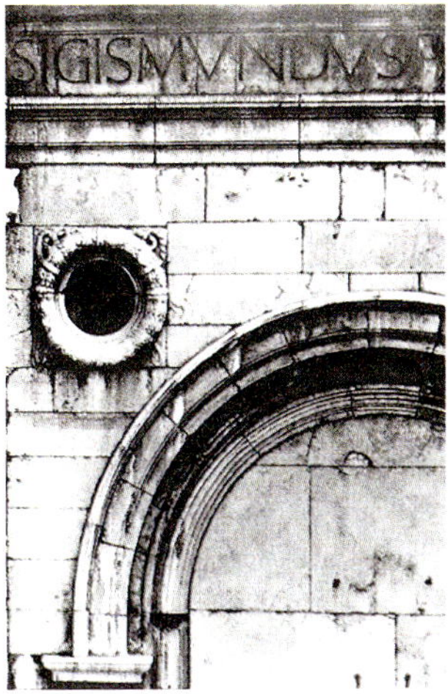

Alberti, dilettante de génie, s'est révélé dans l'architecture par la pureté des formes à l'antique : ici un détail du *Tempio Malatestiano* de Rimini. Mais il a écrit aussi sur la peinture, sur la sculpture, et il s'est représenté lui-même dans le bronze (ci-dessous) : le visage maigre, l'expression tendue, l'œil cerné révèlent la volonté de l'intellectuel acharné à apprendre et à comprendre.

Les dilettantes

Le rôle nouveau du dessin et de la réflexion théorique, qui reléguait au second plan l'expérience pratique, était tel qu'on vit même des amateurs devenir architectes. Le premier de ces *dilettanti* fut Alberti, un patricien de Florence converti à l'humanisme, qui ne se contenta pas de rédiger un grand traité à la manière de Vitruve, mais se lança dans la création au service de Sigismondo Malatesta à Rimini, de Giovanni Rucellai à Florence, de Ludovic

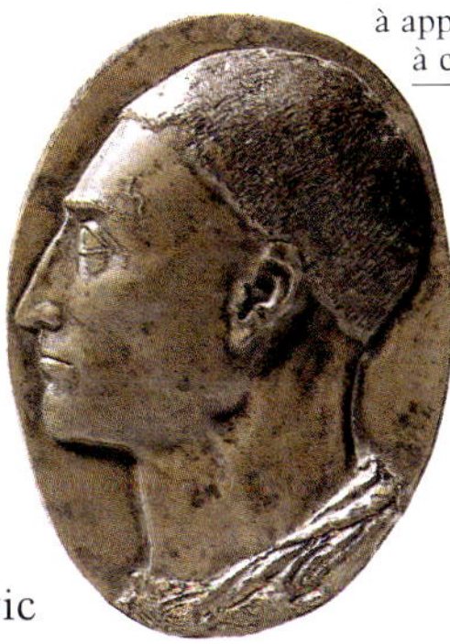

Gonzague à Mantoue. Son incompétence pratique, ajoutée à l'éloignement des chantiers, l'obligeait à s'en remettre pour la conduite des travaux à des hommes du métier, Matteo de' Pasti à Rimini, Bernardo Rossellino à Florence, Luca Fancelli à Mantoue, et ce travail par délégation n'allait pas toujours sans problème, néanmoins ses œuvres comptent parmi les créations les plus novatrices et les plus belles de la première Renaissance. Unique par le génie, Alberti ne fut pas le seul amateur, même si les cas furent exceptionnels. Un patricien de Venise fixé à Padoue, Alvise Corner, rédigea au milieu du XVIe siècle un petit traité et aurait lui-même dessiné des bâtiments, dont l'odéon de son palais; son mérite essentiel, toutefois, fut sans doute de favoriser la conversion à l'architecture du peintre Falconetto. Un autre, le patriarche d'Aquilée Daniele Barbaro, devait rédiger un savant commentaire de Vitruve et protéger Palladio. Celui-ci, simple tailleur de pierre au départ, semble avoir dû sa promotion à la perspicacité et à la protection d'un patricien de Vicence, Giangiorgio Trissino, pour lequel il bâtit d'ailleurs une villa. En France, Pierre Lescot, l'auteur du nouveau Louvre, était issu de la noblesse de robe et semble avoir été un véritable dilettante, au point de devoir recourir au jeune Baptiste du Cerceau pour la rédaction de ses projets. A Florence enfin, à la fin du siècle, on vit même un Médicis, don Giovanni, pratiquer l'architecture en professionnel : il présenta un modèle au concours de la façade de Santo Stefano de' Cavalieri de Pise, et c'est lui finalement qui allait au début du XVIIe siècle donner le projet de l'énorme chapelle funéraire des Médicis qui fut élevée au chevet de l'église San Lorenzo.

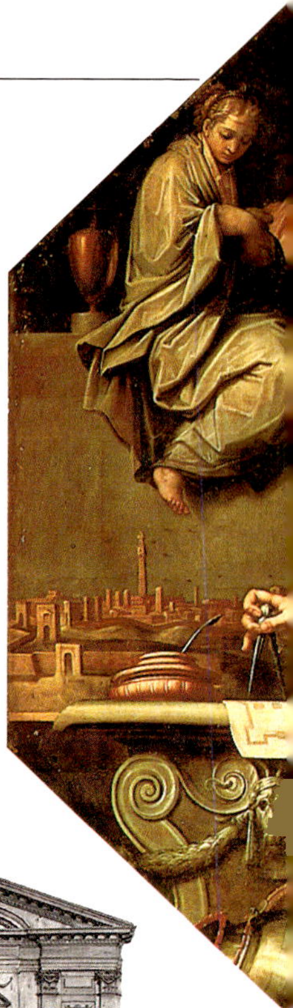

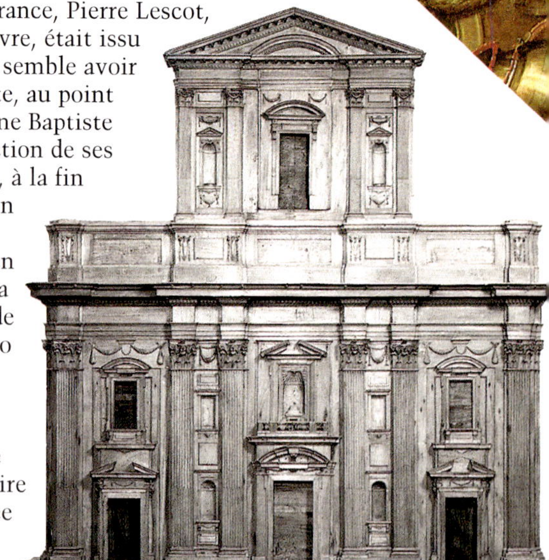

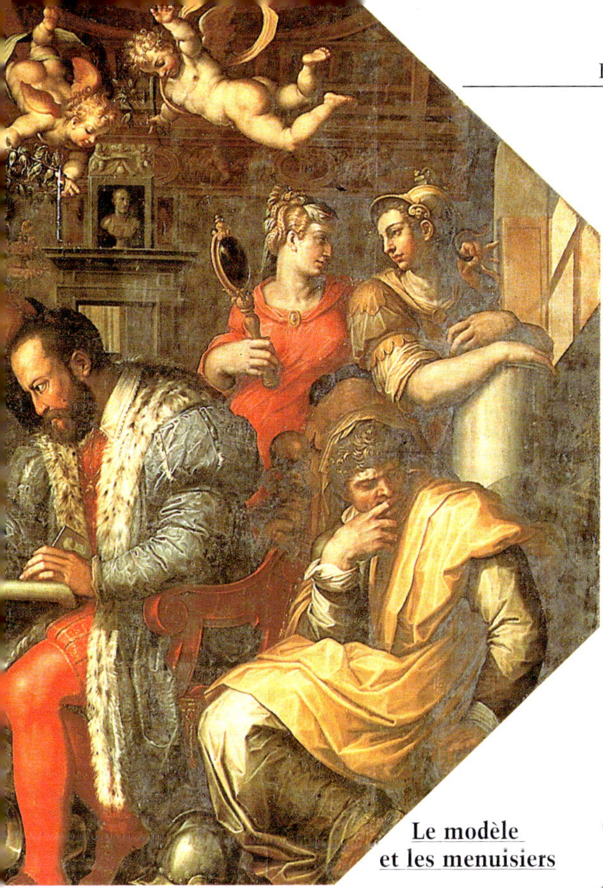

Côme Ier de Médicis, comme tous les souverains amateurs d'art, ne devait pas ignorer le dessin. Vasari l'a représenté dans une peinture du *Palazzo Vecchio* en train de préparer la conquête de Sienne devant un plan de fortification, le compas et l'équerre en main. Don Giovanni de Médicis (1567-1621), demi-frère du grand-duc de Toscane Ferdinand, fut plus qu'un dilettante, car il reçut dès 1589 le titre de «surintendant général des fortifications, munitions et fabriques». En 1590, il présenta ce modèle de façade (à gauche) pour la cathédrale de Florence qu'il avait élaboré avec la collaboration d'Alessandro Pieroni.

Le modèle et les menuisiers

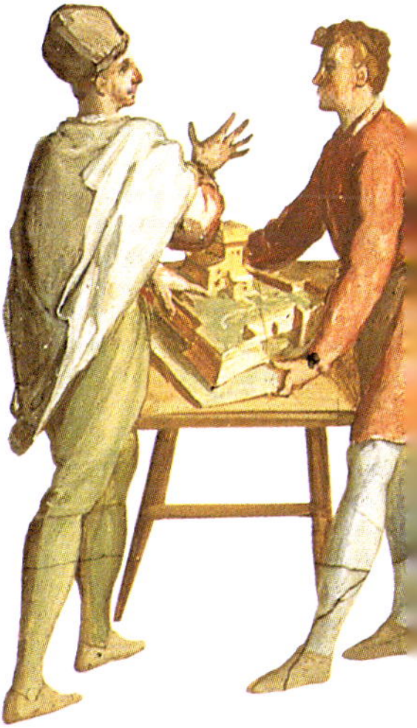

Si précis que fussent les dessins, ils ne pouvaient suffire à rendre compte du bâtiment projeté en volume, et surtout pas pour un client non initié à leur lecture. On continua donc, suivant un antique usage, à les réaliser d'abord sous la forme d'un modèle réduit de menuiserie qui donnait la vision du projet en relief. Dans les grands concours, à commencer par celui de la coupole de Florence, c'était souvent un modèle que les candidats devaient présenter pour exposer leur projet. Puis au cours de l'exécution, il était courant aussi de faire exécuter un modèle de détail pour juger d'un effet. Dans de grands chantiers comme celui de la cathédrale de Pavie ou encore à Saint-Pierre de

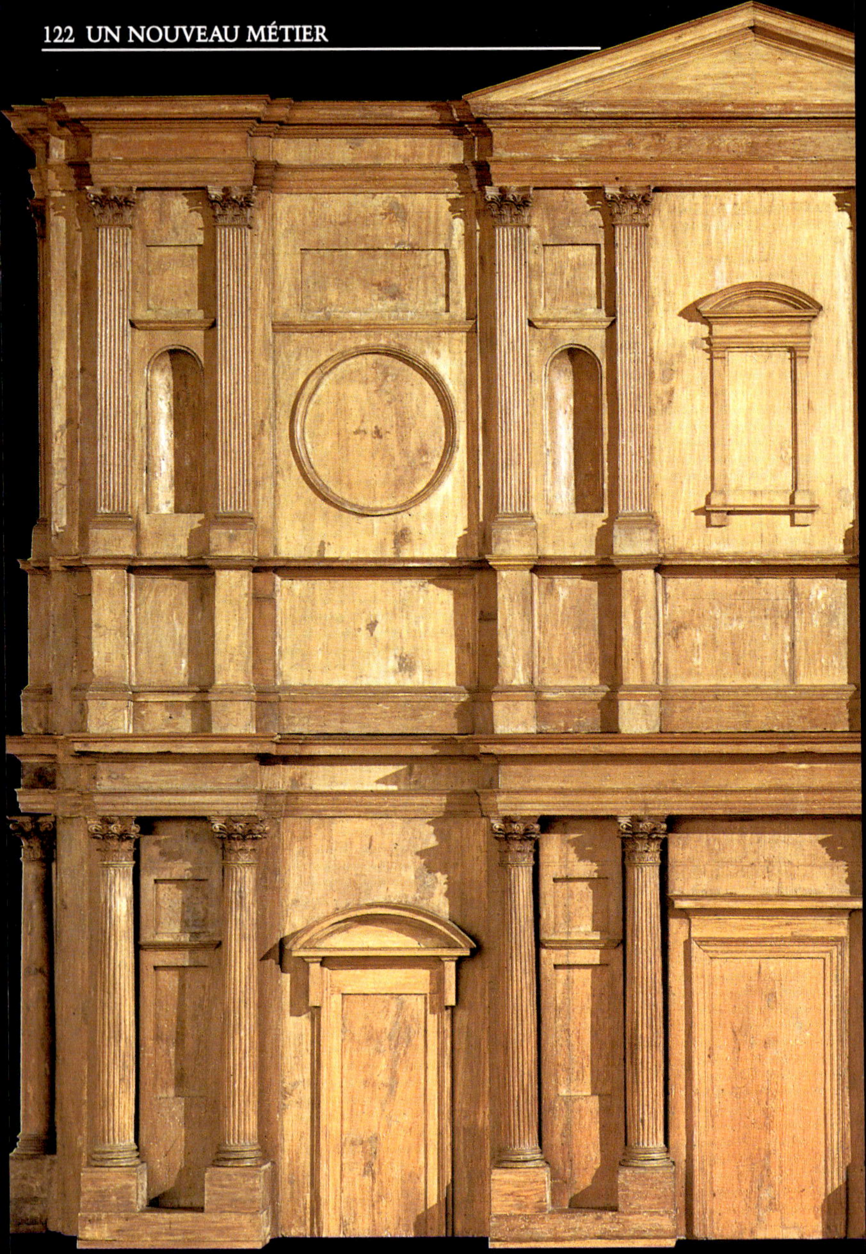

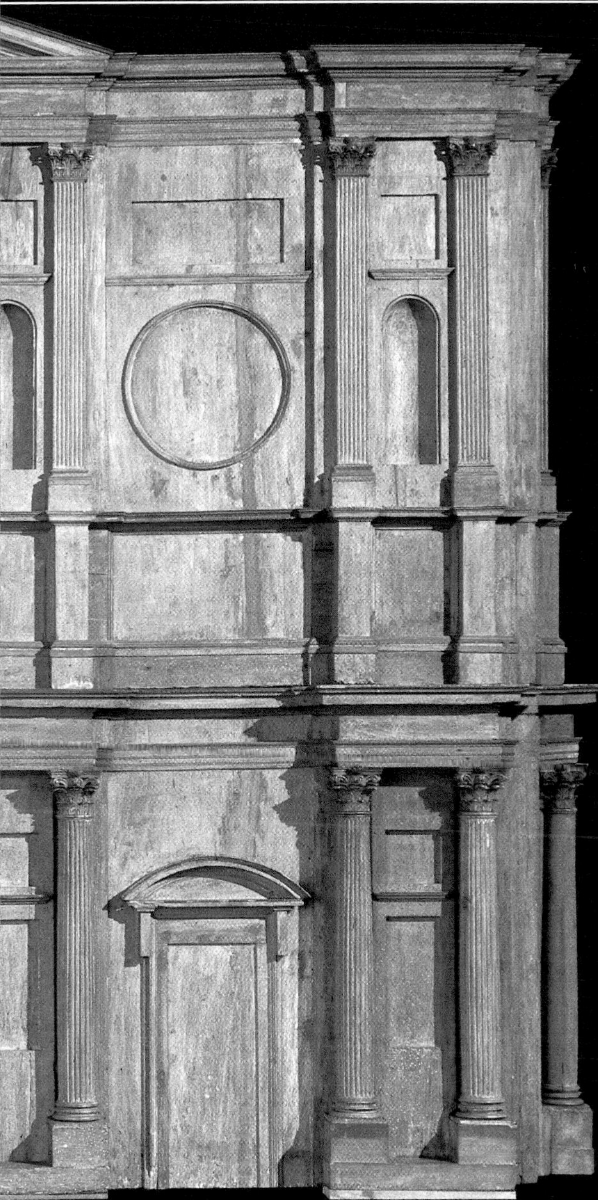

L'église San Lorenzo de Florence, paroisse des Médicis, avait bénéficié de leur patronage pour sa reconstruction au cours du XVe siècle, mais il lui manquait encore une façade. Le pape Léon X s'en préoccupa dans l'hiver 1515-1516, et de nombreux projets furent élaborés. C'est Michel-Ange qui en obtint la commande en janvier 1518, mais l'ouvrage ne fut jamais réalisé. Son projet est connu par plusieurs dessins et par ce modèle en bois, qui correspond presque en tous points aux termes de son marché. La conception était celle d'un écran, qui dissimulait la structure de l'église au lieu de l'annoncer : les angles supérieurs de l'étage se seraient dressés dans le vide.

Rome, on n'hésitait pas à faire exécuter des modèles fort coûteux, de très grande taille, afin qu'il fût même possible d'entrer à l'intérieur pour juger de la volumétrie du projet. La construction de ces modèles requérait les soins d'un menuisier initié à la lecture des dessins et au vocabulaire spécifique de l'architecture. On devine que la réalisation de tels ouvrages constituait un enseignement de

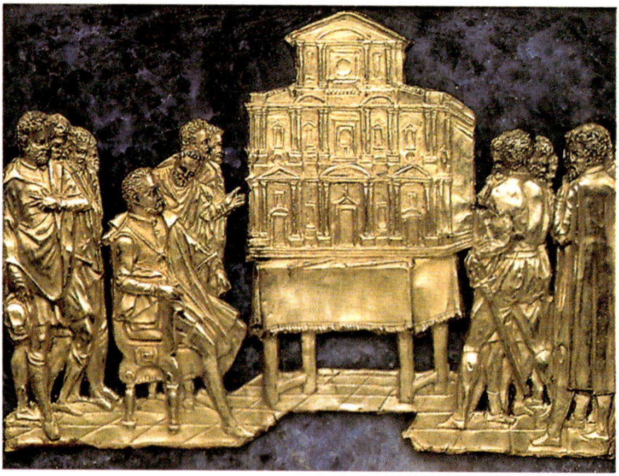

l'architecture, et c'est pourquoi sans doute on trouve aussi dans l'Italie de la Renaissance et particulièrement à Florence des architectes qui avaient une formation de menuisiers. Le fait est certain pour le premier d'entre eux, Antonio Ciaccheri, qui était au départ le menuisier chargé de construire les modèles de Brunelleschi et qui après sa mort fit bientôt figure de spécialiste des coupoles et de successeur du maître, chargé à ce titre de construire la coupole de San Lorenzo, puis de continuer le chœur en rotonde de l'Annunziata et de dessiner la chapelle funéraire du cardinal de Portugal à San Miniato, de plan centré. Giuliano da Sangallo, Simone del Pollaiuolo dit le Cronaca, Giuliano da Maiano à Florence avaient la même formation, et aussi Dominique de Cortone, qui en France donna le premier modèle de Chambord

Dans ce relief d'or (ci-contre), Jean Bologne en 1585 a figuré Buontalenti en train de présenter son modèle de façade pour la cathédrale de Florence. Le demi-modèle du dôme de Saint-Pierre de Rome (en bas) a été exécuté sur les instructions de Michel-Ange de 1558 à 1561, mais il a été sensiblement modifié par Giacomo della Porta, puis par Vanvitelli au XVIIIe siècle. Le Passignano a imaginé dans ce tableau (à droite) Michel-Ange en train de présenter au pape Paul IV son modèle de Saint-Pierre. Le modèle représenté comporte en réalité les modifications apportées à l'exécution par Giacomo della Porta.

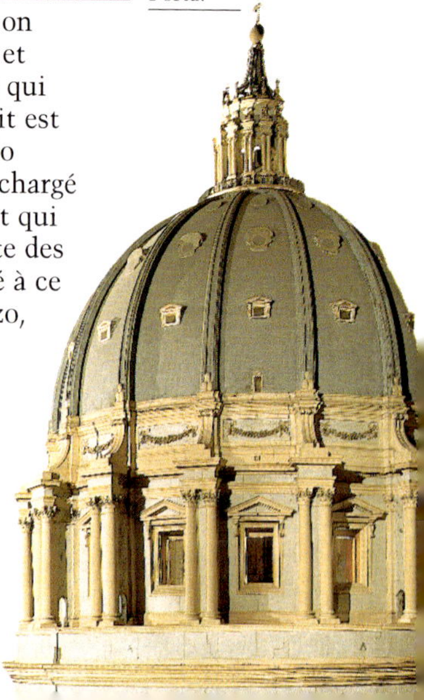

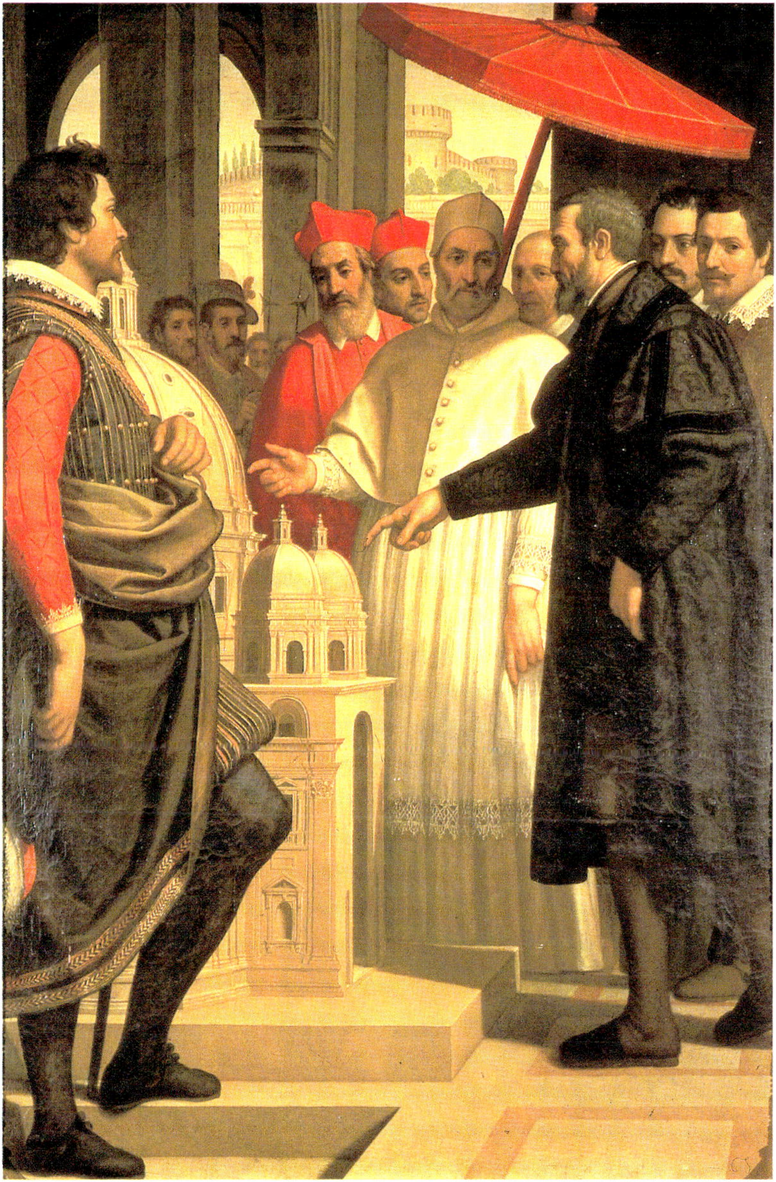

puis conçut le projet de l'Hôtel de Ville de Paris. Antonio da Labacco, qui construisit le modèle de Saint-Pierre pour Antonio da Sangallo, finit même par rédiger un traité d'architecture (Rome, 1552).

Promotion de l'architecte

En s'éloignant de la pratique pour devenir une science passant par la maîtrise du dessin, le métier s'ennoblit. Cela valut d'abord à ses représentants un nouveau nom, venu du grec : architecte. Le mot se répandit en Italie au XVe siècle, quoique celui d'ingénieur soit longtemps resté d'usage en Lombardie. En France, il pénétra plus tard et plus lentement, car la fonction était souvent liée à l'entreprise et l'homme du métier restait alors nommé maître maçon, mais avec le temps et la séparation progressive des deux fonctions, il finit par s'imposer. Avec un nom plus noble, l'architecte reçut aussi un statut plus digne, et d'autant plus qu'il

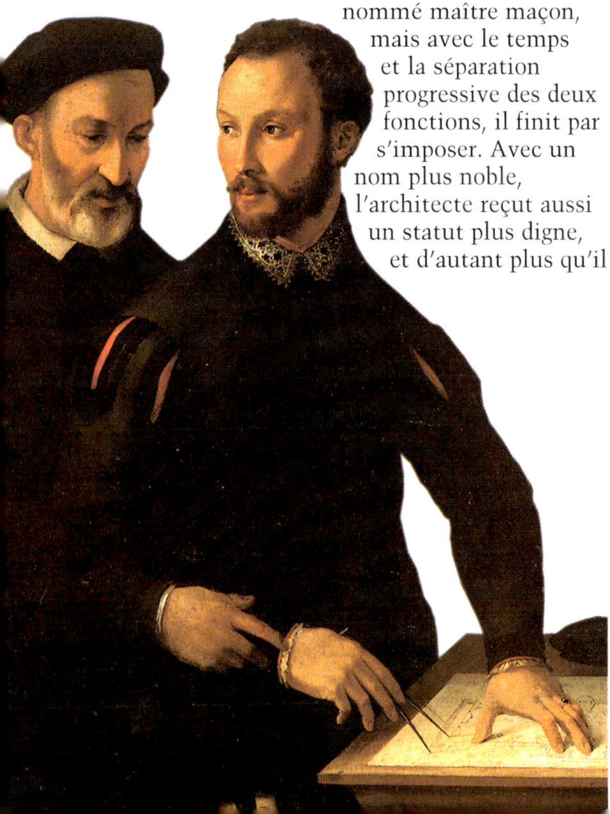

Dans ce tableau de Maso da San Friano qui était décrit dans la collection Farnèse comme « un vieux qui enseigne à un jeune homme à dessiner l'architecture », on a proposé de voir les portraits du duc de Parme Ottavio Farnese et de l'ingénieur militaire Francesco de' Marchi. Mais on ne reconnaît pas le visage du duc, l'attitude de son ingénieur serait bien familière, et le plan étalé sur la table est celui d'une église. On croirait plus volontiers à une leçon donnée par un architecte expérimenté à un jeune dilettante.

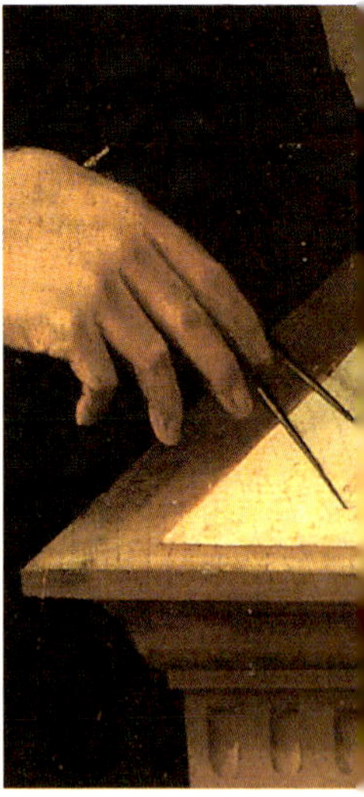

se distinguait de l'entrepreneur. Il devint un artiste et bénéficia de la promotion générale des arts qui s'opérait alors. Une preuve significative en est donnée par le fait qu'on vit même en Italie des architectes signer leur œuvre en bonne place, comme le faisaient désormais les peintres et les sculpteurs : ainsi Matteo Nuzi à Cesena (1452), Novello da San Lucano à Naples (1470), Marino Cedrini à Lorette (1476), Falconetto à Padoue (1524), Palladio à Maser (1580).

L'architecte devenait en même temps un personnage, un homme précieux qu'on recherchait, qu'on ménageait, qu'on honorait. Côme l'Ancien de Médicis traitait Michelozzo en ami, et celui-ci alla lui tenir compagnie à Venise pendant le bannissement qui lui fut infligé en 1433 – ce qui lui valut au passage de reconstruire la bibliothèque des Camaldules à San Giorgio. En 1447, la fabrique de la cathédrale de Florence, en dépit du règlement qui y interdisait toute sépulture, faisait inhumer Brunelleschi au point le plus honorable de l'église et décidait de lui dédier un monument avec son effigie et un éloge en vers écrit par le chancelier de la République. Le duc d'Urbino Frédéric de Montefeltre, pour nommer Luciano Laurana à la direction de ses bâtiments, exposait en préambule combien il révérait l'architecture et admirait l'architecte. Les services du Siennois Francesco di Giorgio étaient requis à Naples, puis dans les Marches à Urbino, Jesi et Ancône, en Lombardie à Pavie et à Milan. En France, Philibert Delorme reçut d'Henri II le titre d'aumônier ordinaire du roi et l'abbaye d'Ivry. Palladio, si modeste qu'il fût, était cultivé par la meilleure société de Vénétie. D'art majeur qu'elle avait toujours été, l'architecture était devenue un art noble.

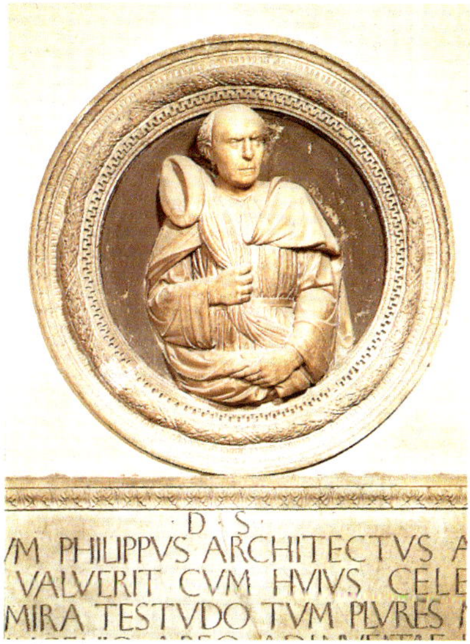
D S
M PHILIPPVS ARCHITECTVS
VALVERIT CVM HVIVS CELE
MIRA TESTVDO TVM PLVRES

Depuis 1400, il était interdit d'établir une sépulture ou un monument funéraire à l'intérieur de la cathédrale de Florence. On revint sur cette décision en faveur de l'architecte qui avait réussi à construire la coupole. Brunelleschi eut l'honneur d'y être enseveli, commémoré par une inscription latine et représenté par un portrait en demi-figure sculpté par son disciple Andrea Cavalcanti dit le Buggiano (ci-dessus). Page suivante, au premier étage de la Farnesine, Baldassare Peruzzi réalise sa double vocation en peignant un décor d'architecture en trompe l'œil.

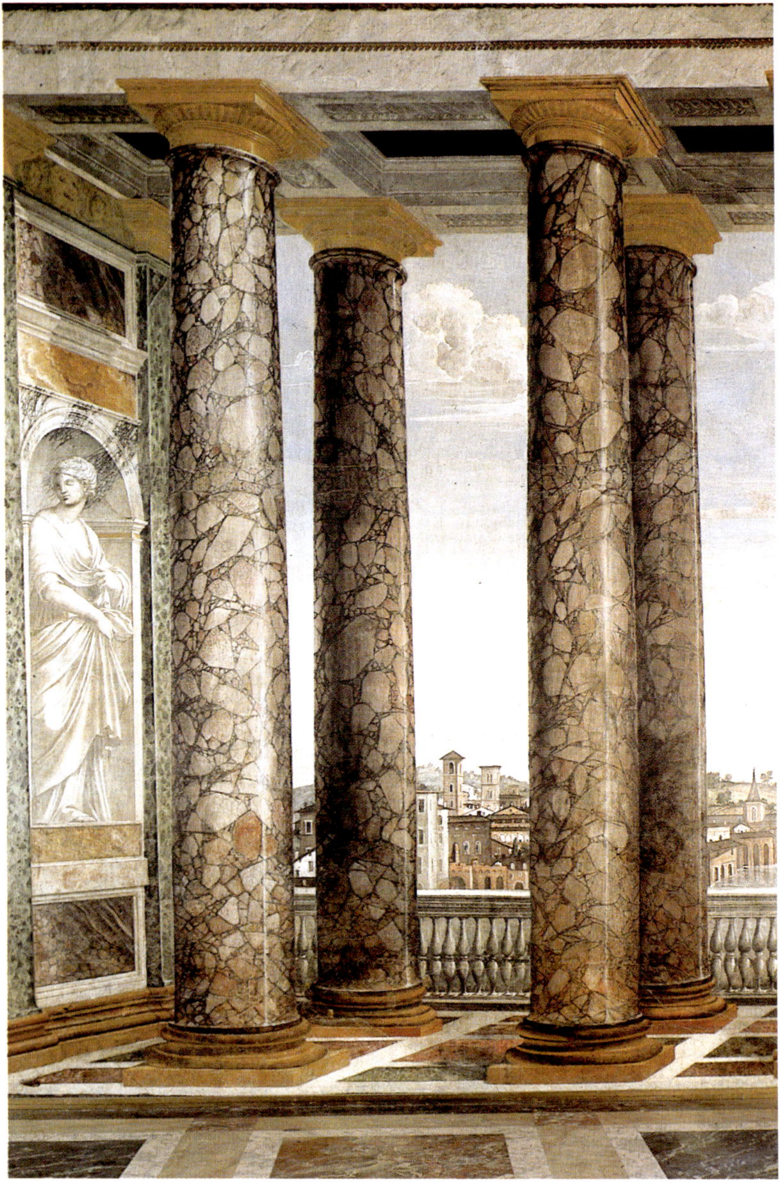

TÉMOIGNAGES ET DOCUMENTS

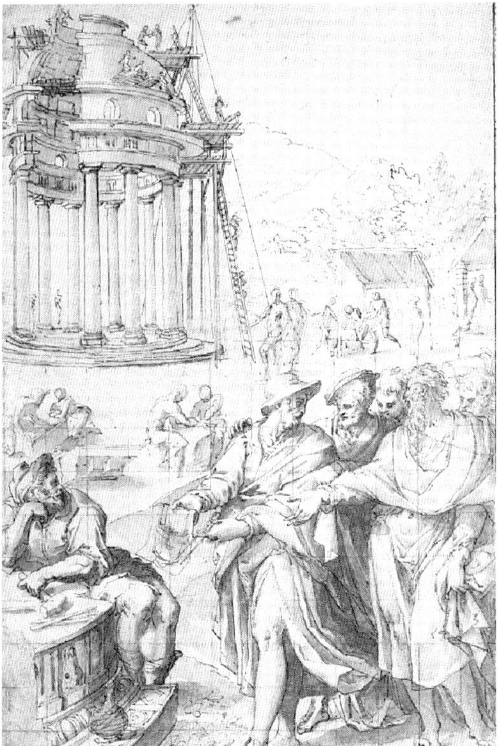

La redécouverte de l'Antiquité et le rejet du gothique

La Renaissance condamna sans appel le style qu'elle appela gothique et qu'elle jugeait barbare. Elle voulut rétablir les principes et le vocabulaire qui avaient fait la grandeur de l'architecture antique. Ses architectes étudièrent donc avec passion les vestiges des monuments antiques, les dessinèrent, les publièrent : ils furent les premiers archéologues. Par leur action, ils en firent comprendre la valeur et aidèrent à leur sauvegarde.

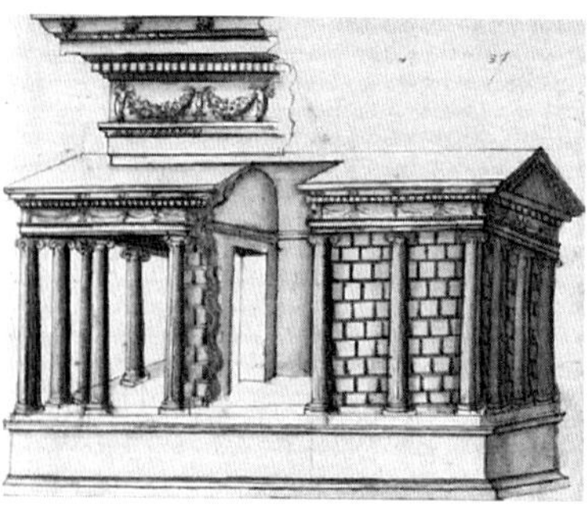

La Maison Carrée à Nîmes, dessinée par Giovanni Battista Montano au XVIe siècle.

Brunelleschi à Rome en 1402

Tout en regardant les sculptures, en homme dont l'œil tant naturel que mental était bon et avisé en toutes choses, il remarqua aussi le mode de construction des anciens et sa symétrie : il crut y reconnaître une sorte d'ordre comme de membres et d'os [...]; ce type de construction le frappa comme très différent de celui qu'on employait alors. Il s'appliqua, tandis qu'il regardait les sculptures antiques, à ne pas être moins attentif à ce mode et à cet ordre — tant la structure et la statique de l'édifice, les parties, les conformités et les solutions répondant à leur destination, que la décoration. En y voyant tant de merveilles et de beautés [...], il se mit en tête de retrouver la manière antique de construire dans son excellence, son ingéniosité, ses proportions musicales, là où il était possible de le faire correctement, aisément et économiquement. [...] Pendant ce séjour à Rome, il eut presque continuellement avec lui le sculpteur Donatello, ils faisaient ensemble des relevés approximatifs de presque tous les édifices de Rome et de beaucoup de lieux des environs, avec les mesures de la largeur et de la hauteur autant qu'ils pouvaient s'en assurer. En maints endroits, ils faisaient creuser pour voir l'articulation des parties d'un édifice et leurs caractères – si elles étaient rectangulaires ou polygonales, parfaitement ovales, ou d'une autre sorte – et aussi, là où ils pouvaient la conjecturer, la hauteur, en calculant d'une base à l'autre, ou bien, pour les toits, d'après la hauteur des fondations et des socles; ils posaient par-dessus de ces bandes de parchemin qu'on coupe pour quadriller les cartes, avec un numéro et des lettres dont Filippo avait le secret...

Ainsi ils faisaient creuser pour découvrir l'articulation des parties et pour retrouver des œuvres d'art ou des édifices là où apparaissaient quelques vestiges, y employant des portefaix ou autre main-d'œuvre, au prix de dépenses considérables, personne ne comprenait pourquoi ils le faisaient […]. Ils étaient communément nommés : «ceux du trésor», car on croyait qu'ils cherchaient et faisaient des frais dans ce but.

Vie de Brunelleschi attribuée à A. Manetti, trad. Cl. Lauriol, in *Filippo Brunelleschi, la naissance de l'architecture moderne*, Paris, 1976

L'architecture gothique jugée par Vasari (1568)

Il y a un autre style appelé gothique, dont les éléments décoratifs et les proportions sont très différents des antiques et des modernes. Les bons architectes d'aujourd'hui ne l'emploient pas, ils le fuient comme monstrueux et barbare. Chacun de ses éléments étant dépourvu de toute règle, on peut parler de confusion et de désordre; ces constructions sont si nombreuses qu'elles ont infecté le monde. Les portes sont ornées de colonnes fines et torses comme des ceps de vigne, incapables de soutenir un poids si léger soit-il. Sur les façades et les parties décorées, de maudites petites niches s'empilent les unes sur les autres, avec tant de pyramides, de pinacles, de feuilles qu'il semble impossible que cet assemblage arrive à tenir debout et à garder son équilibre. Tout cela semble être en papier plutôt qu'en pierre ou en marbre. Il y a tant de saillies, de ruptures, de consolettes, de vrilles que tout semble disproportionné. Souvent à force d'empiler motif sur motif, le sommet d'une porte va jusqu'à toucher le toit.

Ce style fut créé par les Goths. Après avoir ravagé les constructions antiques et tué les architectes dans les guerres, ils élevèrent avec les survivants des édifices de ce style: ils lancèrent des voûtes sur des arcs en ogive et couvrirent de ces maudites constructions toute l'Italie, qui, lasse d'en voir, a fini par se débarrasser complètement de ce style. Que Dieu préserve tout pays de cette conception et cette manière de bâtir! Leur difformité en regard de la beauté de nos monuments fait que ces ouvrages ne méritent pas qu'on en parle plus longtemps.

Traduction sous la dir. de A. Chastel

Ordonnance d'Anne de Montmorency, gouverneur du Languedoc, pour la conservation des monuments antiques de Nîmes (septembre 1548)

Nous, Anne, sire de Montmorency, premier baron, connestable et grand maistre de France, gouverneur et lieutenant général du Roy en Languedoc, au Juge ordinaire de la ville de Nysmes, salut. Comme, en passant par ladicte ville, nous avons veu de beaulx et grandz édiffices antiques de grand artifice et architecture faictz par les anciens, dont plusieurs et la plus grande part à ce congnoissans aujourd'huy non seulement en prenent délectation, mais encores beaucoup de profit pour l'art d'architecture, là où toutes proportions dudit art sont gardées, observées et enseignées, et aussi que c'est la décoration de ladite ville, pays de Languedoc, et louange de ce royaulme, et pour ce que aucuns de ladite ville possèdent et ont maisons près et à l'antour desditz édiffices anticques, lesquelz journellement édiffient de nouveau, de sorte que, pour les agrandir et accommoder à leur profit particulier, ilz cachent, ruynent et desmolissent icelles antiquités, en manyère que en peu [de] temps ilz auront si bien entrepris sur icelles que le tout sera ruyné, destruict et gasté. Nous, à ces causes, et desirans que telles choses soient conservées et gardées en leur entier, vous mandons, commandons et expressément enjoignons de faire défences de par nous, sur certaines et grandes peines [...], à tous les possesseurs desdites maisons anticques et autres qu'il apartiendra, de ne construire, édiffier ou desmollir lesdictes antiquités, ne permectre qu'il y soit faict aucuns bastimens de nouveau qui puissent couvrir ou cacher icelles anticquités en quelque sorte que ce soit, sans préallablement vous y appeller avec les gens du Roy de ladite ville, pour en faire d'une visitation et veoir s'il sera bon, raisonnable et nécessaire leur bailler permission de ce faire. Et, si aucuns contrevenoient ausdites deffances, vous procéderez à l'encontre d'eulx ainsi qu'il apartiendra par raison et que verrez estre affaire. De ce faire vous donnons povoir, commission et mandement espécial par ces présentes, par vertu du povoir à nous donné par le Roy, mandons et commandons à tous les justiciers, officiers et subgectz dudit seigneur que à vous en ce faisant soit obéy.

éd. L. de La Trémoille, *Revue des sociétés savantes des départements*, 5e série, VIII, 1874.

La Renaissance de l'architecture selon Palladio (1570)

Lorsque la grandeur de l'Empire romain eut commencé à déchoir par la continuelle invasion des Barbares, l'architecture, aussi bien que les autres arts et sciences, venant à perdre l'éclat de sa première beauté, alla toujours en se défigurant jusqu'à ce que, ne restant plus aucun souvenir de l'excellente régularité de ses proportions ni de la belle manière de bâtir, elle fut réduite au dernier stade de l'ignorance. Mais comme toutes les choses du monde sont en une révolution continuelle, et que tantôt elles montent jusques au faîte de leur perfection, et tantôt redescendent en un abîme d'ignorance, l'architecture, au temps de nos pères sortant des ténèbres où elle était demeurée ensevelie depuis tant d'années, commença à reparaître, et comme à renaître.

Car, sous le pontificat de Jules II, Bramante, le plus excellent des architectes modernes, très grand observateur des antiques, bâtit à Rome de très beaux ouvrages; et après lui vinrent Michelangelo Buonarroti, Giacomo Sansovino, Baldassare da Sienna, Antonio da San Gallo, Michel da San Michele, Sebastiano Serlio, Giorgio Vasari, Giacopo Barozzi da Vignola, et le cavalier Lione [Leoni], auxquels on doit de merveilleux bâtiments à Rome, à Florence, à Venise, à Milan et dans d'autres villes d'Italie. Outre que plusieurs d'entre eux ont été d'excellents peintres, sculpteurs et hommes de lettres, dont quelques-uns sont encore en vie, ainsi que d'autres que je ne nommerai pas pour ne pas lasser. Mais, pour revenir à notre propos, puisque Bramante a, le premier, rénové la belle et bonne architecture qui, depuis les Anciens jusqu'à aujourd'hui, était restée cachée, il m'a semblé raisonnable et juste de donner place à quelques-unes de ses œuvres parmi celles des antiques.

Palladio, *Architecture* (1570), livre IV, chap. XVII, trad. Fréart de Chambray (1650)

L'étude de l'Antiquité par Palladio

Dès mon jeune âge, une inclination naturelle me porta à l'étude de l'architecture, et parce qu'à mon jugement les anciens Romains excellèrent en beaucoup de choses, j'estimai qu'en l'art de bâtir également ils avaient dépassé tous ceux qui les ont suivis. C'est pourquoi je pris Vitruve pour maître et pour guide, le seul des Anciens dont les écrits nous soient demeurés sur cette matière, et me mis à rechercher et à observer avec curiosité les reliques de tous ces vieux édifices, qui, malgré le temps et la brutalité des Barbares, nous restent encore. Et d'autant qu'ils me paraissaient de jour en jour plus considérables, je commençai de faire une étude très exacte sur chacune de leurs parties, dont je me rendis enfin si soigneux observateur (n'y remarquant rien qui ne fût fait avec très grande raison et très bonne grâce), que souvent je me transportai exprès en divers endroits, tant de l'Italie que d'ailleurs, afin de concevoir par ce qui en reste, ce qu'avait été le tout ensemble, et le transposer en dessin. Voyant donc combien notre commune manière de bâtir est éloignée de ce que j'ai remarqué dans ces édifices, et de ce que nous lisons dans Vitruve, Léon-Baptiste Alberti et autres bons maîtres, lesquels ont écrit depuis Vitruve, et (si je l'ose dire encore) de ce que j'ai pratiqué avec honneur et à la grande satisfaction de ceux qui se sont servis de moi, j'ai pensé que je ferais bien, puisque nous ne sommes pas nés seulement pour nous, de donner à l'utilité publique tous les dessins et toutes les études que j'ai faits d'après les Anciens depuis tant d'années et avec une si pénible recherche, écrivant succinctement tout ce qui m'a semblé digne de considération.

Palladio, *idem*, avant-propos.

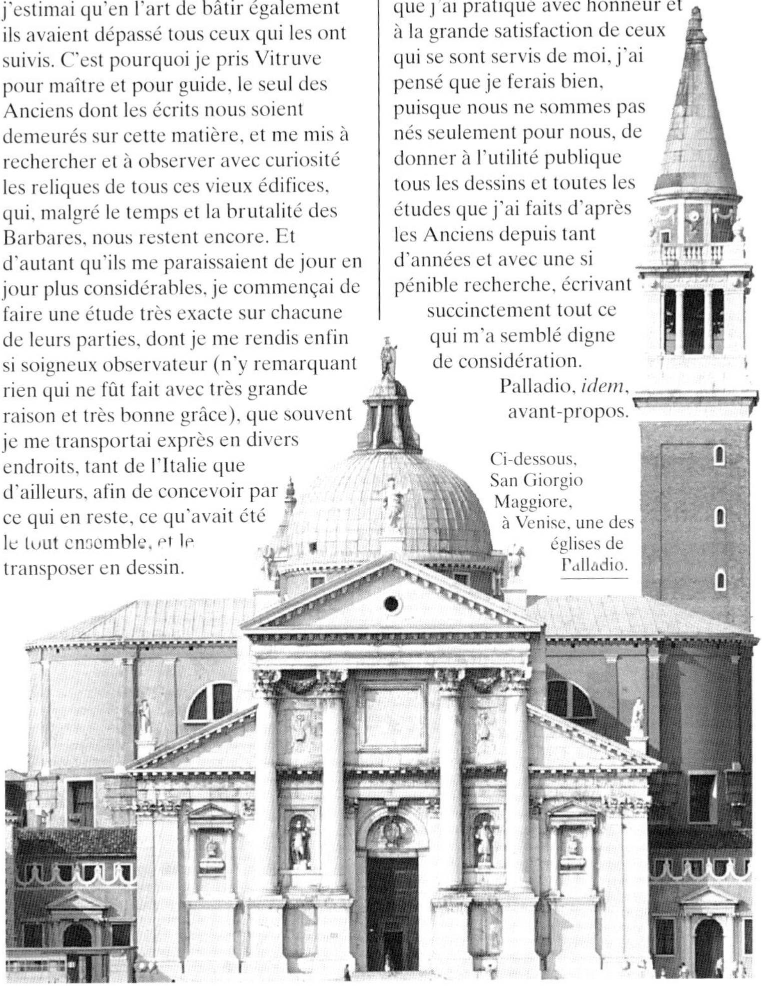

Ci-dessous, San Giorgio Maggiore, à Venise, une des églises de Palladio.

Les principes et le vocabulaire de la nouvelle architecture

La Renaissance revint aux principes fondamentaux de l'antiquité : régularité des alignements et des niveaux, symétrie par rapport à un axe médian, proportion des parties avec le tout et entre elles. Les ordres antiques lui offrirent à la fois un système de proportions et un langage décoratif. Le plan centré fut un idéal pour tous les architectes. Ils y rattachèrent la fascination qu'ils éprouvaient pour la forme géométrique la plus pure, le cercle.

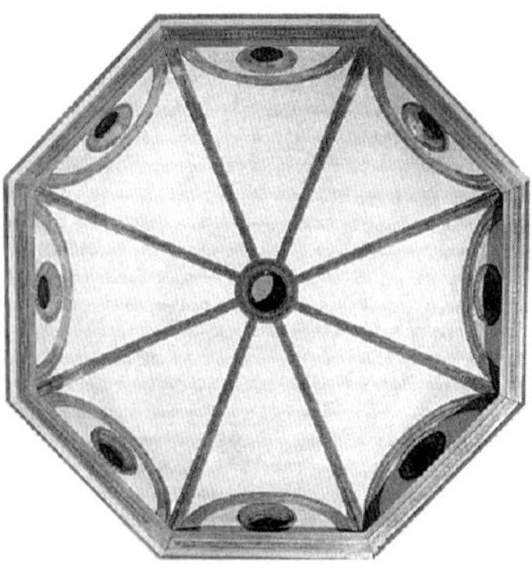

Proportion et harmonie

Lettre adressée par Alberti à Matteo de' Pasti à Rimini, où ce dernier dirigeait les travaux de construction du Tempio Malatestiano *(18 novembre 1454).*

Quant à ce que tu me dis que Manetto [Antonio di Manetto Ciaccheri] affirme que les coupoles doivent avoir de hauteur le double de leur largeur, moi je me fie plus à celui qui fit les Thermes et le Panthéon et toutes ces très grands choses plutôt qu'à lui, et au raisonnement beaucoup plus qu'à personne. Et s'il s'obstine dans son avis, je ne serai pas surpris qu'il se trompe souvent. Quant au pilier dans mon modèle, souviens-toi de ce que je t'ai dit : cette façade, il faut qu'elle soit une œuvre par elle-même... Il convient d'améliorer ce qui est fait et non de gâter ce qui reste à faire. Les mesures et les proportions des piliers, tu vois d'où elles viennent : si tu changes quelque chose, toute cette musique se désaccorde...

trad. B. Jestaz

La loi de la proportion

La beauté résultera de la forme et de la correspondance du tout aux parties, des parties entre elles, et de celles-ci au tout, de sorte que l'édifice apparaisse comme un corps entier et bien fini dans lequel chaque membre convient aux autres et où tous les membres sont nécessaires à ce que l'on a voulu faire.

Palladio, *Architecture*, livre I, chap. I, trad. Fréart de Chambray (1650)

Proportion et symétrie

J'observe que la longueur de mes salles n'excède jamais le double de leur largeur, mais, plus elles approcheront du carré, et plus elles seront belles et commodes. Les chambres doivent être de part et d'autre de l'entrée et de la salle, et il faut prendre garde que celles de la main droite répondent et soient égales à celles du côté gauche, afin que le bâtiment soit tout pareil d'un côté et d'autre, et que les murs portent également le faix de la couverture. Car si les chambres étaient grandes d'un côté et plus petites de l'autre, celui-là résisterait davantage à la charge à cause de l'épaisseur de ses murs, et celui-ci se trouvant plus faible ferait naître avec le temps de grands inconvénients et, pour finir, la ruine entière de l'édifice. Les proportions des chambres les plus belles et les plus élégantes et qui réussissent le mieux peuvent être de sept manières, car ou on leur donne la forme ronde, qui néanmoins se pratique peu, ou bien on les fait carrées, ou elles ont de longueur la diagonale de leur carré, ou un tiers de plus que le carré, ou un carré et demi, ou un carré et deux tiers, ou bien deux carrés entiers…

Palladio, *Architecture*, livre I, chap. XXI
trad. Fréart de Chambray (1650)

Et bien qu'une maison soit composée de diverses chambres, grandes, petites et moyennes, il faut néanmoins que les fenêtres d'un même étage soient toutes égales. Je les règle volontiers sur la mesure des chambres, dont la longueur est deux tiers plus grande que la largeur, comme dix pieds sont à trente, et je divise cette largeur en quatre parties et demie, dont je fais de l'une d'elles la largeur des fenêtres, et en donne deux à la hauteur, avec une sixième partie de la largeur en plus, et j'observe cette proportion dans toutes les autres chambres. Les fenêtres du second étage doivent être plus basses d'une sixième partie que celles d'en bas, et s'il y en avait d'autres plus hautes, pour un troisième étage, on leur donnera la même diminution.
Il faut aussi que les fenêtres qui sont à main droite correspondent à celles de la main gauche, et que celles de dessus tombent à plomb sur celles de dessous. Les portes doivent aussi se trouver directement les unes au-dessus des autres, afin que partout le vide rencontre le vide et que le plein repose sur le plein. De plus, les portes doivent être situées sur un même alignement, pour que, d'une seule œillade, on puisse regarder le logis d'un bout à l'autre, ce qui apporte de la gaieté et de la fraîcheur durant le temps des chaleurs, et d'autres commodités.

Palladio, *Architecture*, livre I, chap. XXV
trad. Fréart de Chambray (1650)

La superposition des ordres

Les anciens architectes ont utilisé cinq ordres différents: le toscan, le dorique, l'ionique, le corinthien et le composite. Ces ordres, dans un bâtiment, doivent être disposés de telle sorte que le plus solide se trouve toujours au-dessous, comme étant le plus propre à soutenir la charge de l'édifice dont la fondation, par ce moyen, demeurera plus ferme. On mettra donc toujours le dorique sous l'ionique, l'ionique sous le corinthien, et le corinthien sous le composite. Le toscan est si grossier qu'on ne le met en œuvre que fort rarement, si ce n'est pour quelque bâtiment champêtre où il n'est besoin que d'un seul ordre, ou bien dans de grandes constructions, comme des amphithéâtres ou choses semblables, lesquelles étant composées de plusieurs ordres, on mettra celui-ci à la place du dorique sous l'ionique. Si on veut omettre un des ordres et poser, par exemple, le corinthien immédiatement sur le dorique, cela se peut faire pourvu que, suivant la règle que je viens de donner, le plus solide se trouve toujours dessous.

Palladio, *Architecture,* Livre I, chap XII, trad. Fréart de Chambray (1650)

La symbolique des ordres

Tout ainsi que la colonne dorique a été inventée selon les mesures et proportions de l'homme, et la ionique suivant celles de la femme, aussi la présente [corinthienne] a été faite à l'imitation d'un délié et joli corps d'une pucelle. Pour autant que les filles en leur jeune âge ont le corps grêle et menu, et étant bien parées, se montrent beaucoup plus belles et d'apparence plus exquise, ainsi que font les colonnes corinthiennes. Car elles apparaissent ou doivent apparaître beaucoup plus riches et déliées, plus mignonnes et mieux parées que les autres. Pour cette cause, on leur donne pour leur hauteur plus de huit fois leur diamètre par le bas, voire neuf, et plus quelquefois, selon le lieu auquel on les applique. Voilà qui les fait montrer plus grêles et délicates que la ionique, qui ne doit avoir de hauteur que huit fois et demi son diamètre pour le plus, et quelquefois moins. […]

Philibert Delorme, *Architecture*, 1567, Livre VI, chapitre I

J'ai choisi le présent ordre ionique entre tous autres, pour orner et illustrer le palais [des Tuileries] que la majesté de la reine, mère du très chrétien roi Charles neuvième de ce nom, fait aujourd'hui bâtir en cette ville de Paris […]. J'ai voulu accommoder le présent ordre à son dit palais pour autant qu'il n'est guère usité, et que encore peu de personnes l'ont mis en œuvre aux bâtiments avec colonnes […]. L'autre raison, c'est pour autant qu'il est féminin, et a été inventé après les proportions et ornements des dames et déesses, ainsi que le dorique des hommes, comme m'ont appris les anciens, car quand ils voulaient faire un temple à quelque dieu, ils y employaient l'ordre dorique, et à une déesse le ionique.

Idem, Livre V, chapitre XXIII

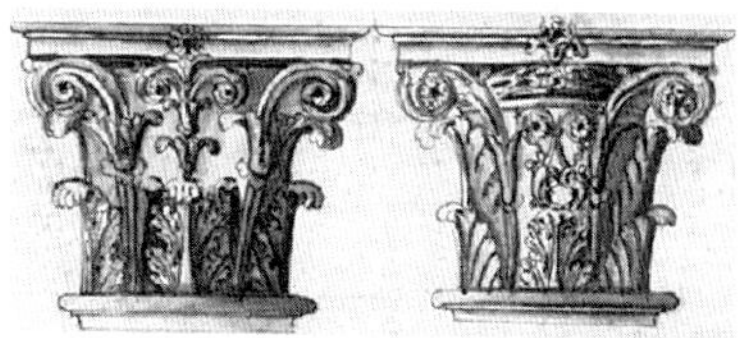

Les ordres sont facultatifs, la symétrie nécessaire

Aucuns pourront penser après avoir lu ce que j'ai écrit des faces des bâtiments pour montrer la disposition des fenêtres, que je les voudrais contraindre ou bien assujettir de mettre des colonnes et piliers [pilastres] aux faces des maisons, ce que je ne prétends aucunement, car tous ceux qui veulent faire petites dépenses n'ont besoin de si grande curiosité et enrichissement de face de maison, pour autant que leurs facultés ne pourraient soutenir si grands frais, mais il est bien vrai que je voudrais que la constitution et ordre des fenêtres qui doivent être plantées aux faces des logis fût par telles proportions et mesures gardé, que ce que l'on voit d'un côté se pût voir de l'autre, voire sans colonnes ou piliers […]. Je vous propose aussi en ladite figure des piliers carrés, et de l'un à l'autre voûtés, pour faire par le dessous une façon de péristyle, et au dessus une galerie, le tout sans forme de colonnes, ni moins de piédestats, chapiteaux et corniches, pour seulement montrer comme le docte et expert architecte peut faire un bâtiment de bonne grâce et sans excessive dépense, lequel se montrera autant bien fait que d'autres qui sont beaucoup plus riches [...].

Philibert Delorme, *Architecture*, 1567, Livre I, chapitre XVII

Le plan centré et la vertu du cercle

Les temples se font ordinairement ronds ou carrés, à six ou huit angles et plus encore si besoin est, et ces angles doivent être tous compris dans la circonférence d'un même cercle. On peut leur donner la forme d'une croix ou telle autre forme que l'architecte voudra accommoder à son dessin, pourvu que la composition de l'architecture soit élégante et qu'il y ait convenance et proportion entre toutes les parties qui rendent l'ouvrage considérable. Mais les formes les plus belles et les plus régulières, et dont toutes les autres tirent leurs mesures, sont la ronde et la carrée. C'est pourquoi Vitruve ne traite que de ces deux formes, et nous enseigne quelle doit être la distribution de leurs parties, comme je dirai ci-après en parlant de la composition des temples. Dans les temples qui ne sont pas ronds, il faut précisément observer que tous les angles s'y trouvent égaux, qu'ils aient six ou huit côtés, ou plus.

[...]

Ainsi les Anciens tâchèrent toujours d'observer le décorum dans la construction de leurs temples, comme étant la partie la plus essentielle de l'architecture. De même, et à plus forte raison, nous qui n'adorons point de faux dieux, devons-nous avoir la même considération et choisir parmi toutes les formes de temples celle qui est la plus parfaite et la meilleure. Or, de toutes ces formes, la ronde seule est simple, uniforme, égale, puissante et spacieuse. Nous la choisirons pour nos temples, auxquels elle convient fort bien dans la mesure où elle est incluse dans un terme unique, sans fin ni commencement, dont les parties, indissociables, contribuent également à la composition de l'ensemble, et chacune d'elles ayant ses extrémités également éloignées du centre, elle est comme le symbole de l'unité, de l'infinité, de l'uniformité, et de la justice de Dieu. De plus, il faut avouer que la solidité et la durée sont plus nécessaires à la fabrication des temples qu'à celle de n'importe quel autre édifice, puisqu'ils sont voués au culte d'un Dieu éternel et qu'ils sont les plus dignes et les plus notables marques d'une ville. Nous pouvons encore ajouter que, n'ayant aucun angle, la forme ronde convient particulièrement aux temples.

Il est également nécessaire que la nef des temples soit bien spacieuse, afin de pouvoir recevoir commodément tous ceux qui viennent assister au service. À cet égard, la figure ronde est encore très avantageuse, puisqu'elle excède en capacité toutes les autres qui pourraient être comprises dans une égale circonférence. On peut aussi donner aux églises la figure d'une croix, et faire l'entrée dans la partie qui en représenterait le pied, à l'opposé de laquelle on mettra le maître-autel et le chœur. Sur les deux autres côtés, qui s'étendent diamétralement comme deux bras, on pratiquera deux autres entrées, ou deux autels, parce que cette figure de croix représente le triste bois où le mystère de notre salut fut accompli, et c'est pour cette considération que j'ai voulu bâtir en forme de croix l'église du grand saint Georges, à Venise.

Palladio, *Architecture* (1570), livre IV trad. Fréart de Chambray (1650)

Le dessin et le modèle

La conception savante de la Renaissance exigeait des projets plus élaborés que par le passé : c'est alors que se fixent les divers modes complémentaires de représentation de l'architecture, le plan, l'élévation orthogonale (ou «géométrale»), la vue en perspective, la coupe (ou «profil»). Le modèle de menuiserie restait toutefois en usage, pour le contrôle du projet comme pour sa présentation au client.

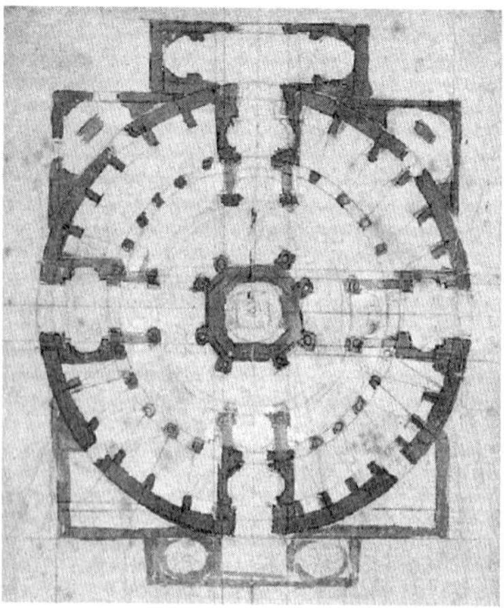

Plan de San Giovanni dei Fiorentini, par Michel-Ange.

Le plan, l'élévation et la coupe selon Raphaël (1519)

Dans ce texte d'expression maladroite, Raphaël recommande de tracer l'élévation et la coupe à l'aplomb du plan pour qu'elles soient à la même échelle; il insiste sur la nécessité du dessin géométral, seul propre à l'indication des mesures, et rejette comme trompeuse la vue perspective.

Puisque la manière de dessiner plus particulière à l'architecte n'est pas la même que celle du peintre, je dirai laquelle me semble convenable pour faire entendre toutes les mesures et savoir trouver tous les membres d'un bâtiment sans erreur. Donc le dessin des bâtiments propre à l'architecte se divise en trois parties, dont la première est le plan, c'est-à-dire le dessin plan, la deuxième est la face extérieure avec ses ornements, la troisième est la face interne, aussi avec ses ornements.

Le plan est celui qui répartit tout l'espace plan du lieu à bâtir, c'est-à-dire le dessin des fondations de tout le bâtiment quand il est déjà au ras du sol. Et cet espace [bâti], bien qu'il soit en élévation, il faut le réduire à plat et faire en sorte que la section des maçonneries, plane et mise à plat, soit parallèle à tous les niveaux du bâtiment, et pour ce faire, il faut prendre la perpendiculaire à la base des maçonneries... de sorte que tous les murs du bâtiment tombent à plomb sur elle et à la verticale. Ce dessin s'appelle plan, comme j'ai dit, car de même que ce plan occupe tout l'espace des fondations de tout le bâtiment, de même la plante [*jeu de mot intraduisible*] du pied occupe l'espace qui est le fondement de tout le corps.

Une fois dessiné le plan et divisé avec ses membres [murs de refends] avec leurs dimensions, qu'il soit rond ou carré ou de toute autre forme, on doit tracer, en mesurant toujours le tout avec l'échelle, une ligne qui ait la largeur à la base de tout le bâtiment, et du milieu de celle-ci tracer une autre ligne perpendiculaire qui fera d'un côté comme de l'autre deux angles droits, et celle-ci marquera le milieu du bâtiment. Des deux bouts de la ligne de largeur, on tracera deux lignes parallèles, perpendiculaires à la ligne de base, et ces deux lignes auront la hauteur que doit avoir le bâtiment, de sorte qu'elles feront la hauteur du bâtiment. Puis entre ces deux lignes extrêmes qui feront la hauteur, on placera la mesure des colonnes, des trumeaux, des fenêtres et des autres ornements indiqués en façade sur le plan du bâtiment, et on fera le tout en traçant toujours, de chaque extrémité des colonnes, des piliers [pilastres ou trumeaux ?], des ouvertures etc., des lignes parallèles à celles des deux extrêmes. Ensuite on posera par le travers la hauteur des bases des colonnes, des chapiteaux, des architraves, des fenêtres, frises, corniches etc. Et tout cela sera fait par des lignes parallèles à celle du plan du bâtiment. Et dans de tels dessins, on ne fera pas de raccourci aux extrémités (même si le bâtiment est rond ou encore carré) pour en montrer deux faces, parce que l'architecte, d'un raccourci, ne peut tirer aucune mesure exacte, ce qui est nécessaire dans un tel art qui a besoin que toutes les mesures soient réellement parfaites et tracées par des lignes parallèles, et non pas par des lignes qui rendent l'apparence et non la réalité. Et si à l'occasion des mesures [tracés] de forme ronde sont raccourcies ou diminuées, on les trouve aussitôt sur le plan, et celles qui sont raccourcies sur le plan, comme les voûtes, les arcs, les triangles, elles sont ensuite parfaites dans les dessins géométraux. C'est pourquoi il faut toujours avoir toutes prêtes [sur l'échelle] les mesures exactes des paumes, des pieds, des pouces et des lignes jusqu'aux plus petites.

La troisième partie du dessin est celle que nous avons dite et appelée la face interne avec ses ornements, et celle-ci n'est pas moins nécessaire que les deux autres. Elle est faite de la même manière à partir du plan par des lignes parallèles, tout comme la face extérieure, elle montre de l'intérieur la moitié du bâtiment comme s'il était coupé par le milieu, elle montre la cour, le rapport de niveau entre la corniche extérieure et les intérieurs, la hauteur des fenêtres, des portes, des arcs et des voûtes, qu'elles soient en berceau, d'ogives ou de toute autre forme. En somme, avec ces trois ordres ou plutôt modes [de dessin], on peut considérer en détail toutes les parties de tout bâtiment, à l'intérieur et à l'extérieur.

Extrait d'une lettre à Léon X,
éd. Golzio, *Raffaello nei documenti*,
Cité du Vatican, 1936, trad. B. Jestaz

Utilité et danger des dessins et modèles selon Philibert Delorme

Chapitre X
L'architecte devoir manifester ses intentions par dessins et portraits tant de plates formes [plans] et montées [élévations], que autres, et signamment [particulièrement] par un modèle [maquette] qui représentera au naturel tout le bâtiment.

Il me conviendrait ici d'écrire un grandissime volume si je voulais déduire les erreurs et fautes que j'ai vu advenir aux bâtiments non seulement des rois, princes et grands seigneurs, mais aussi des médiocres et petits, par la seule négligence de n'avoir bien considéré l'entreprise et n'avoir fait bons et suffisants modèles pour connaître ce qu'on voulait bâtir, comme aussi pour les tromperies et abus qui sont auxdits modèles, le plus souvent faits par [des] gens ignorants. De sorte que tous les jours se voient plusieurs donneurs de portraits et faiseurs de dessins, dont la plupart n'en saurait bien tracer ou décrire aucun si ce n'est par l'aide et moyen des peintres, qui les savent plutôt bien farder, laver, ombrager et colorer que bien faire et ordonner avec toutes leurs mesures. Je dis assurément que tous architectes et maîtres maçons faisant ainsi sont comme perroquets car ils savent bien parler, mais ils ne connaissent ce qu'ils disent, ni la fin de ce qu'ils promettent, qui est de bien faire. [...] J'ai vu advenir d'autres grandes fautes et abus, c'est qu'après que les maîtres maçons ont fait entendre ce qu'ils peuvent aux peintres pour en faire leurs portraits, lesdits peintres se promettent incontinent d'être grands architectes, ainsi que nous avons dit, et sont si présomptueux qu'ils veulent entreprendre les œuvres de maçonnerie, comme aussi font aucuns menuisiers et tailleurs d'images. Car pour avoir ouï parler les maçons ou vu mesurer quelque façade de bâtiment, soit antique ou moderne, ou avoir fait quelque modèle sous la conduite de quelque architecte ou maître maçon, ils se persuadent et promettent incontinent d'être les primes [premiers] du monde et avoir mérité d'être réputés grands architectes.

Chapitre XI

Qu'il ne se faut arrêter à un seul modèle de tout l'œuvre et bâtiment, ains [mais au contraire] en convient faire plusieurs concernant toutes les principales parties de l'édifice, et des grandes commodités qui en proviendront.

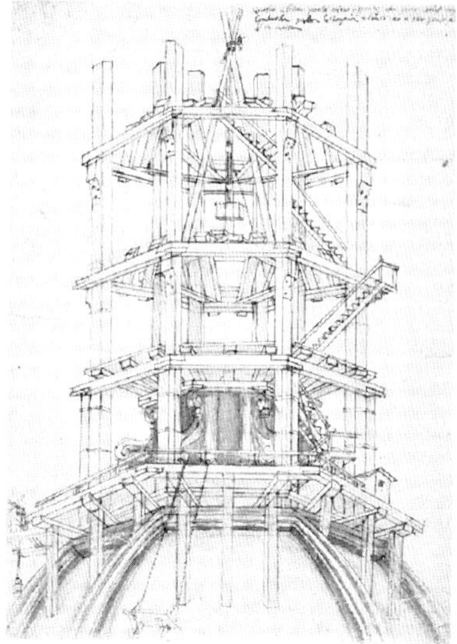

Dessin de Girolamo da Cremona évoquant la construction du dôme de Florence.

Je suis bien d'avis que vous faisiez un modèle général de tout l'œuvre que vous désirez faire, pourvu qu'en après il en soit fait plusieurs autres des principales parties dudit œuvre, afin qu'on y puisse voir et connaître les ornements et mesures d'une chacune chose à part. Vous ferez donc particulièrement un modèle du vestibule, un autre du portique, autre des péristyles et portaux, des étuves, baigneries, escaliers, chapelles, cheminées, lucarnes et autres parties s'il est de besoin, et partout où vous voudrez faire ornements, ils y seront figurés. [...]

Quand vos modèles seront ainsi faits, il sera facile à tous bons esprits qui ont sain jugement de connaître si votre entreprise est raisonnable ou non, et si elle est telle que vous la désirez, et bien commode pour les choses nécessaires à votre bâtiment, et si les ornements y seront bien décents et à propos. Certainement l'une des principales choses à quoi servent les modèles, c'est qu'on connaît par iceux si l'architecte est capable et suffisant de conduire une grande œuvre, car on verra par là s'il entend bien son art. Vous connaîtrez aussi par iceux si la dépense n'est point excessive, et si elle surpasse ce que vous y voulez employer.

Philibert Delorme, *Architecture*, 1567

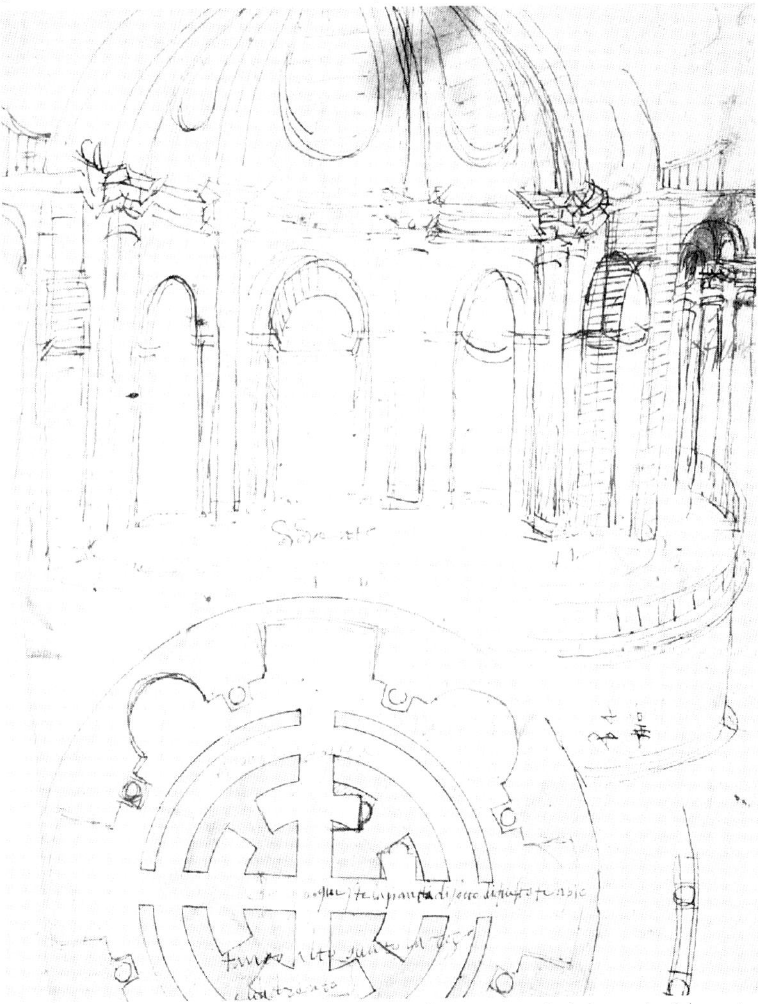

Ce dessin d'Antonio da Sangallo le jeune (1483-1546) pour un temple de forme circulaire met bien en valeur deux types décrits par Raphaël : le plan (en bas) et l'élévation (en haut).

L'architecte

Dès le XVe siècle, la Renaissance accorda aux architectes une considération nouvelle. L'établissement d'une doctrine précise ouvrait la voie de l'architecture même à ceux qui n'avaient pas la pratique de la construction. Le nouveau langage savant, hors d'Italie, a pu agacer les praticiens et entraîner des abus.

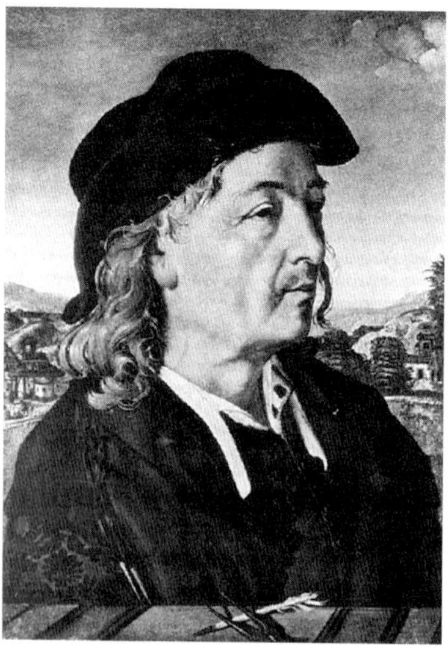

L'architecte Giuliano da Sangallo, peint par Piero di Cosimo.

Honneurs funèbres rendus à Filippo Brunelleschi (18 février 1447)

Les nobles et sages Fabriciens de la cathédrale de Florence ainsi que Battista Arnolfi et Piero di Cardinale Rucellai, à qui a été confiée, par décision de l'Art de la Laine, la responsabilité des honneurs à rendre à la dépouille d'un homme supérieur par son éloquence et son talent, Filippo Brunelleschi, citoyen florentin, durant de nombreuses années maître d'œuvre de la coupole et de la lanterne de la cathédrale, et qui, par son travail, son industrie et son habileté, termina la grande coupole sans cintre, comme l'attestent les Fabriciens et comme l'ont vu et remarqué les citoyens, désirant, pour rendre honneur à sa dépouille et pour sa gloire éternelle, prendre les mesures qui ont été adoptées à l'unanimité et d'une seule voix, ont décidé et ordonné : que le corps de Filippo jusqu'ici enterré et entreposé dans le campanile soit enlevé de ce lieu et placé dans l'église, sous le pavement, précisément à l'endroit où les principaux magistrats prêtent serment, à peu près au centre, et qu'il soit enterré profondément ; et une fois remis le pavement, qu'apparaisse seulement une dalle de marbre portant l'inscription *Filippus Architector*, et qu'on la surmonte d'un couvercle en forme d'arche. Sur le mur près de l'endroit où son corps sera enterré, précisément dans la première lunette, sera placé un monument de pierre et de marbre sur lequel sera sculptée son effigie d'après nature accompagnée de quelques-uns des projets qu'il inventa ou utilisa dans l'achèvement de la coupole. Que pour sa gloire éternelle et en son honneur soient en outre inscrits quelques vers évoquant sa diligence et son habileté en architecture, qui seront composés par le célèbre Carlo Marsuppini, chancelier de Florence; qu'ils soient placés en façade. Il a été déclaré que la Fabrique de la cathédrale fournirait tout le marbre nécessaire et des ouvriers pour exécuter le travail et que les héritiers de Brunelleschi devaient pourvoir à tout le reste pour les funérailles.

Traduction Cl. Lauriol
in *Filippo Brunelleschi, La naissance de l'architecture moderne*, Paris, 1978

Frédéric de Montefeltre nomme Luciano Laurana à la direction des bâtiments d'Urbino (10 juin 1468)

Les hommes que nous jugeons bon d'honorer et bien traiter, ce sont ceux qui se trouvent dotés de génie et de mérite, et surtout de ces mérites qui ont toujours été prisés chez les Anciens et chez les Modernes, comme est le mérite de l'Architecture, fondée sur l'art de l'arithmétique et de la géométrie, lesquelles sont des Sept Arts Libéraux — et des principaux parce qu'elles sont in primo gradu certitudinis [au premier degré de certitude] — , et elle-même un art qui requiert grande science et grand génie, de nous très estimé et apprécié. Et nous, ayant cherché partout, et surtout en Toscane, source des architectes, sans trouver un homme qui s'y entende vraiment et qui soit bien expert en tel métier, finalement ayant d'abord entendu parler de réputation, puis vu et connu par expérience combien l'excellent homme maitre Luciano, porteur des présentes, est savant et instruit en cet art, et ayant délibéré de faite en notre ville d'Urbino une résidence belle et digne autant qu'il convient à la condition et louable renommée de nos ancêtres, nous avons choisi et désigné le dit maître Luciano comme ingénieur et chef de tous les maîtres qui travailleront audit ouvrage, tant maçons que tailleurs de pierre, charpentiers et forgerons, et de toute autre personne de tout grade et de tout métier qui pourrait travailler audit ouvrage. Ainsi nous voulons et commandons aux dits maîtres et ouvriers et à chacun de nos officiers et sujets qui auraient à ordonner, faire et travailler quelque chose audit ouvrage, qu'ils doivent obéir en toute chose audit maître Luciano et faire tout ce qui sera par lui commandé comme si c'était par notre propre personne, et plus spécialement nous ordonnons à messer Andrea Catoni, notre chancellier et receveur des finances affecté à ladite maison, et de même à messer Matteo dall'Isola, officier affecté à la fourniture des choses nécessaires audit travail, que dans les paiements qu'il y aurait à faire et dans les fournitures qu'il y aurait à faire et ordonner, ils ne fassent ni plus ni moins que tout ce qui leur sera ordonné et commandé par le dit maître Luciano, donnant audit maître Luciano plein pouvoir, jugement et autorité pour pouvoir casser et renvoyer tout maître et ouvrier présent sur le chantier qui ne lui plairait pas ou ne lui donnerait pas satisfaction, et de pouvoir engager d'autres maîtres et ouvriers et leur donner du travail à bail ou à la journée, comme il lui plaira, et de condamner et retenir sur le salaire et les traitements de qui ne ferait pas son devoir, et de faire toutes les autres choses qui relèvent de l'architecte et du chef de chantier nommé à un ouvrage et tout ce exactement que nous-même pourrions faire si nous étions présent. Et en foi de quoi nous avons fait faire et sceller de notre grand sceau les dites lettres.

Cité in Pasquale Rotondi,
Il Palazzo ducale di Urbino,
Urbino, 1950, trad. B. Jestaz

Les architectes dilettantes reconnus par Palladio

[...] On voit aussi de tels bâtiments en beaucoup d'autres endroits de moindre renom, comme à Vicence, ville à la vérité d'une médiocre étendue mais pleine d'excellents esprits et abondante en richesses. C'est là que j'ai eu les premières occasions de mettre en pratique ces études que je donne maintenant au public. On peut y voir quantité de beaux bâtiments qui sont les ouvrages d'un grand nombre de gentilshommes qu'elle a portés et qui se sont rendus si intelligents en l'art de bâtir qu'ils peuvent être mis au rang de nos meilleurs maîtres, comme le seigneur Gian Giorgio Trissino, l'honneur de ce siècle, les seigneurs comtes Marc-Antoine et Adrian, frères de Thiène, le chevalier Anténor Pagello, et quelques autres qui ont laissé après leur mort des monuments si nobles que leur souvenir sera éternel.

Nous avons aussi maintenant le seigneur Fabio Monza, consommé en la connaissance de beaucoup de choses, le seigneur Elio de Belli, fils de Valerio, célèbre ouvrier en camaïeux et qui taille le cristal, Antonio Francesco Oliviera, lequel outre l'intelligence qu'il a de diverses sciences est également architecte et poète excellent, comme il l'a fait voir dans un poème héroïque intitulé l'Allemagne, et une maison qu'il a bâtie à Boschi di Nanto, lieu du Vicentin; enfin, pour n'être pas ennuyeux à la recherche d'un nombre d'autres de cette portée, le seigneur Valerio Barbarano, très soigneux observateur de toutes les choses qui concernent notre profession.

Palladio, *Architecture* (1570), avant-propos, trad. Fréart de Chambray (1650)

La cour du palais ducal d'Urbino, demeure de Frédéric de Montefeltre.

Le jargon des architectes

Quand Pihourt, maçon de Rennes, monté sur sa jument, botté de foin, ceint sur sa grande robe et le chapeau bridé, allant à Chateaubriant pour l'édifice d'un beau château, ouit les grands ouvriers de toute la France illec [là] mandés et assemblés qui n'avaient autres mots en bouche que frontispices, piédestals, obélisques, colonnes, chapiteaux, frises, corniches, soubassements, desquels il

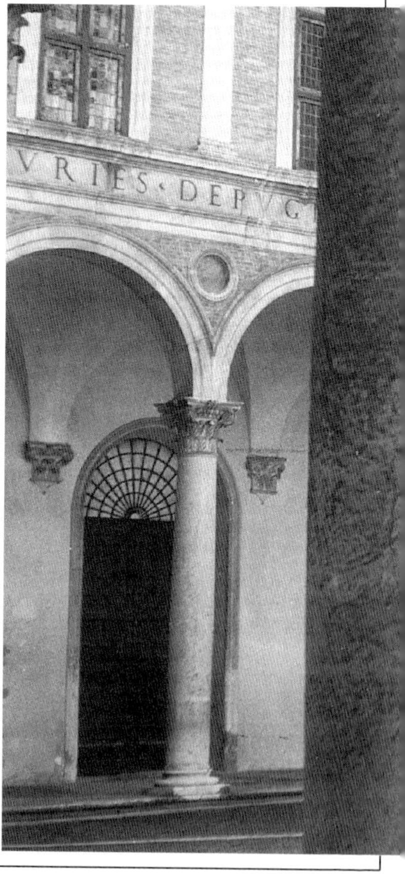

n'avait oncques ouï parler, il fut bien ébahi; et son rang venu de parler [...], leur dit, payant en monnaie de singe, être d'avis que le bâtiment fut fait en franche et bonne matière de piaison compétente, selon que l'œuvre le requerait. S'étant retiré, [il] fut de toute l'assemblée jugé comme un grand personnage, qu'il le fallait ouïr plus amplement sur cette profonde résolution qu'ils ne pouvaient assez bien comprendre, et qu'il savait plus que son pain manger. Mais le paillard, demeurant en sa victoire, se retira, disant ne se pouvoir achommer [attarder] davantage, et que les manches du grand bout de cohue ne pourraient aller de droit fil sans lui et selon l'équipolation de ses hétéroclites. Ce qui les étonna encore plus, ne sachant [ce] qu'il disait, et de là est venu ce sobriquet : «résolu comme Pihourt en ses hétéroclites».

Noël du Fail, *Contes et discours d'Eutrapel*, 1585

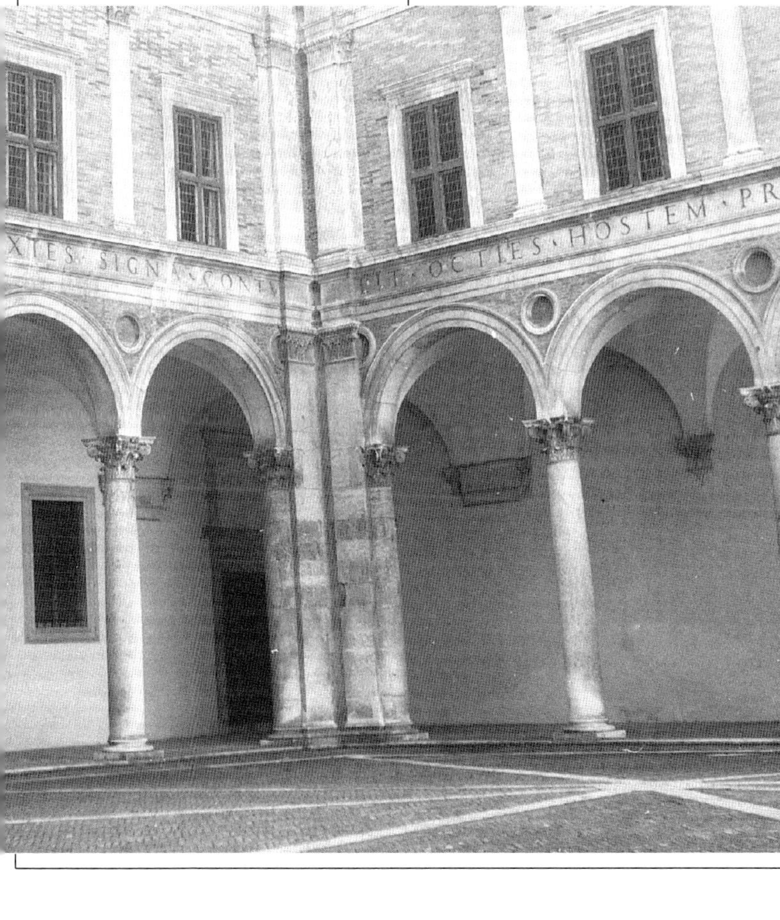

ARCHITECTES ET TRAITÉS

1377
naissance de Brunelleschi

1406
naissance d'Alberti

1439
naissance de Francesco di Giorgio

1444
naissance de Bramante

1446
mort de Brunelleschi

1472
mort d'Alberti

1475
naissance de Michel-Ange

ŒUVRES EN ITALIE PROJETS ET RÉALISATIONS

1420
projet de la coupole de la cathédrale de Florence par Brunelleschi

1421
façade de l'hôpital des Innocents à Florence par Brunelleschi
– San Lorenzo à Florence et sacristie vieille par Brunelleschi

1429
chapelle Pazzi à Santa Croce à Florence par Brunelleschi

1444
église Santo Spirito à Florence par Brunelleschi
– palais Médicis à Florence par Michelozzo
– projet du chœur de l'Annunziata à Florence par Michelozzo

1450
enveloppe du *Tempio Malatestiano* à Rimini par Alberti

1451
palais Pitti à Florence

1455
palais Rucellai à Florence par Alberti

1468
église San Michele in Isola à Venise par Moro Codussi

1470
cour du palais de Venise à Rome par Francesco dal Borgo
– sanctuaire de l'église San Giobbe à Venise par Piero Lombardo
– chapelle Colleoni à Bergame par Amadeo

1472
église Sant'Andrea à Mantoue par Alberti

1476
cour du palais ducal d'Urbino par Francesco di Giorgio ?

1478
église Santa Maria presso San Satiro à Milan par Bramante

vers 1480
villa de Poggio a Caiano par G. da Sangallo

ŒUVRES EN EUROPE

Les dates retenues pour les monuments sont celles du début des travaux.

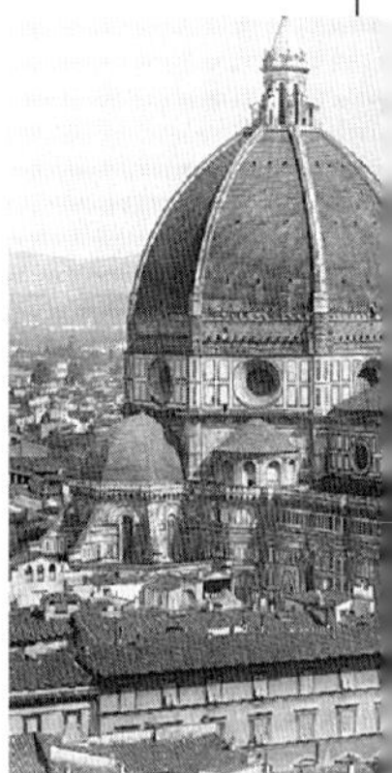

La cathédrale de Florence

ARCHITECTES ET TRAITÉS	ŒUVRES EN ITALIE PROJETS ET RÉALISATIONS	ŒUVRES EN EUROPE
	1480 église Santa Maria della Pace à Rome	
	1481 église Santa Maria de' Miracoli à Venise par Piero Lombardo	
	1483 palais de la Chancellerie à Rome par Baccio Pontelli ?	
	1484 église Santa Maria delle Grazie al Calcinaio par Francesco di Giorgio	
	1485 église Santa Maria delle Carceri à Prato par Giuliano da Sangallo – palais de la Commune à Jesi par Francesco di Giorgio	
1486 premières éditions de Vitruve et du traité d'Alberti		
	1487 villa de Poggio Reale à Naples par Giuliano da Maiano	
	1488 sacristie de Santo Spirito à Florence par Giuliano da Sangallo – église de l'Incoronata à Lodi par Giovanni Battagio – église Santa Maria della Passione à Milan par Giovanni Battagio	
	1489 palais Strozzi à Florence par Giuliano da Sangallo et le Cronaca	
	1490 église Santa Maria della Croce à Crema par Giovanni Battagio – cathédrale de Pavie	
	1492 sanctuaire de Santa Maria delle Grazie à Milan par Bramante – place de Vigevano	
	1493 palais des Diamants à Ferrare par Biagio Rossetti	
	1494 église San Francesco à Ferrare par Biagio Rossetti	
1499 naissance de Jules Romain		

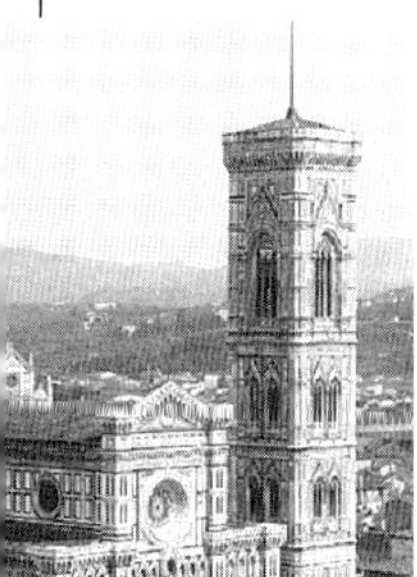

ARCHITECTES ET TRAITÉS

1508
naissance de Palladio

1511
première édition illustrée de Vitruve par Fra Giocondo – naissance de Vasari

1514
mort de Bramante

1516
mort de Biagio Rossetti

1520
mort de Raphaël

1521
première édition d'une traduction italienne de Vitruve, par Cesariano

1526
publication des *Medidas del Romano* par Diego de Sagredo

ŒUVRES EN ITALIE PROJETS ET RÉALISATIONS

1497
église San Giovanni Crisostomo à Venise par Moro Codussi

1502
tempietto de San Pietro in Montorio à Rome par Bramante

1505
projet de la cour du Belvédère au Vatican par Bramante
– premier projet pour Saint-Pierre de Rome par Bramante

1506
nouveau projet de Bramante pour Saint-Pierre de Rome

1508
église Santa Maria della Consolazione à Todi par Bramante ?

1509
villa Chigi dite Farnésine à Rome par Baldassare Peruzzi

1513
projet du palais Farnèse à Rome par A. da Sangallo le Jeune

vers 1514
aile gauche de la cour Saint-Damase au Vatican par Bramante

1515
église Santa Maria di Piazza à Busto Arsizio
– villa Madame à Rome par Raphaël

1518
Madonna di San Biagio à Montepulciano par A. da Sangallo l'Ancien

1520
sacristie neuve de San Lorenzo à Florence par Michel-Ange

1524
loggia du palais Corner à Padoue par Falconetto

1525
palais du Té à Mantoue par Jules Romain

1526
vestibule de la Bibliothèque Laurentienne à Florence par Michel-Ange

ŒUVRES EN EUROPE

1500
aile Louis XII à Blois

1501
château de Gaillon

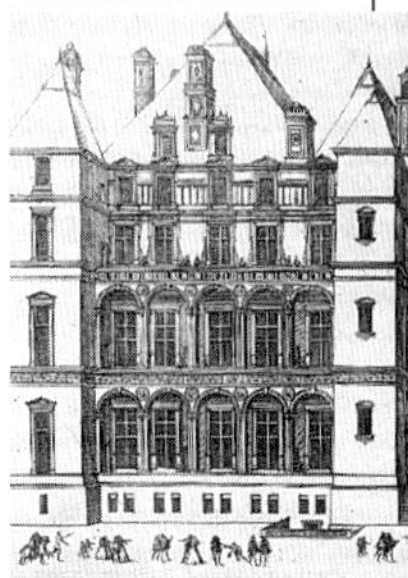

1509
cour de La Calahorra par Michele Carlone

1515
aile François Ier à Blois
– château de Chenonceaux

1519
premier projet de Chambord

1526
reprise des travaux de Chambord sur le projet définitif

1527
projet du palais de Charles Quint à Grenade par Pedro Machuca
– château dit Madrid au bois de Boulogne

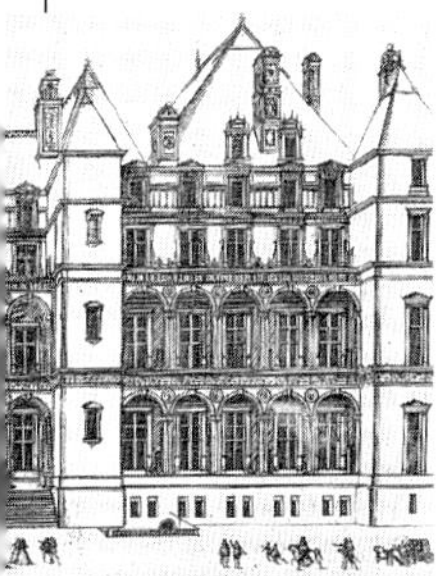

Le château dit Madrid au bois de Boulogne (détruit)

ARCHITECTES ET TRAITÉS	ŒUVRES EN ITALIE PROJETS ET RÉALISATIONS	ŒUVRES EN EUROPE
		1528 cour ovale de Fontainebleau – projet de la cathédrale de Grenade par Diego de Siloé
		1529 cour du Collège des Irlandais à Salamanque par Diego de Siloé
	1530 Odéon du palais Corner à Padoue par Alvise Corner ?	
	vers 1530 palais Bevilacqua et Pompei à Vérone par Sanmicheli	
		1532 Hôtel de Ville de Paris par Dominique de Cortone
	vers 1533 palais Canossa à Vérone par Sanmicheli	
	1536 Monnaie de Venise par Jacopo Sansovino	**1536** église San Salvador à Ubeda par Diego de Siloé
	1537 Bibliothèque de Venise par Jacopo Sansovino	**1537** ailes italiennes de la Résidence de Landshut
	vers 1538 projet de Michel-Ange pour la place du Capitole à Rome	
	1539 modèle d'A. da Sangallo le Jeune pour Saint-Pierre de Rome	**1539** châteaux d'Écouen et de Saint-Germain-en-Laye
		1541 Lonja de Saragosse
	1542 projet du palais Thiene à Vicence par Palladio	**1542** château de La Muette à Saint-Germain-en-Laye – hôpital Saint-Jean-Baptiste à Tolède par Covarrubias
		1543 Alcazar de Tolède par Covarrubias
	1545 cathédrale de Mantoue par Jules Romain – palais Corner dit Ca' Grande à Venise par Sansovino	**1545** château d'Ancy-le-Franc par Serlio – palais Miranda à Burgos
1546 mort de Jules Romain et d'Antonio da Sangallo le Jeune – nomination de Michel-Ange à la direction de Saint-Pierre de Rome		

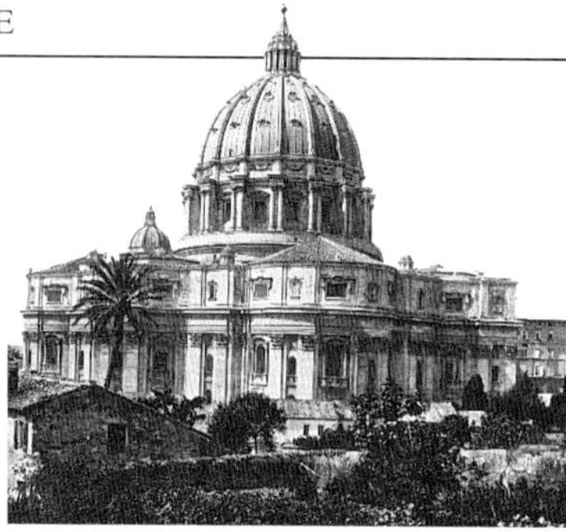

Le chevet de Saint-Pierre de Rome

ARCHITECTES ET TRAITÉS

1547
publication à Paris de la traduction française de Vitruve par J. Martin – publication à Nuremberg de la traduction allemande de Vitruve par Rivius

1550
première édition des *Vite* de Vasari – édition de Vitruve commentée par Daniele Barbaro

1559
Premier Livre d'architecture de J. Androuet du Cerceau

1562
publication de la *Regola delle cinque ordini* de Vignole

1564
mort de Michel-Ange

1549
Basilique [palais de la Commune] de Vicence par Palladio

1550
villa d'Este à Tivoli par Pirro Ligorio – palais Chiericati à Vicence par Palladio

1551
villa Giulia à Rome par Vignole

1552
église Santa Maria di Carignano à Gênes par Galeazzo Alessi

1553
palais Marino à Milan par Galeazzo Alessi

1556
palais Grimani sur le Grand Canal à Venise par Sanmicheli

1559
château des Farnèse à Caprarola par Vignole – achèvement de la villa de Maser par Palladio – église de la Madonna di Campagna à Vérone par Sanmicheli

1560
Offices de Florence par Vasari – cour du palais Pitti à Florence par Ammannati – cloître du couvent de la Carità à Venise par Palladio

1561
Porta Pia à Rome par Michel-Ange

1564
collège Borromée à Pavie par Pellegrino Tibaldi

ŒUVRES EN EUROPE

1547
château d'Anet par Philibert Delorme

1548
palais ducal de Juliers par Pasqualini – cathédrale de Jaén par Vandelvira

1549
projet du Louvre par Lescot

1550
château de La Tour d'Aigues

1556
aile de Othon-Henri à Heidelberg

vers 1557
petit château de Chantilly par Bullant

1559
projet d'ensemble de l'Escorial par Juan Bautista de Toledo

vers 1560
chapelle des reliques à la cathédrale de Sigüenza

1560
église de l'hôpital du Saint-Sang à Séville par Hernan Ruiz

1562
palais Vazquez de Molina à Ubeda

1564
villa des Tuileries par Philibert Delorme – palais Santa Cruz à El Viso del Marquès par G. B. Castello

ARCHITECTES ET TRAITÉS

1567
publication de *L'Architecture* de Philibert Delorme

1570
publication de *L'Architecture* de Palladio
– mort de Philibert Delorme

1577
publication des *Instructiones fabricæ et suppellectilis ecclesiæ* de saint Charles Borromée

1580
mort de Palladio

1582
Troisième Livre d'architecture de J. Androuet du Cerceau

1615
publication de l'*Idea dell'architettura universale* de Scamozzi

ŒUVRES EN ITALIE PROJETS ET RÉALISATIONS

1566
église San Giorgio Maggiore à Venise par Palladio
– villa Capra dite *Rotonda* et palais Valmarana à Vicence par Palladio

1568
église du Gesù à Rome par Vignole

1569
villa Médicis de Pratolino
– église San Fedele à Milan par Pellegrino Tibaldi

1571
façade du Gesù à Rome par Giacomo della Porta

1576
église du Redentore à Venise par Palladio

1580
chapelle de Maser et *Teatro Olimpico* à Vicence par Palladio

1586
Procuraties Neuves à Venise par Scamozzi

1588
coupole de Saint-Pierre de Rome par G. della Porta

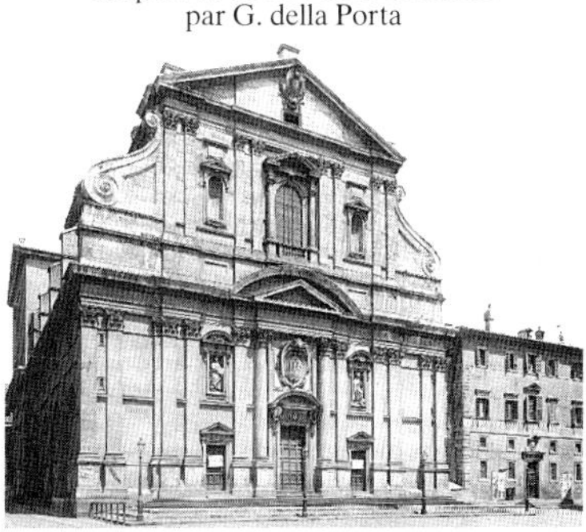

La façade du Gesù à Rome

ŒUVRES EN EUROPE

1568
Fontainebleau (aile dite de la Belle Cheminée) par le Primatice

1573
façades du château Trausnitz à Landshut par Frédéric Sustris

1574
église de l'Escorial par Herrera

1576
Chenonceaux (galerie) par Bullant

1580
Zamosc (ville neuve) de Bernardo Morando

1581
cour de la grotte à la Résidence de Munich par Frédéric Sustris

1583
église Saint-Michel de Munich par Frédéric Sustris

1587
Chancellerie de Grenade (façade)

1595
Grande Galerie du Louvre

1597
château de Grosbois

1601
aile de Frédéric V à Heidelberg

1605 et 1607
places des Vosges et Dauphine à Paris

BIBLIOGRAPHIE

Ouvrages généraux

– Murray (Peter), *L'Architecture de la Renaissance*, nouv. éd., Paris, Berger-Levrault, 1984, in-4°.
– Murray (Peter), *Architecture de la Renaissance*, Gallimard/Electa, 1992, in-4°.
– Jestaz (Bertrand), *L'Art de la Renaissance*, Paris, Mazenod, 1984, in-4°.
– *L'Escalier dans l'architecture de la Renaissance*, actes du colloque de Tours de 1979, Paris, Picard, 1985, in-4°.
– *Renaissance, from Brunelleschi to Michelangelo, the Representation of Architecture*, sous la direction de Henry A. Millon, Thames and Hudson, Londres, 1994 (catalogue de l'exposition, Venise, Washington et Paris, 1994-1995). Trad. française : *L'Architecture de la Renaissance, de Michel-Ange à Brunelleschi*, Flammarion, 1995.

Sur la théorie architecturale

– Wittkower (Rudolf), *Architectural Principles in the Age of Humanism*, Londres, Alec Tiranti, 1962 ; traduction italienne : *Principi architettonici nell'età dell'Umanesimo*, Turin, Giulio Einaudi, 1964, in-8°.
– *Les Traités d'architecture de la Renaissance*, actes du colloque de Tours de 1981, Paris, Picard, 1988, in-4°.
– *L'Emploi des ordres dans l'architecture de la Renaissance*, actes du colloque de Tours de 1986, Paris, Picard, 1992, in-4°.

Sur l'Allemagne

– Hitchcock (Henry-Russell), *German Renaissance Architecture*, Princeton University Press, 1981, in-4°.

Sur l'Espagne

– Rosenthal (Earl E.), *The Cathedral of Granada. Study in the Spanish Renaissance*, Princeton University Press, 1961, in-4°.
– Kubler (George), *Building the Escorial*, Princeton University Press, 1982, in-4°.
– Rosenthal (Earl E.), *The Palace of Charles V in Granada*, Princeton, 1985, in-4°.
– *Arquitectura del Renacimiento en Espana (1488-1599)*, Madrid, Manuales Arte Catedra, 1989, in-4°.
– Marias (Fernando), *El largo siglo XVI. Los usos artisticos del Renacimiento español*, Madrid, Taurus, 1989, in-4°.
– Gérard-Powell (Véronique), *L'Architecture espagnole au XVIe siècle : ouvrages récents*, dans *Bulletin monumental*, 148, 1990, pp. 417-422.

Sur l'Italie

– Benevolo (Leonardo), *Storia dell'architettura del Rinascimento*, Bari, Laterza, 1968, in-8°.
– Heydenreich (Ludwig) et Lotz (Wolfgang), *Architecture in Italy. 1400 to 1600*, Harmondsworth, Penguin Books (Pelican History of Art), 1974, in-4°.
– McAndrew (John), *Venetian Architecture of the Early Renaissance*, Cambridge Mass. et Londres, M.I.T. Press, 1980, in-4°.
– Murray (Peter), *L'Architecture de la Renaissance italienne*, traduction française, Paris, 1991, in-8°.
– Tafuri (Manfredo), *L'Architettura dell'Umanesimo*, Bari, Laterza, 1969, in-8°.

Monographies d'architectes italiens

– *Leon Battista Alberti*, catalogue d'exposition à Mantoue sous la dir. de J. Rykwert et A. Engel, Milan, Electa, 1994, in-4°.
– *Filippo Brunelleschi. La naissance de l'architecture moderne* [traduction des biographies d'A. Manetti et de Vasari, études diverses], Paris, L'Équerre, Direction de l'Architecture, 1978, in-4°.
– Ackerman (James), *L'Architecture de Michel-Ange*, trad. française, Paris, Macula, 1991, in-8°.
– Argan (Giulio Carlo) et Contardi (Bruno), *Michel-Ange architecte*, Gallimard/Electa, Paris, 1991, in-4°.
– Boucher (Bruce), *Palladio*, Paris, Citadelles, 1993, in-4°.
– Howard (Deborah), *Jacopo Sansovino. Architecture and Patronage in Renaissance Venice*, New Haven et Londres, Yale University Press, 1975, in-8°.

Sur la France

– Hautecœur (Louis), *Histoire de l'architecture classique en France. I. La formation de l'idéal classique*, 2e éd. : *1. La Première Renaissance. 2. La Renaissance des humanistes*, Paris, Picard, 1963-1966, 2 vol. in-4°.
– Blunt (Anthony), *Philibert Delorme*, trad. française, Paris, Julliard, 1963.
– Blunt (Anthony), *Art et architecture en France aux XVIe et XVIIe siècles*, trad. française, Monique Chatenet, Paris, Macula, 1984, in-8°.

– Babelon (Jean-Pierre), *Châteaux de France au siècle de la Renaissance*, Paris, Flammarion / Picard, 1989, in-4°.

Anciens traités français

– Vitruve, *Architecture ou art de bien bastir de Marc Vitruve Pollion…*, traduction de Jean Martin, Paris, 1547, in-folio.
– Androuet Du Cerceau (Jacques), *Livre d'architecture de Jaques Androuet du Cerceau contenant les plans et dessaings de cinquante bastimens…* Paris, 1559, in-folio.
– Bullant (Jean), *Reigle générale d'architecture*, Rouen, 1564, in-folio.
– De L'Orme (Philibert), *Le premier tome de l'Architecture…*, Paris, 1567, in-folio; nombreuses rééditions, la plus exacte sous le titre *Traités d'architecture*, présentés par J.-M. Pérouse de Montclos, Paris, L. Laget, 1988, in-4°.
– Androuet Du Cerceau (Jacques), *Le premier (second) volume des plus excellents bastiments de France…*, Paris, 1576-1579, 2 vol., in-folio ; fac-similé par H. Destailleur, Paris, 1868, réimprimé sous un format réduit, avec commentaire original de David Thomson, Paris, Sand & Conti, 1988, in-4°.
– Androuet Du Cerceau (Jacques), *Livre d'architecture de Jaques Androuet du Cerceau auquel sont contenues diverses ordonnances de plants et elevations de bastiments pour Seigneurs, gentilshommes et autres qui voudront bastir aux champs…*, Paris, 1582, in folio.

Monographies de monuments français

– Lesueur (Frédéric), *Le Château de Blois*, Paris, Picard, 1970, in-8°.
– Martin-Demézil (Jean), *Chambord*, dans *Congrès archéologique du Blésois et du Vendômois*, 1981 (1986), pp. 1-115.
– Chatenet (Monique), *Le château de Madrid au bois de Boulogne*, Paris, Picard, 1987, in-4°.

TABLE DES ILLUSTRATIONS

COUVERTURE

OUVERTURE

CHAPITRE I

Androuet Du Cerceau, *Fragment d'architecture antique*, gravure. Ecole nationale supérieure des Beaux-Arts (Ensba), Paris.

CHAPITRE II

24 Filarete, *Traité d'architecture*, «Projet pour un palais vénitien». Bibl. Nat., Florence.
25 Francesco di Giorgio Martini et Luciano Laurana (attr. à), *Vue de la Cité Idéale* (détail), peinture. Palais ducal, Urbino.
26 Filarete, *Traité d'architecture* (Codex Magliabechiano, fol. 83, détail). Bibl. nat., Florence.
26-27 Jacques Androuet Du Cerceau, *Fontainebleau, vue du logis du côté de l'étang*, gravure. Bibl. nat., Paris.
27 Cour du Palais de Charles Quint, Alhambra, Grenade.
28g Bartolomeo Ammanati (1511-1592), *Cour du palais Pitti*, dessin, Cabinet des Dessins et des Estampes, Musée des Offices, Florence.
28d Façade du palais Rucellai, exécutée par Bernardo Rossellino sur les dessins d'Alberti, Florence.
29 Maquette du palais Strozzi, Florence.
30 Château de Blois, escalier de l'aile François Ier.
30-31 Palais des Offices, Florence, (arch. Vasari).
32-33 Filarete, *Traité d'architecture* (Codex Magliabechiano, fol. 82, détail). Bibl. nat., Florence.
33m *Idem*, autre détail.
33h Château d'Azay-le-Rideau.
34g Chancellerie, vue extérieure, Grenade.
34d Portail du château d'Anet remonté dans la cour de l'Ecole nationale supérieure des Beaux-Arts, Paris.
35 Nef centrale de l'église Santo Spirito (arch. Brunelleschi), Florence.
36h Frontispice de Gafurio, *De harmonia musicorum instrumentorum*, 1518.
36b Basilique de Vicence (arch. Andrea Palladio), dessin XVIIIe siècle. Bibl. de l'Arsenal, Paris.
37 Jacopo de Barbari, *Fra Luca Pacioli et Guidobaldo da Montefeltre*, peinture, 1495, Museo di Capodimonte, Naples.

CHAPITRE III

38 Bartolomeo Corradini, *Présentation de la Vierge au Temple* (détail), peinture, XVe siècle. The Charles Potter Kling Fund, Courtesy of the Museum of Fine Arts, Boston.
39 Bramante, *Sant'Edigio degli orefici*, dessin. Ensba, Paris.
40 Hôpital des Innocents (arch. Brunelleschi), Florence.
40-41 Vignole, *Règle des Cinq Ordres*, pl. XVIII, «Ordre ionique», gravure. Ensba, Paris.
41h Brunelleschi, gravure, Bibl. nat., Paris.
41b Santo Spirito, détail d'un chapiteau, (arch. Brunelleschi), Florence.
42 Vitruve, *Traité d'architecture*, trad. Jean Martin, Paris, 1547. Ensba, Paris.
42-43 Vignole, *Règle des Cinq Ordres*, pl. XX, «Ordre ionique», gravure. Ensba, Paris.
44-45 Vignole, *Règle des Cinq Ordres*, pl. III, «Les Cinq ordres» gravure. Ensba, Paris.
45h Philibert Delorme, *Ordre corinthien appliqué par l'auteur à la chapelle de Villers-Cotterêts*, 1648.
45b Gionanni Battista Montano, *Ordre composite*, dessin. Bibl. nat., Paris.
46g Les Loges du Vatican.
46d Horace Vernet, *Raphaël au Vatican*, peinture. Musée du Louvre, Paris.
46-47 Château de Fontainebleau, aile de la Belle Cheminée.
48 San Lorenzo, sacristie vieille (arch. Brunelleschi), Florence.
48-49 Palais du Té, façade Est (arch. Jules Romain), Mantoue.
49 Façade de Sant'Andrea, Mantoue.
50 Façade du château d'Ecouen.
50-51 *Le Palais Farnèse*, gravure de Alessandro Specchi, 1699.
51 Détail de la façade du Palais Farnèse.
52 San Lorenzo, sacristie vieille (arch. Brunelleschi), la coupole, Florence.
52-53 Duomo (cathédrale Santa Maria del Fiore), le dôme (arch. Brunelleschi), Florence.
53 Madonna di San Biagio (arch. Sangallo), Montepulciano.
54 Domenico di Bartolo, *Agrandissement de l'hôpital de Sienne* (détail), fresque, 1443. Hôpital Santa Maria della Scala, Sienne.
55 *Idem*, autre détail.
56-57 Piero di Cosimo, *La Construction d'un Palais*, peinture, 1515-1520. The John and Mable Ringling Museum of Art, Sarasota (Floride).
58h Modèle de la lanterne du Duomo, Museo dell'opera del Duomo, Florence.
58b Federico Barocci, *Tempietto de San Pietro in Montorio* (arch. Bramante), dessin. Cabinet des Dessins et des Estampes, Musée des Offices, Florence.
59 San Lorenzo, bas-côté, Florence.
60 Chapelle Colleoni, détail de la façade, Bergame.
60-61 Palais des Diamants, Ferrare.
61 Palais Strozzi (arch. B. da Maiano),

CHAPITRE IV

CHAPITRE V

et les Arts (détail), fresque, 1634. Palais Pitti, Florence.
99 *Les Dix Livres d'architecture* de Vitruve, frontispice, traduction de Barbero, Venise, 1556. Ensba, Paris.
100 *Idem*, traduction de Cesariano, Côme, 1521. Ensba, Paris.
100-101 *Idem,* traduction de Fra Giocondo, Venise, 1511. Ensba, Paris.
101 *Idem.*
102h *Idem*, traduction de Cesariano, Côme, 1521. Ensba, Paris.
102b *Idem.*
103h *Idem*, page de titre, traduction de Jean Martin, Paris, 1547. Ensba, Paris.
103b *Idem*, traduction de Barbaro, Venise, 1556. Ensba, Paris.
104 Leon Battista Alberti, *De re aedificatoria*, manuscrit, XVe siècle. Bibliothèque Estense, Modène.
104-105 Juste de Gand, *Frédéric de Montefeltre et son fils Guidobaldo*, peinture, Palais Ducal, Urbino.
105 Sebastiano Serlio, *Livre de Géométrie et de Perspective*, édition de 1545, Paris. Ensba, Paris.
106h Sebastiano Serlio, *Livre extraordinaire*, page de titre. Ensba, Paris.
106g Sebastiano Serlio, *Livre VII*, plan.
106d Sebastiano Serlio, *Livre Extraordinaire*, pl. I, édition de 1551, Lyon. Ensba, Paris.
107 Jacques Androuet du Cerceau, *Recueil de trente-huit projets de châteaux*, planche IX, 1582. Ensba, Paris.
108 Andrea Palladio, *Traité d'Architecture en quatre livres*, frontispice, Venise, 1570. Ensba, Paris.
108-109 *Philibert Delorme*, gravure XIXe siècle. Bibl. des Arts décoratifs, Paris.
109h Vignole, *Règle des Cinq Ordres*, détail du frontispice, 1562. Ensba, Paris.
109b Philibert Delorme, *Le Premier Tome de l'Architecture*, page de titre, 1567. Ensba, Paris.

CHAPITRE VI

110 B. Poccetti, *Un cabinet d'architecte*, fresque. Musée des Offices, Florence.
111 Giorgio Vasari, *Côme Ier parmi ses artistes*, peinture. Palazzo Vecchio, Florence.
112 Aristotele da Sangallo, *Coupe de la maison de Gaddi*, dessin, XVIe siècle, Cabinet des Dessins et des Estampes, Musée des Offices, Florence.
112-113 Ecole de Bronzino, *L'Atelier d'orfèvrerie*, peinture, XVIe siècle, Palazzo Vecchio, Florence.
113 Léonard de Vinci, *Projet d'église à plan centré*, dessin. Bibl. de l'Institut de France, Paris.
114h B. Perruzzi, *Projet pour le nouveau Saint-Pierre de Rome* (arch. Bramante), dessin, 1506. Cabinet des Dessins et des Estampes, Musée des Offices, Florence.
114b Raphaël, *Autoportrait*. Musée des Offices, Florence.
115h H. Van Lint, *La Villa Madame à Rome*, peinture, 1748. Fitzwilliam Museum, Univ. of Cambridge.
115b Giorgio Vasari, *Autoportrait*. Musée des Offices, Florence.
116-117 H. Vernet, *Jules II ordonne les travaux du Vatican et de Saint-Pierre à Bramante, Michel-Ange et Raphaël*, peinture. Musée du Louvre, Paris.
118g Michel-Ange, *Etude pour la Porta Pia*, dessin. Cabinet des Dessins et des Estampes, Musée des Offices, Florence.
118d Daniele da Volterra, *Michel-Ange*, bronze. Musée du Louvre, Paris.
119h Tempio Malatestiano (arch. Alberti), détail de la façade, Rimini.
119b *Leon Battista Alberti*, médaillon, XVe siècle. Musée du Louvre, Paris.
120 Don Giovani de Médicis, modèle de la façade de la cathédrale de Florence, bois, 1590. Museo dell'opera di Santa Maria del Fiore, Florence.
120-121 Giorgio Vasari, *Côme Ier de Médicis étudiant le plan pour conquérir Sienne*. Palazzo Vecchio, Florence.
121 B. Poccetti, *Un cabinet d'architecte* (détail), fresque. Musée des Offices, Florence.
122-123 Michel-Ange, Modèle de la façade de San Lorenzo. Casa Buonarroti, Florence.
124h Giambologna, *Buontalenti présente au grand-duc François de Médicis le modèle de la façade de la cathédrale de Florence.* Museo degli Argenti, Florence.
124b Michel-Ange, Modèle du dôme de Saint-Pierre de Rome. Sala dell'Immacolata, Vatican.
125 Domenico Cresti da Passignano, *Michel-Ange présente au pape la maquette de Saint-Pierre,* peinture, 1619. Casa Buonarroti, Florence.
126 Tommaso Manzuoli, *Portrait de deux hommes*, peinture. Musée de Capodimonte, Naples.
127 Brunelleschi, portrait en médaillon. Duomo, Florence.
128 Baldassare Peruzzi, *Perspective architecturale*, fresque, 1515, villa Farnésine, Rome.

TÉMOIGNAGES ET DOCUMENTS

129 Jacopo Bertoia, *Construction d'un temple rond*, dessin. Musée du Louvre, département des Arts graphiques, Paris.
130 Giovanni Battista Montano, *La Maison Carrée à Nîmes*, dessin.

INDEX

A

B

C – D

E – F

CRÉDITS PHOTOGRAPHIQUES

Artephot/Oronoz, Paris 27, 34g, 62-63, 91. Artephot/Bencini 28d, 35, 41b, 78. Artephot/Nimatallah 65, 83. Dr Wilfried Bahnmüller, Geretsried-Gelting 93b. Bibliothèque Nationale de France, Paris 13, 14-15, 20bd, 26-27, 45b, 77, 130, 136, 148-149. Bildarchiv Preußischer Kulturbesitz, Berlin 71b. Arch. Phot Paris / ©Spadem 1995, Paris 30, 33h, 34d, 46-47, 50. Dagli Orti, Paris 15, 16, 25, 54, 55, 60, 76-77, 82, 82-83, 88, 98, 104-105, 108-109, 112-113, 116-117. D.R. 20h, 21, 22g, 36h, 41h, 45h, 50-51, 71h, 74-75, 80-81h, 81, 84-85b, 93h, 94, 106g. Electa 68-69, 104, 119h. Ecole nationale supérieure des Beaux-Arts, Paris 22-23, 39, 40-41, 42, 42-43, 44-45, 99, 100, 100-101, 101, 102h 102b, 103h, 103b, 105, 106h, 106d, 107, 108, 109h, 109b. Fitzwilliam Museum, University of Cambridge 115h. Franco Maria Ricci 4e plat de couverture, 1-9. Gallimard 24, 63h. Gallimard/Dorling Kindersley 29. Giraudon, Vanves 94-95, 110, 113, 121. Giraudon/Alinari/Anderson 30-31, 48-49, 151. Giraudon/Alinari 76, 146-147. Giraudon/Hanfstaegl 142. Lauros-Giraudon 36b. Magnum/Erich Lessing, Paris 37, 52-53, 53, 61, 86h, 86b, 87, 96-97, 128. Museum of Fine Arts, Boston 1er plat de couverture, 38. Réunion des Musées Nationaux, Paris 12, 16-17, 18-19, 22d, 46d, 92b, 118d, 119h, 129. Roger-Viollet, Paris 92h, 144-145, 150. The John and Mable Ringling Museum of Art, Sarasota 56-57. Scala, Florence dos, 11, 14, 17h, 17b, 20bg, 26, 28g, 32-33, 33m, 40, 46g, 48, 49, 51, 52, 58h, 58b, 59, 60-61, 63b, 64, 66, 67h, 67b, 70-71, 72, 72-73, 78-79, 79, 84-85h, 88-89, 89, 90h, 90b, 95, 111, 112, 114h, 114b, 115b, 118g, 120, 120-121, 122-123, 124h, 124b, 125, 126, 127, 133, 134, 138, 140, 141.

ÉDITION ET FABRICATION

DÉCOUVERTES GALLIMARD
DIRECTION Pierre Marchand et Elisabeth de Farcy.
GRAPHISME Alain Gouessant. FABRICATION Violaine Grare. PROMOTION-PRESSE Valérie Tolstoï.

LA RENAISSANCE DE L'ARCHITECTURE, DE BRUNELLESCHI À PALLADIO
EDITION Frédéric Morvan. MAQUETTE Catherine Le Troquier et Christophe Saconney (T&D). ICONOGRAPHIE Maud Fischer-Osostowicz. LECTURE-CORRECTION François Boisivon et Catherine Lévine. PHOTOGRAVURE Lithonova. MONTAGE PAO FNG.

Table des matières